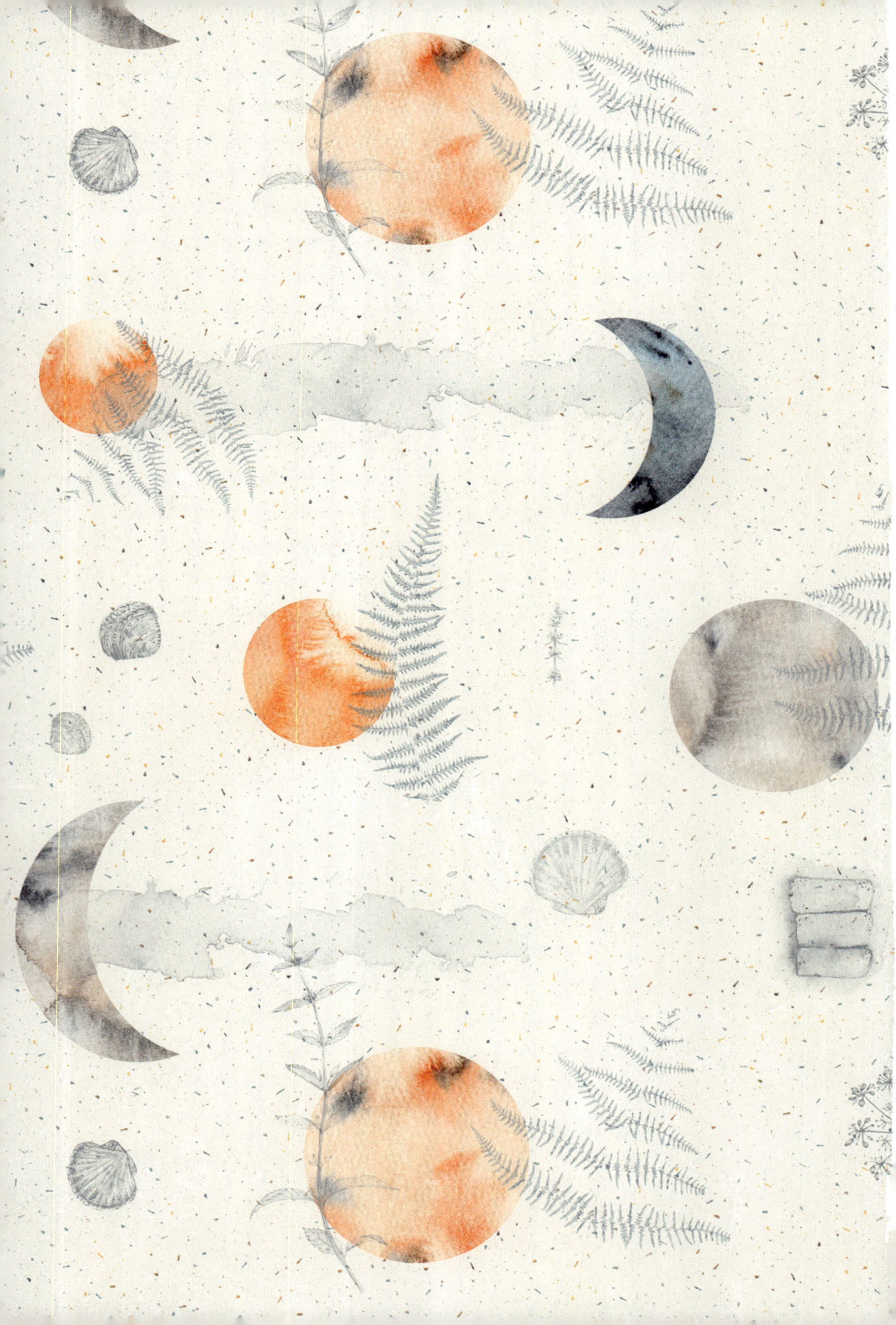

LORRIANE ANDERSON

DIE MOND APOTHEKE

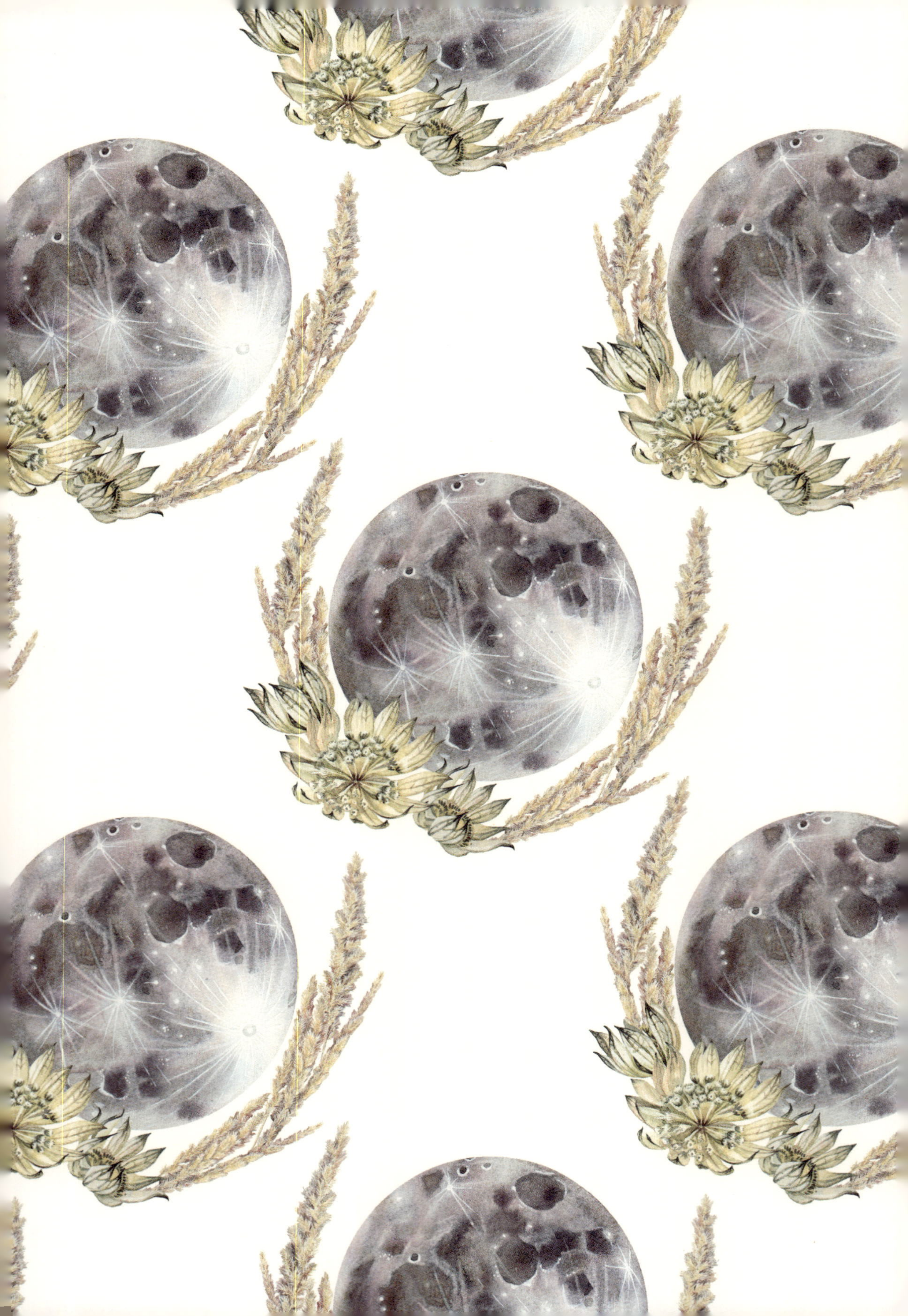

LORRIANE ANDERSON

DIE MOND APOTHEKE

Nutze die Kraft der Mondphasen mit Rezepten und Ritualen aus der Natur

mvgverlag

Bibliografische Information der Deutschen Nationalbibliothek
Die Deutsche Nationalbibliothek verzeichnet diese Publikation in der Deutschen Nationalbibliografie. Detaillierte bibliografische Daten sind im Internet über https://dnb.de abrufbar.

Für Fragen und Anregungen
info@m-vg.de

Wichtiger Hinweis
Dieses Buch ist für Lernzwecke gedacht. Es stellt keinen Ersatz für eine individuelle medizinische Beratung und Ernährungsberatung dar und sollte auch nicht als solcher benutzt werden. Wenn Sie medizinischen Rat einholen wollen, konsultieren Sie bitte einen qualifizierten Arzt. Der Verlag und die Autorin haften für keine nachteiligen Auswirkungen, die in einem direkten oder indirekten Zusammenhang mit den Informationen stehen, die in diesem Buch enthalten sind.

Ausschließlich zum Zweck der besseren Lesbarkeit wurde auf eine genderspezifische Schreibweise sowie eine Mehrfachbezeichnung verzichtet. Alle personenbezogenen Bezeichnungen sind somit geschlechtsneutral zu verstehen.

1. Auflage 2025

Türkenstraße 89
80799 München
Tel.: 089 651285-0

Die englische Originalausgabe erschien erstmals 2022 bei Rockpool Publishing www.rockpoolpublishing.co unter dem Titel *The Moon Apothecary: Rituals and recipes for the lunar phases.*

Übersetzung: Diane von Weltzien
Redaktion: Karin Weber u. Tamara fromme texthochzwei GbR
Umschlaggestaltung: Manuela Amode/Sara Lindberg, Rockpool Publishing
Satz: Hannah Ecker
Druck: Florjancic Tisk d.o.o., Slowenien
Printed in the EU

ISBN Print 978-3-7474-0679-3
ISBN E-Book (EPUB, Mobi) 978-3 -98922-103-1

INHALT

Einführung 7

1. Teil: Mondmagie wirken 13

Kapitel 1: Magie und Verantwortung 15

Kapitel 2: Die Mondapotheke 25

Kapitel 3: Zusammenspiel 47

Kapitel 4: Eigenen Mondzauber zubereiten 59

2. Teil: Mondrezepte 73

Kapitel 5: Neumond 75

Kapitel 6: Zunehmende Mondsichel 95

Kapitel 7: Zunehmender Halbmond 117

Kapitel 8: Zunehmender Dreiviertelmond 127

Kapitel 9: Vollmond 149

Kapitel 10: Abnehmender Dreiviertelmond 165

Kapitel 11:Abnehmender Halbmond 181

Kapitel 12: Abnehmende Mondsichel 199

Kapitel 13: Finsternisse 209

Kapitel 14: Besondere Monde 231

Kapitel 15: Grundrezepte 243

Anhang 1: Korrespondenztabellen 255

Ätherische Öle 257

Pflanzen 263

Kristalle 267

Anhang 2: Der Mond in den Tierkreiszeichen 271

Mondenergie in der Astrologie 273

Quellen 291

Dank 295

Über die Autorin 297

Bonusmaterial 299

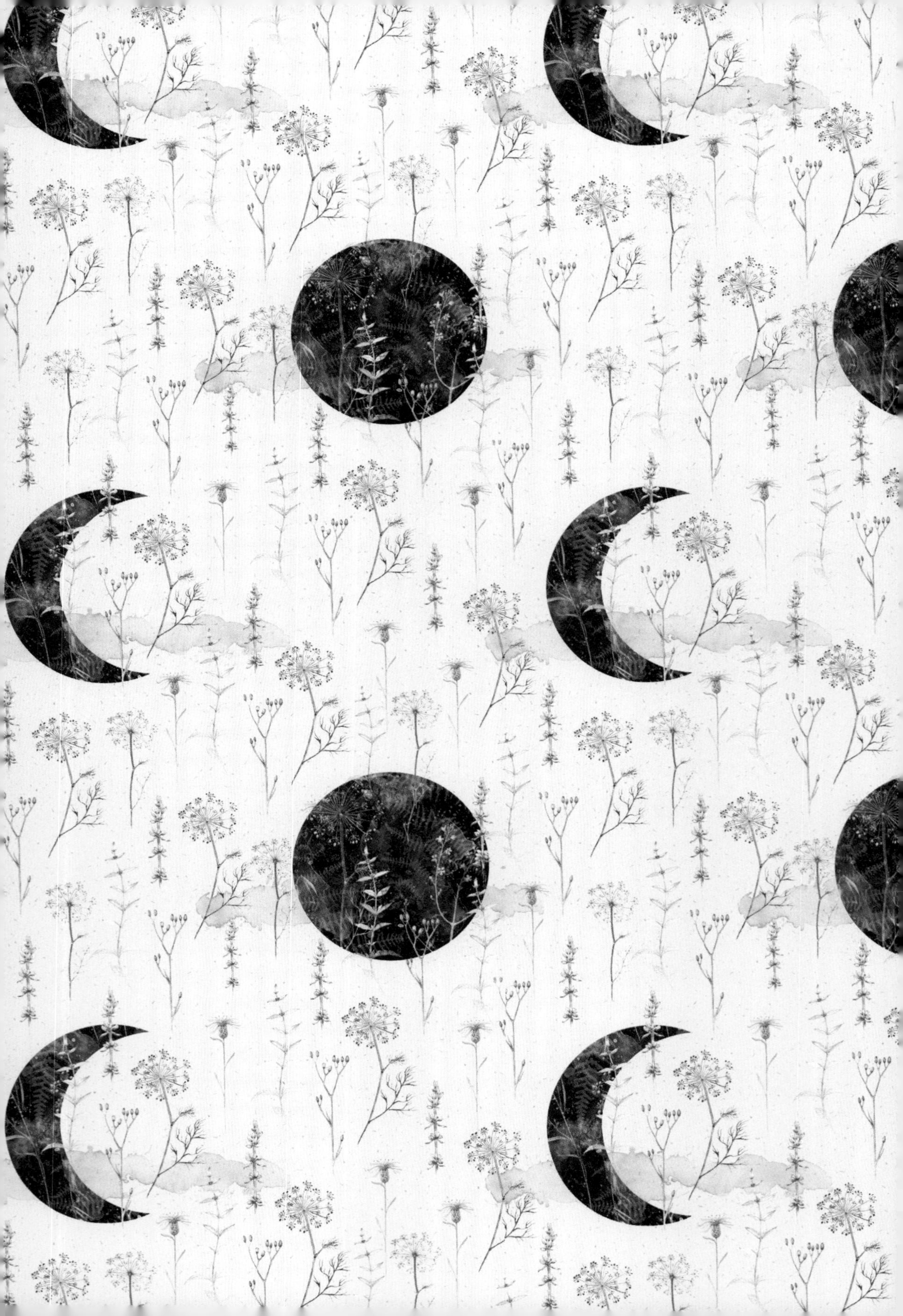

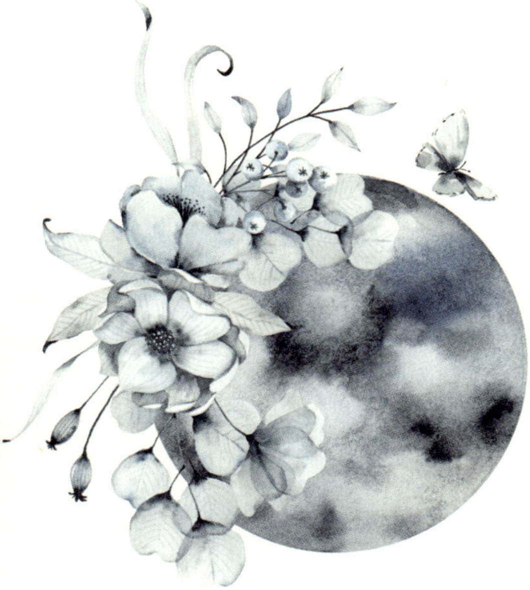

EINFÜHRUNG

Sei gegrüßt, Liebes. Ich heiße Lorriane, und ich bin verliebt in geistiges Wohlergehen, saisonale Selbstfürsorge und eine achtsame Lebensführung. Ich wüsste nicht, dass es da diese eine Sache gab, die meine spirituelle Reise in Gang gesetzt hat, es waren vielmehr eine Vielzahl von Übungen und Hilfsmitteln, die mich im Verlauf der guten, schlechten, katastrophalen und wunderbaren Zyklen meines Lebens aufrechterhalten hat. Eine dieser grundlegenden Praktiken ist die Arbeit mit Mondenergie.

Erstmals habe ich mich mit dem Mond vor fast zehn Jahren beschäftigt und ich wende mich Luna auch heute noch zu, wenn ich Führung und ein tieferes

Verständnis für meine Belange suche. Ich hatte allem Spirituellen fast ein Jahr lang den Rücken gekehrt, als ich meine eigene spirituelle Marke gründete. Ich war unzufrieden und vermochte nicht Fuß zu fassen, als ich mich eines Tages inspiriert fühlte, Farbe zu bekennen. Nachdem ich eine Stunde lang vor einem weißen Blatt Papier gesessen hatte, fühlte ich mich berufen, die Mondphasen zu malen.

Mit einem Mal blitzte in meinem Kopf die Idee für eine mondbasierte Apotheke auf. Statt von Mondphasen (engl. *moon phaces*) sprach ich vom Mondgesicht (engl. *Moon Phase*), um Schönheit darzustellen, das Gesicht, verbunden mit dem Mondzyklus. Ich erzählte niemandem von meinen Plänen, sondern richtete mir eine Seite bei Instagram ein, fing an, für sie zu werben, und gab meine letzten 100 Dollar aus, um Zutaten für meine Produkte zu kaufen. Ich promotete genau einen Monat lang, bevor ich Bestellungen annahm und erstaunlicherweise erhielt ich vom ersten Tag an Aufträge und ihre Zahl hat seither beständig zugenommen.

Mein intuitiver Treffer in Sachen Mondenergie motivierte mich, meine Ablehnung allem Spirituellen gegenüber aufzugeben und mich mit Haut und Haaren auf kosmische Selbstfürsorge einzulassen. Mein Leben geriet auf eine Weise in Bewegung, die ich mir unmöglich hätte vorstellen können. Diese eine kleine intuitive Freischaltung hat persönlichem und spirituellem Wachstum ebenso wie fortwährendem Erfolg Tür und Tor geöffnet. Vermutlich würdest du dieses Buch nicht einmal in Händen halten, wenn ich meinem beiläufigen Drang, dem Mond zu folgen, nicht nachgegeben hätte.

Ich bin überzeugt, dass Erfolg und Selbstfürsorge Hand in Hand gehen. Je besser du dich um deinen physischen wie deinen spirituellen Körper kümmerst, umso besser wird dich dein höheres Selbst auf der materiellen Ebene unterstützen. Seit meiner Jugend habe ich einen großen Teil meiner

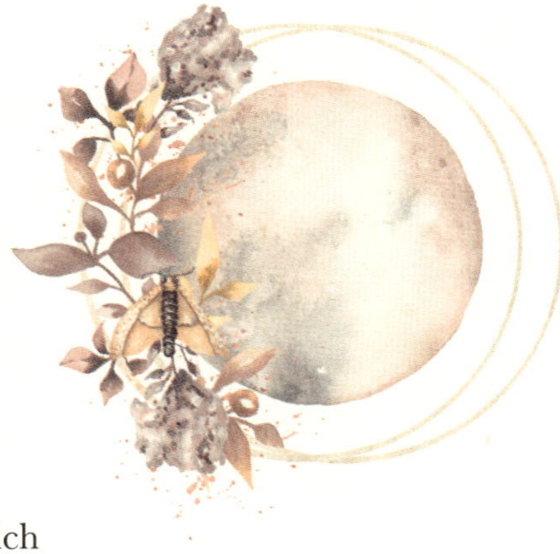

Zeit und Anstrengung in Schönheit und Selbstfürsorge investiert. Lange Zeit war es das Einzige, was mir wirklich Spaß machte, bis die Spiritualität Einzug in mein Leben hielt und ich ein vergleichbares Maß an Begeisterung für spirituelles Wohlergehen in mir entdeckte. Letztendlich fand ich einen Weg, meine beiden großen Lieben vor den gleichen Wagen zu spannen.

Das ist es, was ich dir in diesem Buch zu bieten habe: eine Sammlung von mondbasierten geistigen Selbstfürsorge-, Schönheits- und Wohlfühlrezepten, die spirituelle und physische Förderung in dein Leben einladen. Die auf diesen Seiten versammelten Informationen verkörpern jahrelange durch Versuch und Irrtum gewonnene Erkenntnis, Nachforschungen und spirituelle Führung. Es sind heutzutage zahlreiche Mondprodukte erhältlich, doch die meisten ziehen nicht dein persönliches Energieniveau, deine Ziele und Wünsche in Betracht.

Mithilfe dieses Buches wirst du dir die Weisheit der Mondphasen zunutze machen, um deine tiefsten Bedürfnisse zu entdecken und herauszufinden, wie du deine Intentionen in deine alltägliche Selbstfürsorge einbringen kannst – etwa durch Lotionen und Cremes, Öle und Sprays, beruhigende Tees, reinigende Seifen, rituelle Bäder und mehr. Du erwirbst das Wissen, das dich befähigt, für jede neue Mondphase oder jeden Transit durch ein neues Sternzeichen das passende Schönheitselixier zu erschaffen, falls es das ist, wonach du strebst.

Außer den Mondphasen – zunehmender, abnehmender Viertel-, Halb-, Dreiviertelmond, Neu- und Vollmond – wirst du auch Wissen und Inspiration finden, um basierend auf den Sternzeichen und ihrer Beziehung zum Mond

Zauber zu wirken, insbesondere zu besonderen Mondanlässen wie etwa dem blauen Mond und den Finsternissen. Auf deiner Reise durch die Seiten dieses Buches erinnere dich an die nachfolgenden Punkte:

- Niemand kennt dich und deine Energie so gut wie du. Falls sich etwas falsch anfühlt, geh weiter dorthin, wo du dich mehr im Einklang fühlst mit dem, was dir Trost und Freude bringt.
- Es gibt kein Richtig oder Falsch in der Spiritualität. Die Erkenntnisse in diesem Buch basieren auf meinen Erfahrungen. Sie können dir lediglich als Richtschnur dienen, nicht aber als Regelwerk. Nimm dir die Freiheit, meine Rezepte anzupassen, ihnen etwas hinzuzufügen oder das wegzulassen, was dir und deinem letztendlichen Ziel nicht dient.
- Mit dem Mond zu sprechen, ist nur dann verrückt, wenn du selbst es dafür hältst.
- Mit der gesamten Bandbreite der Mondzyklen zu arbeiten, kann anfangs eine Überforderung sein. Es ist in Ordnung, zunächst kleine Schritte zu machen und mit der Zeit größere hinzuzufügen.

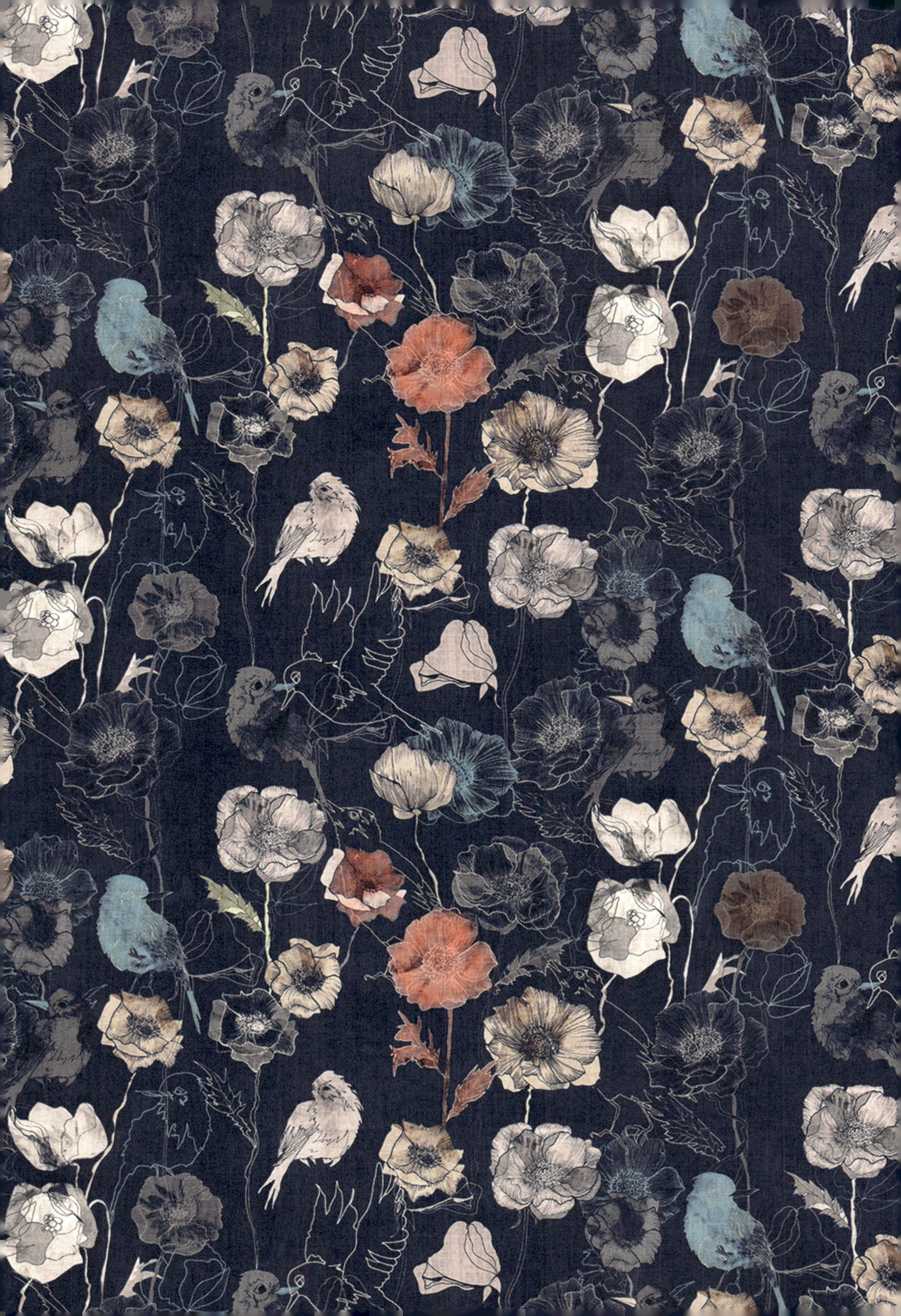

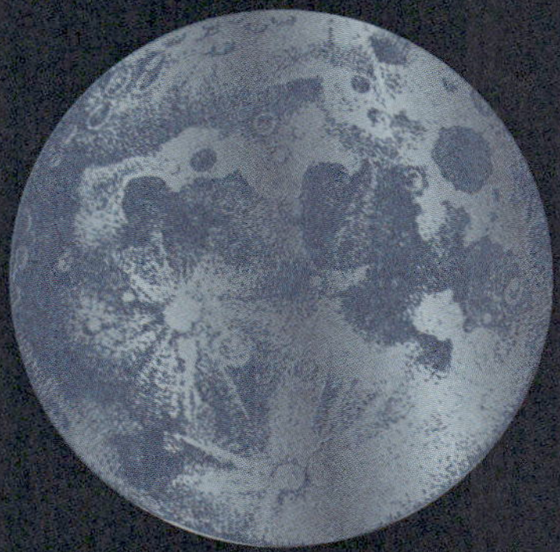

1. TEIL:

MONDMAGIE WIRKEN

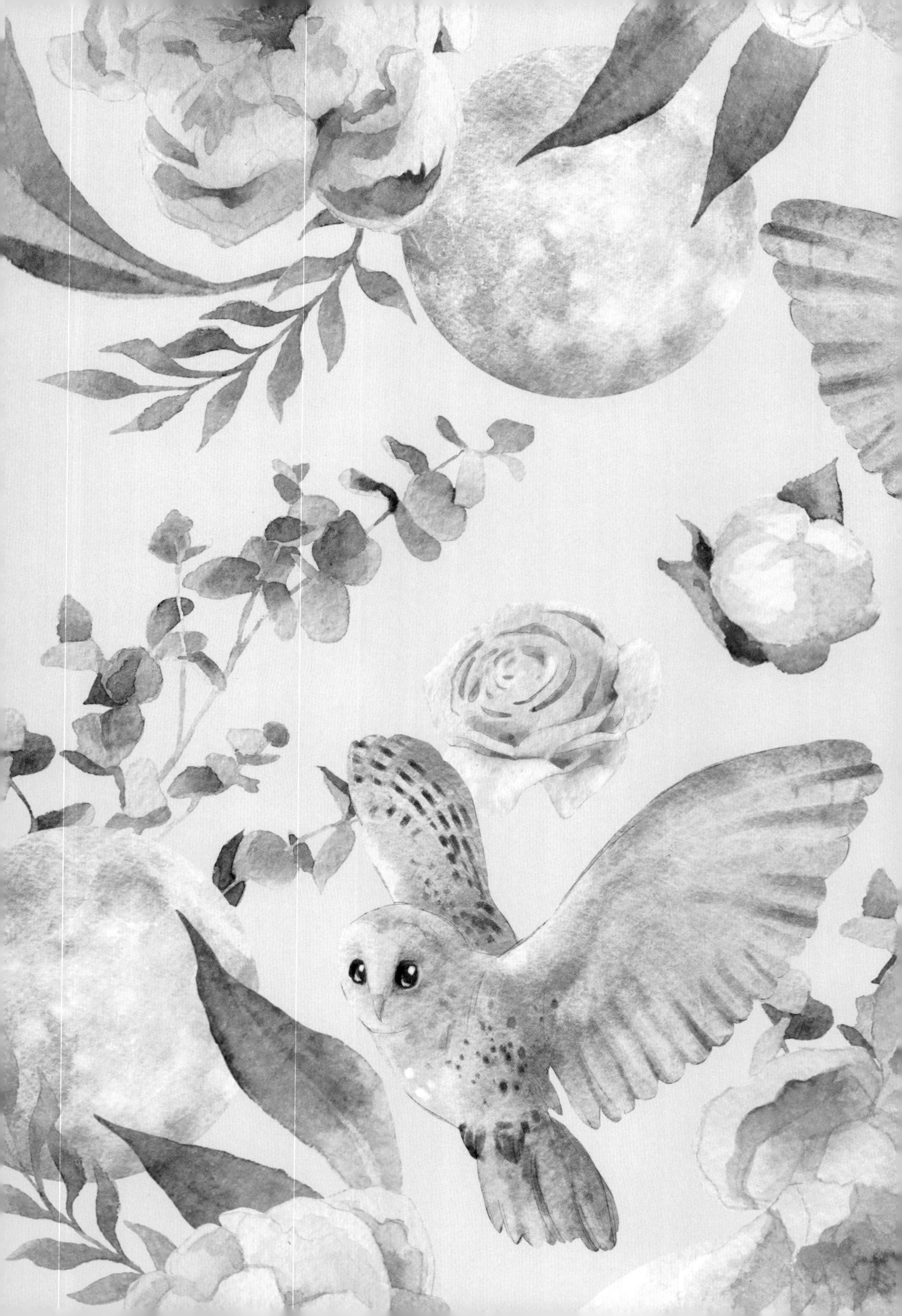

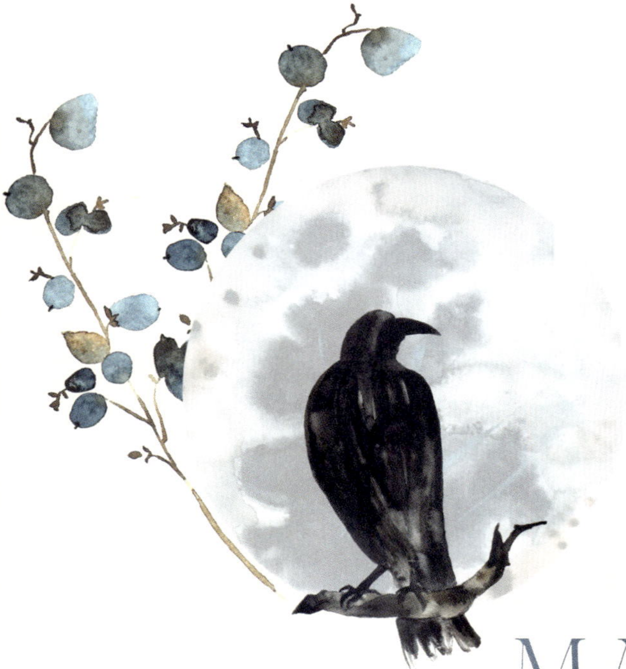

KAPITEL 1:

MAGIE UND VERANTWORTUNG

SICHERHEIT ZUERST!

Magisches Wirken macht Spaß und kann eine echte Bereicherung sein, doch es gibt ein paar Grundregeln, die du dir vergegenwärtigen musst, bevor du loslegen darfst. Die meisten Zutaten, die du verwenden wirst, gelten als sicher, vorausgesetzt, du handhabst sie angemessen. Doch solltest du dich **immer** mit deinem Arzt oder einer anderen qualifizierten Person beraten, wenn du dir unsicher bist, welche Wirkung die Substanzen auf dich haben könnten, vor allem dann, wenn du schwanger bist, ein Baby stillst oder in irgendeiner Form krank bist.

KONTAKT HERSTELLEN ZUM GEIST DER ZUTATEN

Mein Zugang zur Spiritualität waren für mich immer schon Pflanzen. Ich mag, wie sie sich anfühlen, ihren Duft und die allgemein sinnliche Freude an den tausenderlei Ausdrucksformen von Mutter Natur. Im Laufe der Jahre habe ich alles gelernt, was ich nur konnte, um meine Beziehung zu dem Pflanzenmaterial zu vertiefen, das ich in meiner Magie verwende. Ich habe den Wert von Pflanzentraum und -gemeinschaft und von Animismus – die Anerkennung der Beseeltheit von nicht-menschlichen Wesen – verinnerlicht. Ich ehre die Klugheit, mit der die Erde seit Jahrmillionen Stoffe formt. Millennien vor den Menschen existierten auf diesem Planeten bereits unzählige Pflanzen- und Tierarten, Kristalle und Mineralien. Sie haben so viel mitzuteilen und zu lehren, wenn du nur bereit bist innezuhalten und dich für ihr Angebot öffnest.

Nähere dich deinen Zutaten mit Ehrerbietung. Der Respekt, mit dem du den von dir verwendeten Materialien begegnest, wird dir mit der Wirksamkeit deiner Magie gedankt. Oft spreche ich mit den Kräutern und ätherischen Ölen, bevor ich sie verwende, und bitte sie, ihre Weisheit mit mir zu teilen. Ich verspreche, dass ich ihre Führung auf die Weise nutze, wie sie gedacht war. Oft sagen sie mir: »Ja, Lorriane, für diese Creme eigne ich mich bestens«, oder: »Nein, Lorriane, in diesem Parfüm bin ich falsch.« Lange Zeit tat ich diese »Gespräche«, als albern

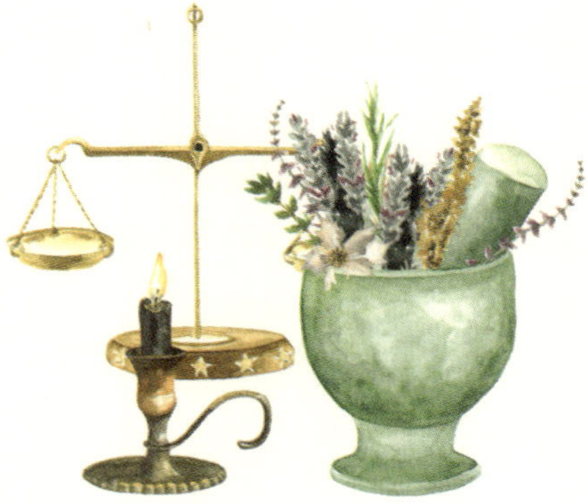

oder als etwas nur Ausgedachtes ab, doch mit der Zeit lernte ich, den intuitiven Fingerzeigen meiner Zutaten zu vertrauen, und dir wird es nicht anders ergehen.

Inzwischen höre ich zu und ehre die Weisheit von Mutter Erde. Ich nehme mir genug Zeit, um meine Zutaten kennenzulernen. Ich bitte sie, mir alles über ihr Herkunftsland oder ihre Reise bis in meine Apotheke zu erzählen. Allgemein wird nicht daran geglaubt, dass Kräuter eine Seele haben. Doch sind sie lebendige, atmende Kreaturen so wie du und ich. Sie haben ihr Leben gegeben und wurden aus dem Leben anderer Arten gerissen, um der Erfüllung deiner Vorstellungen zu dienen. Kristalle wurden ihrer Lagerstätte in der Erde entrissen, um dich auf deiner spirituellen Suche zu begleiten. Entschädige sie für ihr Geschenk, indem du dir die Zeit nimmst zu verstehen, wie sie zu dir gelangt sind, und indem du ihnen den ihnen gebührenden Respekt zollst.

Finde heraus, in welcher Umgebung deine Pflanzen eigentlich wachsen, denn wenn du ihre Bedürfnisse und ihr Verhalten kennst, erhältst du Informationen auch über ihren spirituellen Nutzen und ihre Intelligenz. Stelle fest, ob dein Material aus kontrolliert biologischem Anbau stammt, nachhaltig geerntet wurde oder vom Aussterben bedroht ist, bevor du es als Komponente in einem deiner Rezepte verwendest, und baue so viel wie möglich selbst an. Deine Fürsorge den von dir genutzten Zutaten gegenüber lässt eine zuverlässige Bindung entstehen, ähnlich der zwischen Eltern und Kindern.

Träume mit deinen Zutaten. Hole sie in dein Bett. Trinke sie, wenn du kannst, und sprich mit ihnen. Lerne deine Materialien in all ihren Einzelheiten kennen und stimme dich fortlaufend auf ihre Magie ein. Die Zeit, die du mit ihnen verbringst, gewährt dir mehr Zugang zu Wissen über sie, als irgendein Buch oder Blog es je könnte. Du wirst ein tieferes Verständnis dafür entwickeln, was es heißt, in allem Seele und Magie zu erkennen.

KULTURELLE ACHTSAMKEIT

Kulturelle Aneignung ist heutzutage ein großes Thema und das ist auch nötig. Über Jahrhunderte war es akzeptiert, die Praktiken anderer Kulturen ohne Genehmigung zu stehlen und zu nutzen. Als Schwarze Frau habe ich wieder und wieder zusehen müssen, wie andere sich Teile schwarzer Kultur aneigneten. Typische Beispiele für kulturelle Aneignung sind Zombies, ein Phänomen der Popkultur, das diese aus dem Voodoo übernommen hat. Natürlich erlebt nicht nur die schwarze, sondern fast jede andere Zivilisation der Welt kulturelle Aneignung. Die beliebte spirituelle Praxis des Smudging etwa hat ihren Ursprung bei den amerikanischen Indigenen. Zwar nutzen nicht nur sie Rauch zur Reinigung, doch ist die Verwendung von Indianischem Räuchersalbei oder Weißem Salbei wie auch der Begriff »Smudging« selbst allein auf die amerikanischen Indigenen zurückzuführen. Inzwischen ist Smudging so beliebt, dass der Weiße Salbei zur gefährdeten Art geworden ist.

Ich glaube, dass man eine andere als die eigene Kultur wertschätzen und sich von ihr inspirieren lassen darf. Doch Bestandteile ohne tiefgreifendes Verständnis ihrer Bedeutung und ihres Ursprungs und ohne Genehmigung oder Anerkennung zu übernehmen oder um eines finanziellen Nutzens willen auszubeuten, macht aus Wertschätzung Aneignung. Ich selbst habe mich solchen Verhaltens schuldig gemacht und bemühe mich inzwischen, mir als Person mit dunkler Hautfarbe und allgemein als Mensch bewusst zu machen, auf welche Weise ich persönlich zu diesem Problem beitrage. Natürlich muss ich meine Arbeit tun, aber jeden Tag lerne ich, verantwortungsbewusster mit spirituellen Mechanismen umzugehen.

Am anderen Ende des Spektrums steht das Hören auf die DNA, die wir von unseren Vorfahren mitbekommen haben. Fortschritte in der DNA-Forschung gestatten es uns, unser Erbe mit einfachen, günstigen und meist zu

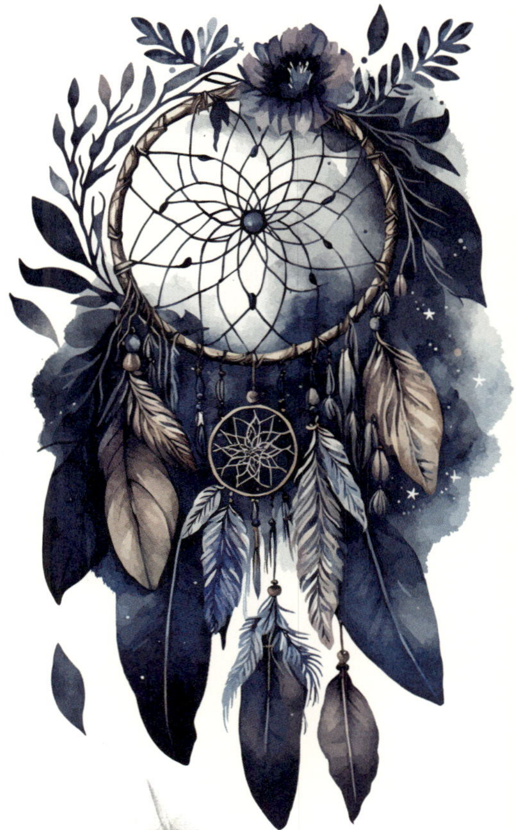

Hause anwendbaren Tests zu entdecken. Auch wenn ich rein äußerlich eine schwarze Amerikanerin bin, ist die Zusammensetzung meiner DNA recht komplex. Ein Drittel meines Erbguts ist von europäischer und asiatischer Herkunft. Der Rest meiner DNA enthält genetisches Material, das in verschiedenen Regionen Afrikas seinen Ursprung hat. Diese Information hat es mir gestattet, Verbindungen mit spirituellen Schulen aufzunehmen, von deren Existenz ich gar nichts wusste oder die mir bisher nicht zugänglich waren. Ich konnte mir neue Schichten der Zielsetzungen und des Verständnisses erwerben, die vollständig auf meinem Wissen darum beruhen, wo meine Gene ihren Ursprung haben.

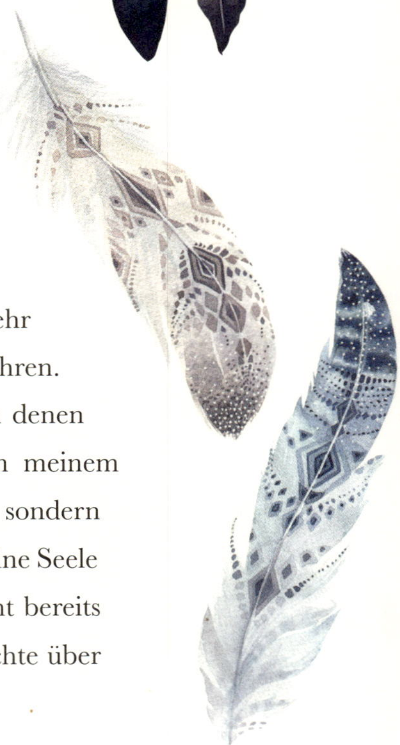

Meine Nachforschungen zu meiner Herkunft haben mich zum Volk der Yoruba nach Westafrika und zu ihrer Voodoo-Kultur geführt. Aber ich habe auch mehr über meine skandinavischen und britischen Wurzeln erfahren. Interessant finde ich, dass sich gerade die Kulturen, von denen ich mich immer besonders angezogen gefühlt habe, in meinem DNA-Profil wiederfinden. Ich glaube nicht an Zufälle, sondern daran, dass ich zu diesen Kulturen geführt wurde, weil meine Seele sie durch meine Vorfahren bereits kennt. Falls du es nicht bereits getan hast, möchte ich dich ermutigen, dir deine Geschichte über eine DNA-Analyse zu erschließen und herauszufinden, welchen Beitrag sie zur Entwicklung deiner spirituellen Aktivitäten leisten kann.

Aber natürlich sind erschlossene DNA-Zusammenhänge nicht das gleiche wie gelebte Erfahrung. Zwar ist ein Drittel meiner Herkunft europäisch, aber ich habe keinerlei europäische Lebenserfahrung, mit anderen Worten, ich bin nicht mit den entsprechenden Sitten und Gebräuchen aufgewachsen, die für meine europäischen Vorfahren typisch waren. Ich freue mich, wenn ich etwas über meine Herkunft herausfinden kann, aber ich nähere mich neuen Praktiken dennoch mit Demut und mache mir immer wieder klar, dass ich zwar über mein Erbgut mit vielen Kulturen verbunden bin, dass ich aber trotzdem nicht das Recht habe, Traditionen, die ich nicht nachvollziehen kann, meinen Bedürfnissen anzupassen oder sie meinen Verfahren einzuverleiben. Ein Teil meines Geistes scheint intuitiv zu wissen, was ich tun soll, doch akzeptiere ich die Tatsache, dass ich immer noch etwas dazulernen kann.

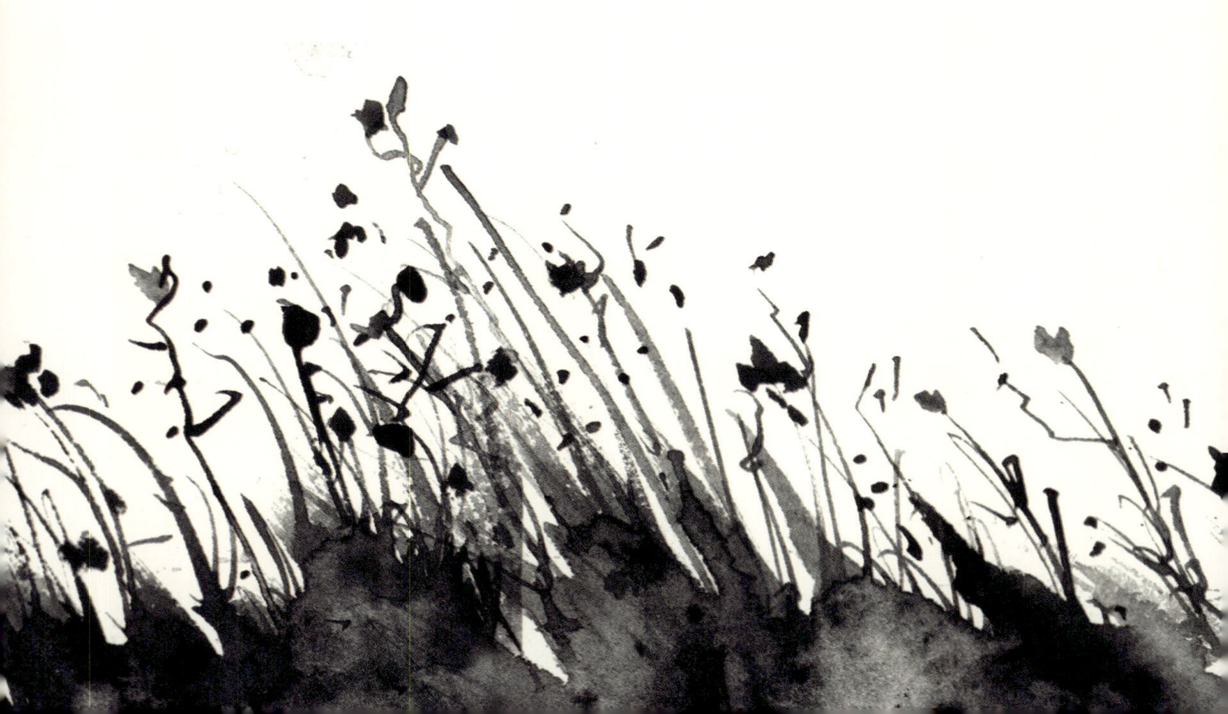

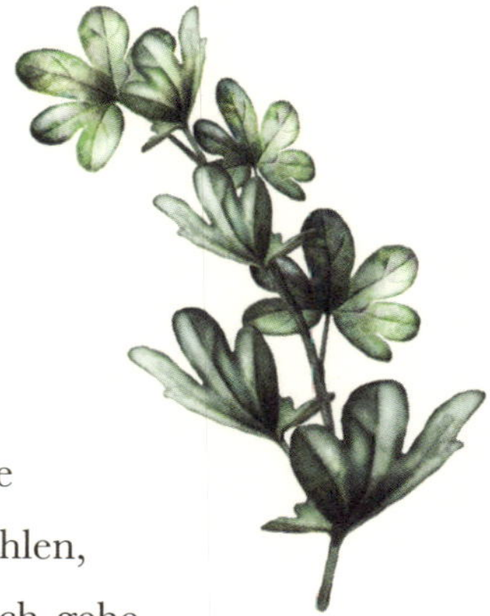

NACHHALTIGKEIT

Kräuterkunde und Aromatherapie haben sich seit ihrem Aufkommen rasch zu einem weitverbreiteten und beliebten Interesse entwickelt. Die Kräuterindustrie erwirtschaftet jährlich geschätzt Milliardenumsätze. In der Folge sind viele Pflanzen und Kräuter in Gefahr, und wir sollten achtsam wählen, welche wir für unsere spirituelle Arbeit verwenden wollen. Ich gehe davon aus, dass der Trend auch in den kommenden Jahren weiter anhalten wird, da Spiritualität, Kräuterkunde und alternative Heilmethoden noch immer weiter an Bedeutung zunehmen. Wenn es möglich ist, dann baue deine Kräuter weitestgehend selbst an, beziehe sie ausschließlich über einen Händler, der nachhaltige Ernteverfahren nutzt, und suche nach Alternativen für die Pflanzen, die du auf der abgedruckten Liste gefährdeter Gewächse siehst. Meistens gibt es mehr als eine Möglichkeit, um einen Stellvertreter für eine bestimmte Intention zu finden, ohne hierzu auf gefährdete Kräuter zurückgreifen zu müssen. Vergiss nicht, dass der Status der Pflanzen sich ständig ändert und dass die Liste mit der Zeit noch anwachsen kann.

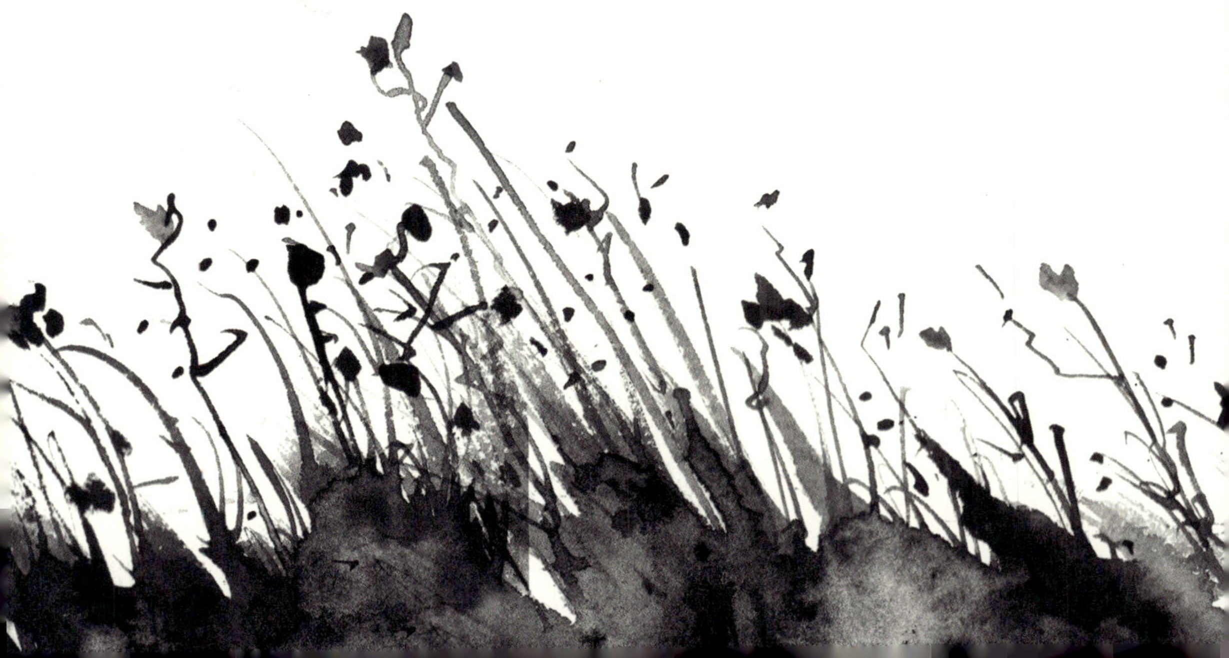

- Amerikanischer Ginseng (Panax quinquefolius)
- Traubensilberkerze (Actaea racemosa, Cimicifuga racemosa)
- Kanadische Blutwurz (Sanguinaria canadensis)
- Blauer Hahnenfuß (Caulophyllum thalictroides)
- Sonnenhut (Echinacea spp.)
- Augentrost (Euphrasia spp.)
- Kanadische Orangenwurzel (Hydrastis canadensis)
- Falsches Einhorn (Chamaelirium luteum)
- Rauschpfeffer (Piper methysticum), nur aus Hawaii
- Frauenschuh (Cypripedium spp.)
- Wüstenpetersilie (Lomatium dissectum)
- Osha (Ligusticum porteri, L. spp.)
- Peyote (Lophophora williamsii)
- Rot-Ulme (Ulmus rubra)
- Sonnentau (Drosera spp.)
- Waldlilie (Trillium spp.)
- Sternwurzel (Aletris farinose)
- Venusfliegenfalle (Dionaea muscipula)
- Pfeifenwinde (Aristolochia serpentaria)
- Wilder Yams (Dioscorea villosa, D. spp.)

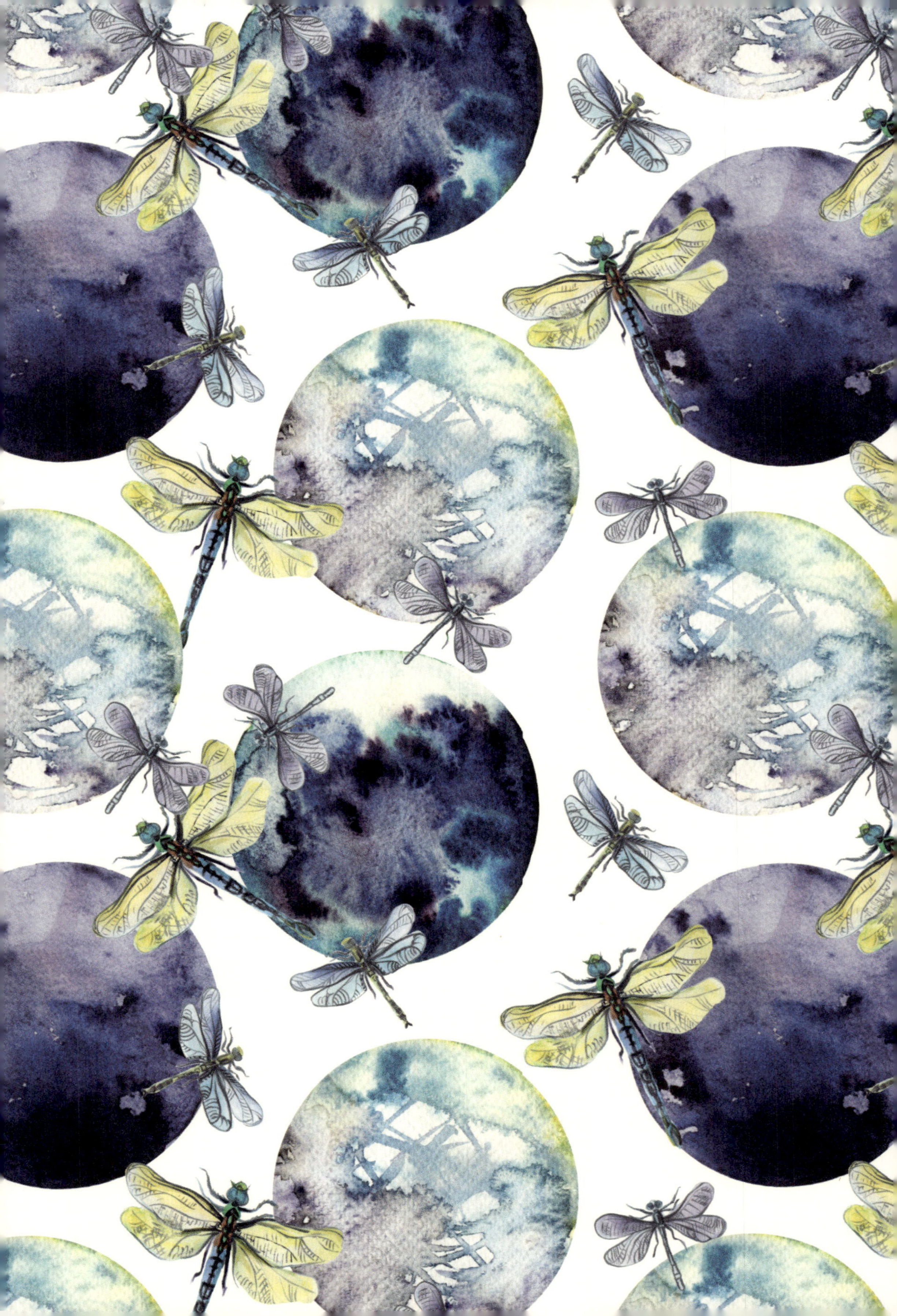

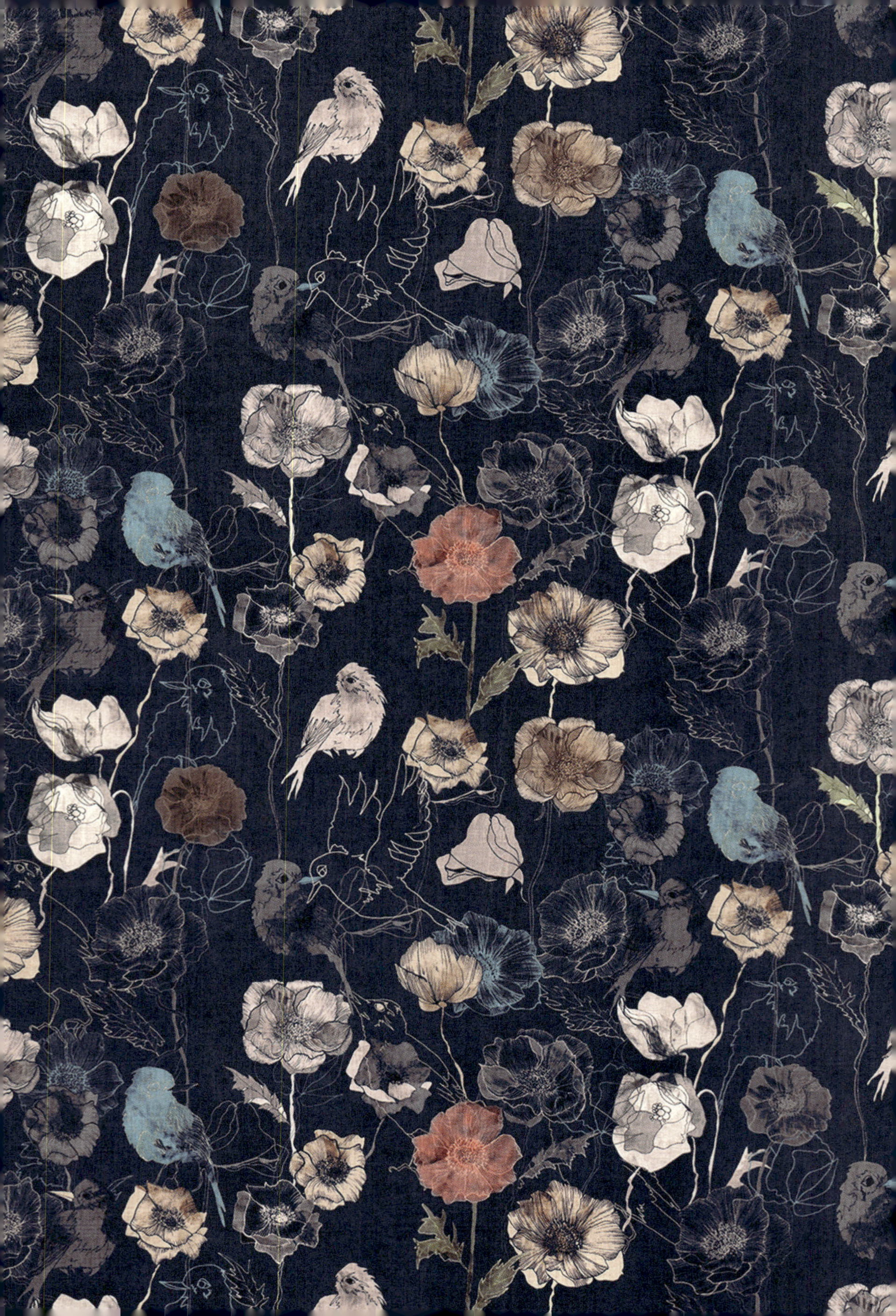

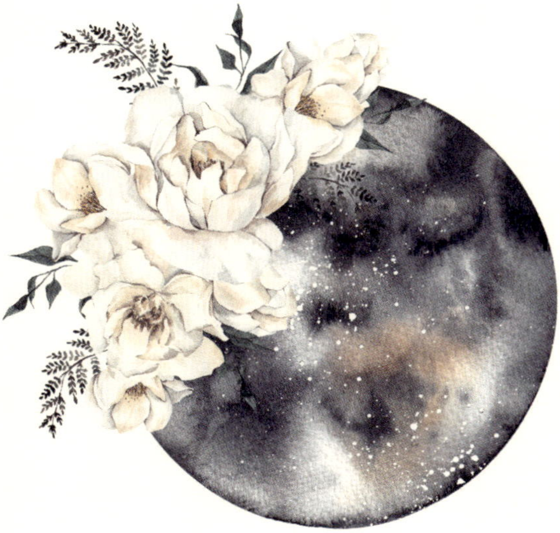

KAPITEL 2:

DIE MONDAPOTHEKE

PFLANZEN

Ohne Pflanzen, Blumen und Kräuter kann eine Apotheke nicht vollständig sein. Viele pflanzliche Bestandteile stehen jederzeit über das Internet zur Verfügung. Früher schwer erhältliche Kräuter kann man heute oft sogar schon in Drogerien bekommen, und täglich wird das Angebot größer. Man kann sie getrocknet, in Pulverform oder manchmal auch frisch kaufen. Solltest du jedoch einen grünen Daumen haben, dann rate ich dir, besorge dir Samen und lege für dich einen eigenen Mondgarten an.

Pulverisierte Kräuter sind herrlich in Badesalzen, Gesichtsmasken, Gesichts- und Körperpeelings oder Räucherwerk. Ganze getrocknete Kräuter verwendet man für Tinkturen und Ölaufgüsse, aber auch in Dampfbädern, Räucherwerk, als Opfergabe oder Tees. Frische Kräuter kann man trocknen und pulverisieren oder frisch verwenden in einmaligen Zubereitungen, Tees und Speisen. Es gibt Hunderte, wenn nicht gar Tausende Kräuter, aus denen man auswählen kann – für dieses Buch habe ich zu jeder Mondphase eine Auswahl der am besten geeigneten getroffen, die ich dir im zweiten Teil zu Beginn eines jeden Kapitels vorstelle.

SYNTHETISCHE DUFTÖLE

Es ist erfreulich, dass sich synthetische Duftöle im Laufe der Jahre gut weiterentwickelt haben, und es gibt mittlerweile eine Reihe von Quellen, die reine Düfte anbieten. Ob du Duftöle verwendest, entscheidest du nach deinen persönlichen Vorlieben, allerdings sei im Hinblick auf die spirituelle Arbeit erwähnt, dass sie keine wahrnehmbare Energie transportieren. Man kann unmöglich feststellen, was in einem synthetischen Duftöl enthalten ist, und deshalb könnte es sein, dass du durch die Nutzung eine niedrig schwingende Komponente in deine Mischung einbringst.

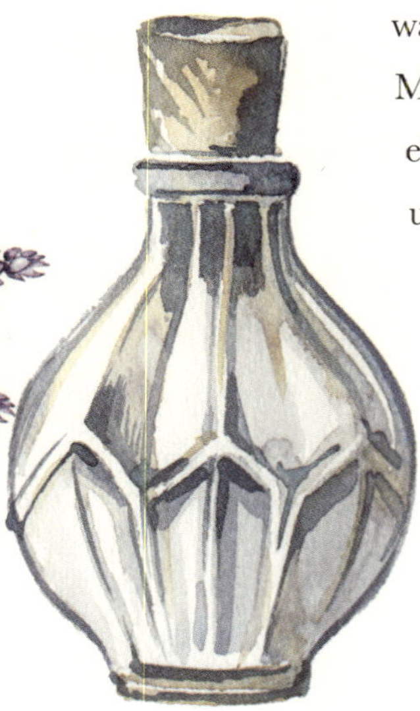

Dennoch vermögen synthetische Duftöle es, deine Zubereitungen zu einer intensiveren Dufterfahrung zu machen, als ätherische Öle allein es könnten. Lange Zeit habe ich ausschließlich mit ätherischen Ölen gearbeitet, aber leider hat die immer größere Nachfrage Erhältlichkeit und Nachhaltigkeit strapaziert. Deshalb bin ich heute viel bereitwilliger, Möglichkeiten zu nutzen, die der Erde weniger abverlangen.

Außerdem mag ich Düfte jeglicher Art sehr und fühle mich viel mehr zu ihnen hingezogen, seit ich eine sichere Auswahl treffen kann. Falls du dich für die Verwendung von synthetischen Duftölen entscheidest, unternimm Schritte, um deine Energie zu schützen, indem du die Fläschchen reinigst, sobald sie geliefert werden, und auch deine fertige Mischung ausreichend reinigst und ihrer Aufgabe widmest.

Es gibt auch pflanzliche Öle, die basierend auf ihren einzelnen Inhaltsstoffen bestimmte Intentionen durch ihre Schwingungen transportieren. Wenn du solche Öle auf Pflanzenbasis verwenden willst, dann achte darauf, dass du sie bei einem seriösen Anbieter kaufst, der kein Geheimnis aus den Inhaltsstoffen seiner Mischungen macht. Auf diese Weise kannst du die energetische Frequenz des Produkts einschätzen und eine fundierte Entscheidung bei seiner Verwendung treffen.

ÄTHERISCHE ÖLE

Eine Zusammenstellung aus ätherischen Ölen muss nicht zwangsläufig nach Kräutern oder erdig riechen, um wirkungsvoll zu sein. Mit geringfügigem Parfümeriewissen kannst du Mischungen herstellen, die wirken und zugleich deiner Nase schmeicheln. Entscheidend ist es herauszufinden, welcher Duft in dir nachhallt. Ich bin positiv voreingenommen, wenn es um Hölzer geht oder um herzhaftere Blumendüfte wie Neroli und Lavendel sowie Zitrusnoten wie Bergamotte und Mandarine. Ich verwende diese ätherischen Öle häufig, weil ich mich mit ihnen stark verbunden fühle und sie mir die beste olfaktorische

Erfahrung bieten. Und weil ich ihren Duft mag, kann ich mich in Ritualen und bei magischem Wirken leichter auf die Energie meines Zaubermittels einlassen.

Es gibt verschiedene Vorgehensweisen, um Duftmischungen zu schaffen; von ihnen wirst du mehr im vierten Kapitel erfahren. Hier folgen zunächst ein paar Hinweise, die du im Hinterkopf behalten solltest, wenn du mit ätherischen Ölen arbeitest. Die Öle haben magische Fähigkeiten, können aber auch erhebliche Reizungen verursachen, wenn ihre Handhabung unsachgemäß erfolgt. Ätherische Öle sind hoch konzentriert; auch wenn sie aus Pflanzen gewonnen werden, sind sie letztlich chemische Verbindungen. Diese ätherischen Öle einzunehmen, kann allergische Reaktionen verursachen, sich ungünstig auf parallel eingenommene Medikamente auswirken und möglicherweise zu Langzeitfolgen beitragen.

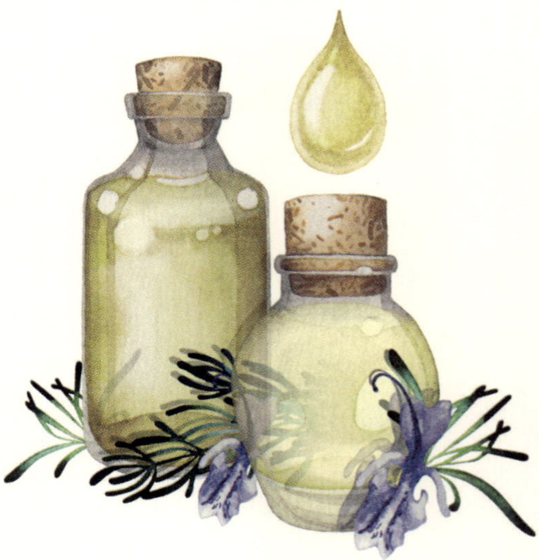

Bei äußerlicher Verwendung ist es wichtig, sie angemessen zu verdünnen, bevor man sie auf die Haut aufträgt, insbesondere, wenn sie Bestandteil eines Badezusatzes sind. Wasser dispergiert Öl, und nach meiner Erfahrung können bereits ein oder zwei Tropfen unverdünntes ätherisches Öl zu Hautirritationen und Brennen führen. Für die Rezepte in diesem Buch sind in der Regel 20 bis 50 Tropfen genug für eine 60-Milliliter-Mischung.

In der Schwangerschaft zu meidende ätherische Öle

Der Gebrauch von ätherischen Ölen in der Schwangerschaft ist ein heikles Thema. Manche schwören auf bestimmte ätherische Öle in der Schwangerschaft, während andere zur Meidung aller bis zur Geburt raten. Es kommt häufig vor, dass Frauen im Verlauf der Schwangerschaft plötzlich sensibel auf bestimmte Öle reagieren, auch wenn sie diese zuvor lange Zeit genutzt haben. Stelle die Verwendung von ätherischen Ölen sofort ein, sobald sie dir das geringste Unbehagen bereiten, und bitte um hausärztlichen Rat, falls du dir Sorgen wegen ihres sicheren Gebrauchs machst. Es folgt eine Auflistung ätherischer Öle, von deren Nutzung während der Schwangerschaft allgemein abgeraten wird, weil sie Wehen auslösen oder andere Komplikationen verursachen können:

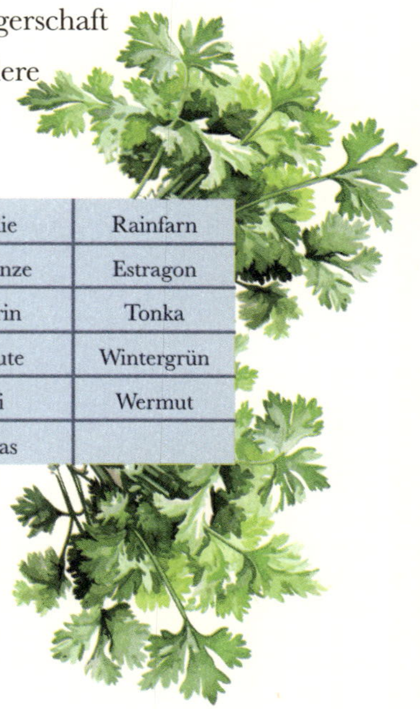

Anis	Zeder/Thuja	Ysop	Petersilie	Rainfarn
Basilikum	Zimt	Wacholderbeere	Polei-Minze	Estragon
Birke	Muskatellersalbei	Majoran	Rosmarin	Tonka
Kampfer	Gewürznelke	Beifuß	Weinraute	Wintergrün
Kümmel	Hirschzunge	Muskatnuss	Salbei	Wermut
Kassie	Fenchel	Oregano	Sassafras	

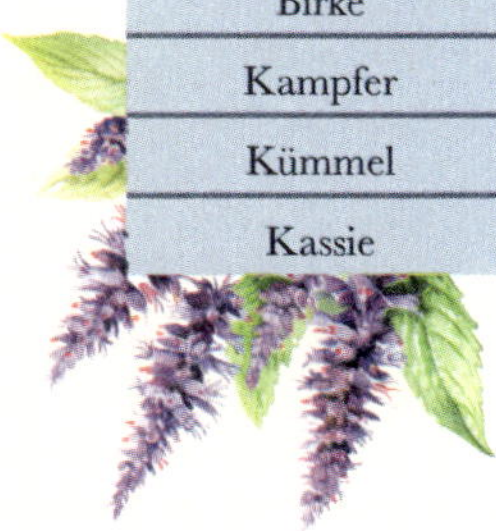

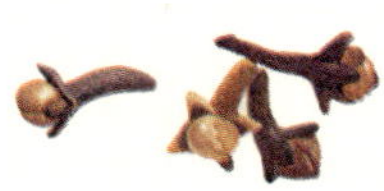

Unauthentische ätherische Öle

Es gibt eine Reihe von herrlichen Wohlgerüchen, die aber nicht in Form von ätherischen Ölen existieren oder viel zu teuer oder für die breite Öffentlichkeit nicht zugänglich sind. Ich kann gar nicht sagen, wie oft ich schon aufgefordert wurde, eine Mischung unter Verwendung von Oud herzustellen, einem der seltensten und teuersten Duftstoffe weltweit. Das Harzöl kann ausschließlich dem von einem Pilz befallenen Kernholz des Adlerholzbaums (*Aquilaria malaccensis*) entnommen werden und kostet selbst im Großhandel zwischen 50 und 500 Euro (je nach Qualität) pro Milliliter. Falls du je ein Produkt findest, das angibt, Oud oder Adlerholzbaumharzöl zu enthalten, und für das du nicht Hunderte Dollar bezahlen musst, dann ist ihm mit großer Wahrscheinlichkeit kein echtes Oud beigegeben, sondern nur ein synthetisches Duftöl.

Nachfolgend führe ich unauthentische ätherische Öle auf, die du im Hinterkopf haben solltest, wenn du Zutaten einkaufst. Sei vorsichtig beim Erwerb solcher Öle und informiere dich über den Anbieter oder Hersteller, bevor du beim ihm bestellst, insbesondere dann, wenn der Preis unrealistisch niedrig liegt. Alle diese im Anschluss genannten pflanzlichen Stoffe haben spirituelle Eigenschaften, doch viele von ihnen haben sie mit anderen, weniger teuren Zutaten gemeinsam, die leichter aufzutreiben und bei seriösen Quellen erhältlich sind:

- Maiglöckchen (*Convallaria majalis*): Angeblich gibt es ein Absolue, doch bisher habe ich keinen glaubwürdigen Hersteller eines solchen Produkts gefunden.
- Heckenkirsche (*Lonicera periclymenum*): Sehr teuer, aber erhältlich.
- Oud: Wohl das teuerste ätherische Öl der Welt, das zwischen 50 und 500 Euro pro Milliliter kostet. Was angeboten wird, ist fast immer synthetisch hergestellt, das echte Produkt ist so gut wie nicht erhältlich.

- Lotus (*Nelumbo nucifera*): Lotus-Absolue ist kaum erhältlich und wenn doch, dann ist es sehr teuer. So kann hochwertiges blaues, weißes oder pinkes Lotus-Absolue etwa 50 Euro pro Milliliter kosten. Es ist außerdem nicht jederzeit verfügbar, weil die Herstellung ausschließlich in Indien und nur zu bestimmten Jahreszeiten erfolgt.
- Kokosöl: Gelblich-weißes Pflanzenfett. Kokosöl aus erster Pressung hat einen geringen, allerdings sehr variablen Duft. Ein ätherisches Kokosöl gibt es nicht. Düfte, die angeben, es zu enthalten, sind entweder synthetisch hergestellt oder ein Extrakt. Kokosextrakte kannst du für wasserbasierte Rezepte nutzen.
- Ätherisches Honigöl: Ist eigentlich ein Bienenwachs-Absolue. Im englischen Sprachraum wird Kopaivabalsam oft als ätherisches Honigöl angeboten, weil es traditionell auch als Honigbalsam bezeichnet wird. Tatsächlich aber ist Kopaiva kein Bienenprodukt, vielmehr gewinnt man es aus einem südamerikanischen Baum.
- Ätherisches Gewürznelkenöl (*Dianthus caryophyllus*): Ist sehr teuer.
- Gardenie (*Gardenia jasminoides*): Ist sowohl als ätherisches Öl wie auch als Absolue erhältlich, doch ist es sehr teuer. Vorsicht ist geboten, wenn es sich um ein besonders günstiges Angebot handelt. Der Preis von Gardenien-Absolue beginnt bei etwa 15 Euro pro Milliliter. Ätherisches Gardenienöl ist sehr selten und fast immer ein synthetisches Duftöl.
- Beeren: Himbeer-, Erdbeer-, Brombeer- und Heidelbeeröle sind fast immer synthetisch hergestellt, da diese Früchte kein ätherisches Öl produzieren. Aus ihren Samen hingegen lässt sich Öl extrahieren und sie können als Trägeröle dienen (siehe weiter unten). Sie haben nur einen geringen oder gar keinen Duft.
- Ätherisches Veilchenblütenöl: Ist sehr teuer, aber erhältlich.

EXTRAKTE

Extrakte basieren überwiegend auf Alkoholauszügen und gewähren etwas Duft in wasserbasierten Rezepten; am nützlichsten sind sie jedoch, um die Energie einer Pflanze zu binden, die entweder nicht jederzeit erhältlich oder als ätherisches Öl zu teuer ist.

Viele Extrakte lösen sich nicht in Öl auf und lassen sich in deinen Rezepten nicht leicht mit Öl mischen. Die meisten sind wasserlöslich und verbinden sich mit Wasser oder anderen wasserbasierten Flüssigkeiten. Extrakte sind nützlich, wenn du die Energie einer Pflanze nutzen willst, die wie Kokosnuss, Pekannuss oder Granatapfel nur als Speiseöl erhältlich oder als ätherisches Öl sehr teuer ist, wie etwa Vanille-Absolue. In Spezialitätenläden oder online kann man eine Vielzahl von Extrakten kaufen. Vermeide möglichst Imitate, die aus chemischen oder tierischen Bestandteilen oder anderen unbekannten Stoffen hergestellt werden.

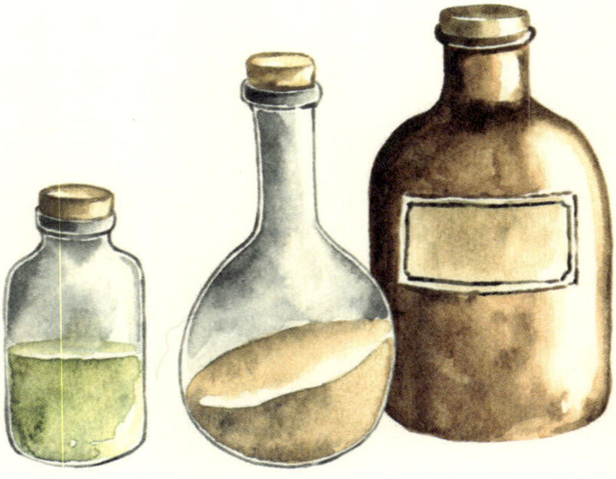

TRÄGERÖLE

Träger- oder Basisöle sind überwiegend Pflanzenöle. Sie werden aus unterschiedlichem Pflanzenmaterial wie Nüssen, Saaten, Früchten und Gemüsen gepresst. Wie ätherische Öle haben auch Trägeröle eine spezifische energetische Frequenz, die die Energie deiner Mischung entweder verstärkt oder verdünnt. Leider wird dies in spirituellen Rezepten häufig übersehen. Natürlich sind ätherische Öle und Kräuter die entscheidenden Bestandteile deiner magischen Kreationen, aber auch die Basisöle spielen meiner Meinung nach eine wichtige Rolle. In den letzten Jahren habe ich bei der Herstellung von Produkten für mich selbst und für meine spirituelle Apotheke Spirit Element experimentiert und Trägeröle zu meinen Körper- und Ritualölen sowie zu anderen Zusammenstellungen, die ein Pflanzenöl verlangen, hinzugefügt. Sowohl aus der praktischen als auch aus der spirituellen Perspektive erscheinen mir meine magischen Mischungen jetzt viel ausgefeilter und wirkungsvoller. Wenn du die spirituellen Eigenschaften deiner Trägeröle bei der Herstellung deiner Produkte im Hinterkopf behältst, erhältst du die Gelegenheit, eine weitere Schicht Magie und Intention hinzuzufügen. In den Mondkapiteln des zweiten Teils findest du die Trägeröle, die jede Mondphase am besten unterstützen.

CREMES UND LOTIONEN

Cremes und Lotionen eignen sich hervorragend, um die Vorteile einer magischen Mischung täglich zu nutzen. Du kannst sie mühelos auf deine spirituellen Bedürfnisse ausrichten, doch wenn du vorgefertigte Cremes kaufst, dann ist die Zahl hinzufügbarer Schichten begrenzt. Cremes und Lotionen kann man mit etwas Übung leicht zu Hause selbst anfertigen und in allen Aspekten der Mischung den eigenen Anforderungen anpassen. Beide Pflegemittel werden auf

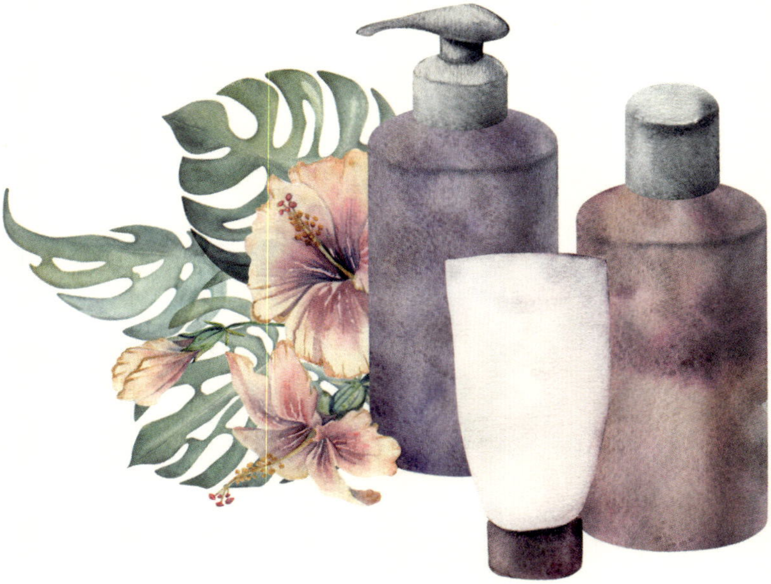

die gleiche Art hergestellt und sie unterscheiden sich lediglich in ihrem Wasser- und Öl-/Wachsgehalt. Eine Lotion enthält mehr Wasser als Öl und ist leichter wegen ihres hohen Wassergehalts. Eine Creme erfordert mehr Öl als Wasser und eignet sich ideal für Haut, die leicht an Feuchtigkeit verliert. Der hohe Ölgehalt schließt Wasser in der Haut ein und gestattet es dir, ihren Feuchtigkeitsgehalt längere Zeit aufrechtzuerhalten.

Eine Cremehmischung kannst du individuellen Bedürfnissen anpassen, indem du verschiedene Blütenwasser oder Öle hinzugibst. Ziehe aber gleichfalls in Betracht, dass jede Zutat eine spezifische Hautwirkung hat. So eignet sich etwa Olivenöl, um Wohlstand anzuziehen, doch es ist eben auch ein sehr dickflüssiges Öl. Falls du fettige Haut hast, möchtest du vielleicht lieber ein leichteres Öl wählen wie Traubenkernöl – eine wunderbar vielseitige Variante. Das Gleiche gilt für Hydrosole und Blütenwasser. Pfefferminze würde sich in einer Lotion für die tägliche spirituelle Reinigung für jemanden mit Akneproblemen wunderbar eigenen, aber bei ohnehin schon trockener Haut wäre sie eine Überforderung. Geranie andererseits ist gleichfalls eine gute Wahl für die tägliche spirituelle Reinigung, aber berücksichtigt gleichzeitig die Bedürfnisse von trockener Haut.

SALZ UND ZUCKER

Salz und Zucker sind eine ideale Basis für Körper- und Haarpeelings, und so wie Öle oder Pflanzen haben auch diese Zutaten spezifische Eigenschaften, die in deinen mondmagischen Mischungen zum Tragen kommen können. Salz wirkt überwiegend spirituell reinigend und am besten in abnehmenden Mondphasen. Zucker andererseits korrespondiert mit Liebe, Sexualität, weiblichen Energien und Süße. Deshalb hat er eher in Mischungen für zunehmenden Mond oder Vollmond seinen Platz. Für gewöhnlich wirst du auf den Einsatz von schwarzem Salz bei Neumond und weißem Salz oder Zucker bei Vollmond stoßen, aber lass dich durch solche Angaben nicht einschränken. Wenngleich es kein Richtig oder Falsch bei der Verwendung von Salz und Zucker als Grundstoff gibt, so möchte ich doch die korrespondierenden Wirkungen aufzeigen, die ich mit der Zeit herausgefunden habe:

- Weißes Salz: alle Mondphasen, Vollmond
- Schwarzes Salz: abnehmende Mondphasen und Neumond
- Rosa Salz: zunehmender Dreiviertelmond und Vollmond
- Graues Salz: abnehmende Mondphasen und Neumond
- Rotes Salz: erstes zunehmendes Mondviertel
- Weißer Zucker: alle Mondphasen und Vollmond
- Brauner Zucker: zunehmende Mondphasen
- Kokosblütenzucker: abnehmender Halbmond und abnehmende Mondsichel
- Roh- oder Rohrzucker: zunehmende Mondphasen

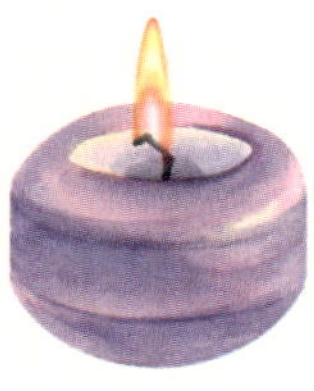

TONERDEN

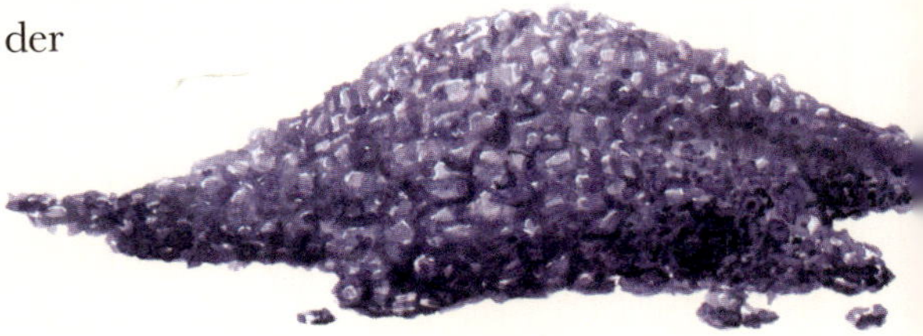

Einzelne Tone besitzen keine speziellen metaphysischen Eigenschaften, doch stehen sie insgesamt in enger Beziehung zur Erde und sind ideal in der Schönheitsmagie für das Gesicht und die Haare. Tone kommen in unterschiedlichen mineralischen Zusammensetzungen vor und unterscheiden sich daher in der Farbgebung. Wähle zuerst im Hinblick auf deine Haut und ziehe dann in Betracht, wie die Farbe zu deiner Intention passt. Nachfolgend einige oft verwendete Tone:

- Bentonit: Ein weitverbreiteter und gut erhältlicher Ton. Er wird verwendet als Zahnpulver oder Haarreinigungsmittel und natürlich als Gesichtsmaske. Seine Eigenschaften machen ihn universell einsetzbar und eignen sich für nahezu jeden Hauttyp.
- Französischer grüner Ton: Er ist am besten geeignet bei problematischer und öliger Haut. Er kann sich ein wenig grob anfühlen, deshalb sollten ihn Menschen mit empfindlicher Haut meiden. Von allen Tonerden erreicht dieser die größte Übereinstimmung mit dem Element Erde und der Erdung allgemein. Ich verwende ihn gerne bei abnehmendem Halbmond.
- Weißer Ton: Er ist der mildeste von allen Tonerden und wird gerne auch als kosmetischer Ton bezeichnet. Am besten eignet er sich für sehr trockene, empfindliche oder reife Haut. Weil die Farbe Weiß Reinheit symbolisiert, nutze ich ihn gerne bei Rezepten, mit denen

ich den Kontakt zu spiritueller Weisheit, Klarheit und Lichtenergie herstellen will. Probiere diesen Ton bei Vollmond aus.

- Roter Ton: Er schmückt sich mit einer schönen rostroten Ziegelfarbe, aber Achtung, er kann Flecken hinterlassen. Am besten nutzt man ihn in kleinen Mengen und vermischt ihn mit anderen Tonerden oder Pflanzenmaterial. Roter Ton eignet sich am besten für normale bis trockene Haut und ist relativ mild.
- Aktivkohle: Zwar ist diese nicht im eigentlichen Sinne eine Tonerde, doch kann sie bei problematischer Haut Wunder wirken. Sie verbindet sich mit Toxinen und Unreinheiten und zieht sie heraus. Geeignet ist Aktivkohle für alle Hauttypen. Ihre Anwendung kann auch innerlich erfolgen, um Gifte zu neutralisieren, sollte jedoch spätestens vier Stunden nach der Einnahme von Medikamenten zugeführt werden. Indem man Aktivkohle mit Salz mischt, erhält man schwarzes Salz, welches sich für rituelle Zwecke eignet.

WASSER

Für Zubereitungen für den Körper, die Wasser erforderlich machen, wie etwa Toner, Tees, Sprays, Raumspray und Kräuteraufgüsse sollte destilliertes Wasser verwendet werden. Destilliertes Wasser erzeugt man, indem man Wasser kocht und den entstehenden Dampf auffängt und wieder zurück in seine flüssige Form kondensieren lässt. Auf diese Weise befreit man es von Verunreinigungen wie Bakterien, die Schimmel oder andere schädliche Schadstoffe in deine magische Mischung eintragen könnten. Destilliertes Wasser gibt es in allen großen Supermärkten. Natürlich kann man für Altar-, Raum- oder rituelle Sprays auch Wasser aus anderen Quellen nutzen, etwa:

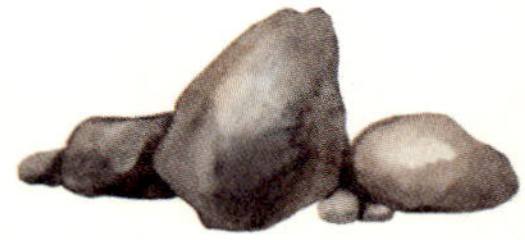

- Regenwasser
- Geschmolzenen Schnee
- Wasser innerhalb eines erfolgreichen Unternehmens
- Fluss-, See- oder Meereswasser
- Wasser von einem Ort, der eine besondere Bedeutung hat

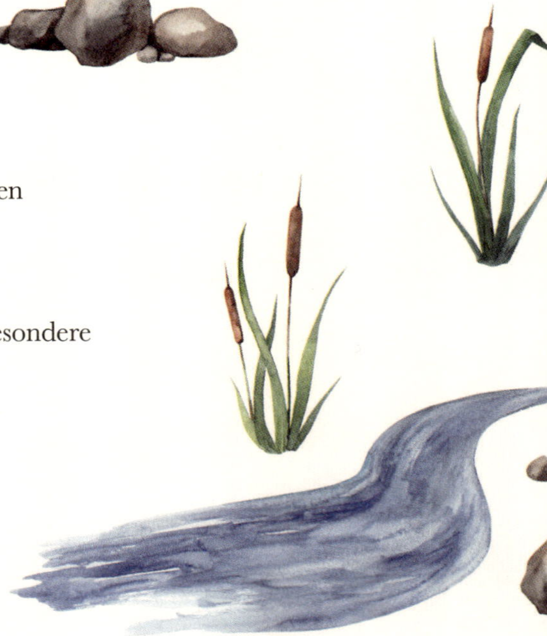

Falls deine Mischung ein Rezept für den Körper ist und Wasser von ungereinigter Quelle verlangt, dann koche das Wasser einfach ab und lass es abkühlen, bevor du es deiner Mischung beigibst. Vielleicht möchtest du auch noch einen Esslöffel hochprozentigen Alkohol hinzufügen, um die Möglichkeit bakterieller Verunreinigung auszuschließen.

Hydrosole und Blütenwasser

Pflanzliche Destillate, besser bekannt als Hydrosole und Blütenwasser, können statt oder zusätzlich zu destilliertem Wasser zum Einsatz kommen. Am leichtesten verfügbar sind Rosen-, Lavendel- und Orangenblütenwasser, aber Hydrosole können aus nahezu jedem Pflanzenmaterial zubereitet werden. Ich selbst mag am liebsten Jasmin, Vetiver, Gurke, gebrannte Erde und Zypresse, doch online ist jede nur denkbare Variante erhältlich.

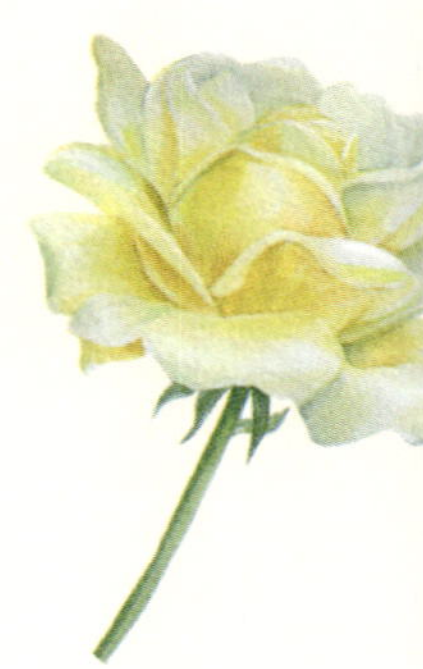

Hydrosole und Blütenwässer werden auch destilliert,

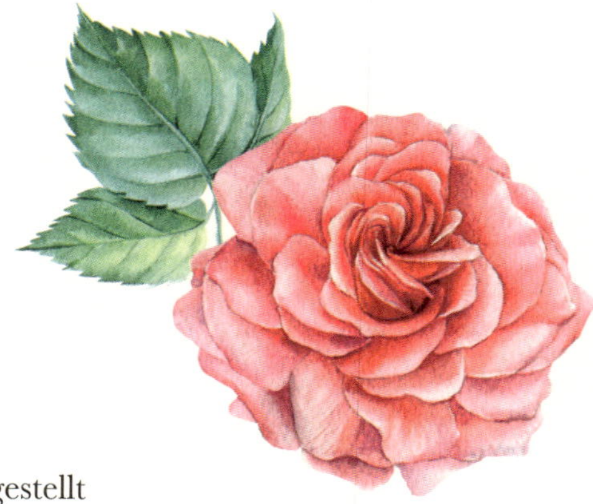

folglich enthalten sie keinerlei Verunreinigungen und können gefahrlos in jeder Körperzubereitung eingesetzt werden. Sie weisen nur einen Hauch ätherischer Öle auf – in der Regel ein Prozent oder weniger -, das aus dem Pflanzenmaterial stammt, aus dem sie hergestellt wurden, weswegen sie noch zusätzlich einen spirituellen und medizinischen Nutzen haben. Auch wenn ätherische Öle in Hydrosolen und Blütenwässern nur in Spuren enthalten sind, duften sie doch recht stark und können sowohl deiner magischen Mischung als auch ihrem Duft eine weitere Schicht hinzufügen. Achte darauf, sie bei zuverlässigen Quellen einzukaufen, da nicht wenige im Handel angebotene Hydrosole tatsächlich destilliertes Wasser sind angereichtet mit ein paar Tropfen ätherischem Öl oder synthetischem Duftöl.

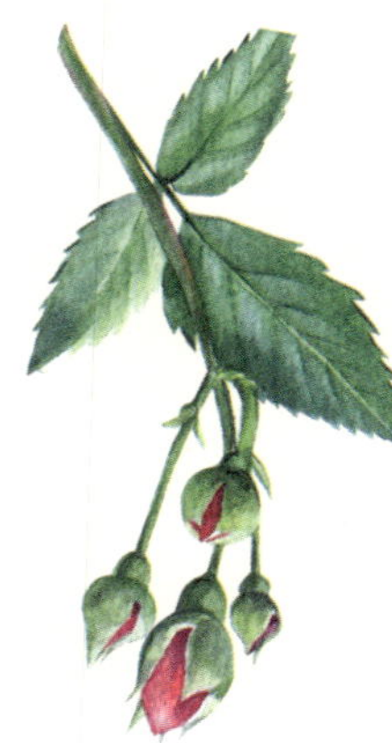

Bewahre Hydrosole und Blütenwässer in dunklen Behältern am besten im Kühlschrank und weit entfernt von direktem Sonnenlicht auf. Pflanzliche Destillate sind äußerst flüchtig und verderben sehr rasch, ein jedes in seiner eigenen Geschwindigkeit. Bei sachgemäßer Zubereitung und Aufbewahrung halten Hydrosole und Blütenwässer jedoch sechs bis acht Monate. Unbrauchbar sind sie geworden, wenn sie trübe werden, unangenehm riechen oder Ablagerungen ausbilden.

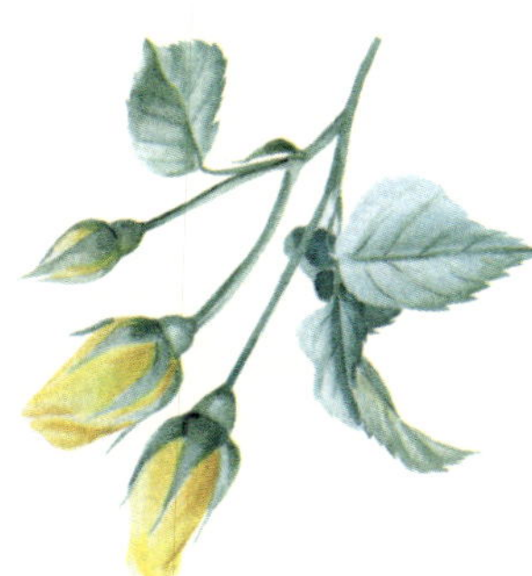

Mondwasser

Deine Hydrosole, Blütenwasser oder allgemein dein Wasser kannst du mit einer zusätzlichen magischen Schicht versehen, indem du sie auflädst. Am häufigsten geschieht dies, indem man die Zubereitung für mehrere Stunden in direktes Sonnen- oder Mondlicht stellt. Das Wasser nimmt die Energie der Sonne oder des Mondes auf und bereichert deine magische Mischung um die spirituellen Eigenschaften der Sonne oder des Mondes. Aufladen kann man Wasser außerdem:

- basierend auf dem gegenwärtigen Sonnenstand oder Mondzeichen,
- während eines besonderen Himmelsereignisses wie einer Mondfinsternis,
- indem man es eine Zeit lang auf einen Altar stellt,
- indem man es auf einem ausgewählten Foto oder Symbol platziert oder mit einem Foto oder Symbol gegen den Behälter klopft
- oder indem man einen bestimmten Kristall hineinlegt.

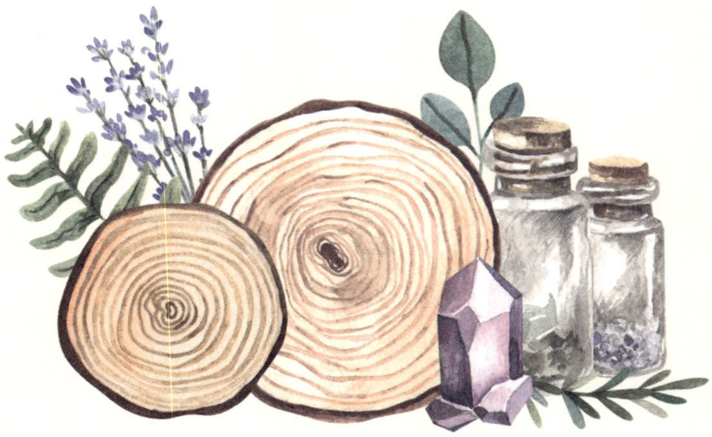

Um dein Wasser aufzuladen, fülle einen Glaskrug mit destilliertem oder abgekochtem Wasser. Stelle den Krug nach draußen oder auf ein Fensterbrett an dem Tag oder in der Nacht, die deiner energetischen Intention entspricht. Gestatte es ihm, sich mindestens sechs Stunden lang »aufzuladen«. Verwahre das Gefäß danach an einem Platz, an dem es vor Sonnenlicht geschützt ist, und verbrauche den Inhalt nach Bedarf. Nutze das aufgeladene Wasser für deine Rezepte, magischen Bäder, für die Fußbodenreinigung oder in einem Aromadiffuser.

ALKOHOLE UND ZAUBERSTRAUCH

Es gefällt mir, meine Sprays mit Alkohol zu versetzen. Jede Art von Alkohol hat ein ganz besonderes Duftprofil, das die anderen Zutaten verstärkt. Whiskey passt gut zu Holz- und Vanilleduftnoten, Brandy eignet sich für süßere, blumigere Düfte, Wodka ist perfekt für frische, fröhliche Mischungen und Gin passt natürlich zu Wacholder. Alkohole bereichern deinen Duft aber nicht nur um Vielschichtigkeit, sie haben auch einen praktischen Nutzen, denn sie verhindern die Vermehrung von Bakterien und verlängern die Haltbarkeit deiner Rezepturen. Außerdem kann man Pflanzenbestandteile in Alkohol einlegen, die nicht als ätherisches Öl zur Verfügung stehen und so eine weitere Schicht Magie und Intention hinzufügen. Experimentiere, indem du, so wie ich es für das Befreiende Körperpeeling auf Seite **191** vorschlage, weniger übliche Zutaten in Alkohol ziehen lässt, wie etwa Moos, Früchte, Gemüse, Vanilleschoten oder Drachenblutharz.

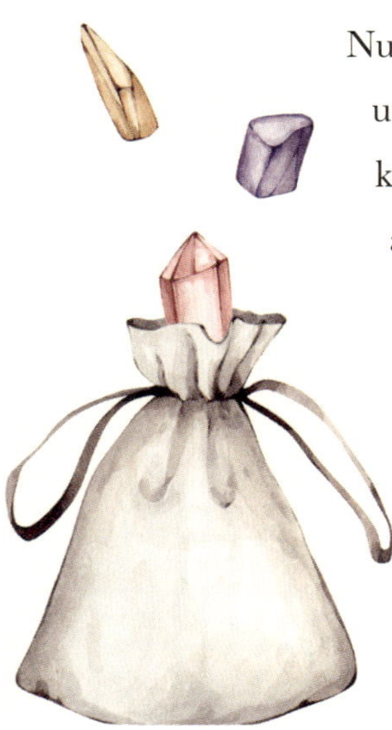

Kommerziell aufbereitete Zaubernuss kann man nutzen, um wasserbasierten Rezepturen eine

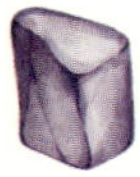

adstringierende Komponente hinzuzufügen. Es verringert Bakterien nicht ganz so wirkungsvoll wie Alkohol, gibt jedoch ein für Schönheitsmagie geeignetes sanftes Gesichtswasser ab. Du kannst auch selbst eine Zaubernusstinktur herstellen, indem du die Rinde des Strauches in Alkohol einweichst. Doch anders als die fertig gekauften sind die selbst gemachten Versionen von bräunlicher Farbe und nehmen den Geruch des verwendeten Alkohols an.

KRISTALLE

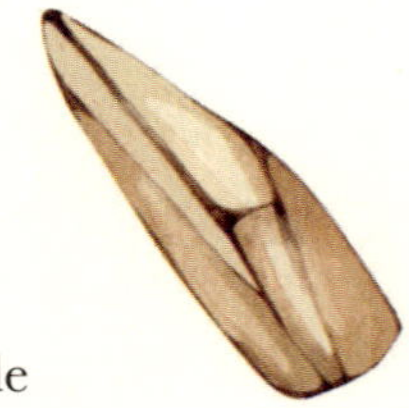

Es macht mir Freude, meinen Rezepturen Kristalle hinzuzufügen, insbesondere dann, wenn ich ein Produkt ausschließlich für rituelle Zwecke herstellen will. In Mischungen, die für den Auftrag auf die Haut gedacht sind, sollten Kristalle jedoch nur sparsam zum Einsatz kommen. Viele Kristalle sind toxisch, wenn sie eingenommen werden, und dasselbe gilt für Kristalle, die in Körperölen, Cremes oder anderen Rezepturen mit Flüssigkeits- oder Ölanteil eingelegt werden. Manche Kristalle haben einen Metallanteil und können im Wasser rosten. Folglich ist Vorsicht angebracht, wenn du deine nächste Rezeptur mit Kristall anreichern willst.

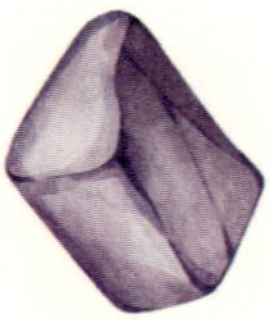

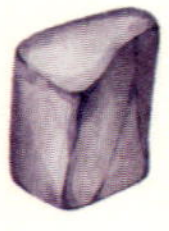

Bei Produkten, die nicht auf der Haut angewendet werden sollen, ist der Spielraum größer. So ist etwa ein Salböl, das übersinnliche Fähigkeiten fördern soll und nur zum Auftrag auf Kerzen gedacht ist, ideal geeignet, um darin einen Lapislazuli einzulegen, den man direkt auf der Haut normalerweise nicht zur Anwendung bringen würde. Ritualsprays, mit denen du vor der Zeremoniearbeit die Umgebung reinigst, könntest du mit strahlendem Quarz verstärken und die Schwingung entsprechend anheben. Im

Wischwasser für deine Fußböden verspricht ein Stück von einem schwarzen Turmalin im Eimer Schutz für dein Haus.

Wie immer solltest du natürlich am besten selbst erforschen, mit welchen Zutaten du dein Wohlgefühl steigern könntest. Unten habe ich Kristalle und ihre Eigenschaften aufgelistet, die ich regelmäßig in Hautpflegerezepturen und in meinen geliebten Quarzbädern nutze, über die du dich auf meiner Webseite informieren kannst:

- Quarz: Kann man statt Mondstein verwenden, wenn ein in Wasser sicherer Kristall erforderlich ist. Bergkristall kann man mit jeder gewünschten Intention aufladen, was ihn zu einem ausgezeichneten Alleskönner macht. Außerdem dient er als Energieverstärker und löst abgestandene Energie auf. Er eignet sich sowohl in den zunehmenden wie in den abnehmenden Mondphasen.
- Amethyst: Statt Intuitionskristallen wie Labradorit oder Lapislazuli zu verwenden, falls ein für Wasser sicherer Kristall gebraucht wird. Dieser Stein zeigt gleichermaßen gute Wirksamkeit in den zunehmenden und abnehmenden Phasen des Mondes. In den zunehmenden Mondphasen eignet er sich für Kreativität und die Erschließung der eigenen übersinnlichen Fähigkeiten und in den abnehmenden für Stressabbau, die Überwindung von Stimmungsschwankungen und die Förderung emotionalen Wohlergehens.
- Citrin: Ausgezeichnet geeignet für die magische Arbeit bei abnehmendem Mond, aber insbesondere während der abnehmenden Halbmond- und Sichelphasen. Zu verwenden in Mischungen für Selbstausdruck, Manifestation, die Schaffung von Wohlstand und die Förderung von Glück.

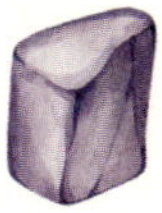

- Rauchquarz: Ein wirkungsvoller Schutzstein und bei der Auflösung von niederen Schwingungsfrequenzen sehr nützlich. Er harmoniert mit dem zunehmenden Mond, aber auch mit der Neumondphase. Verwende ihn, um blockierte und niedrige Schwingungen aufzulösen, intensive Emotionen zu überwinden und zur Erdung.
- Roter Jaspis: Mein persönlicher Favorit bei der Erdungsmeditation; doch ist roter Jaspis außerdem ein wunderbarer Allrounder und in jeder Mondphase als Verstärkung einsetzbar. Er unterstützt Leidenschaft und Durchhaltevermögen und stellt eine ausgezeichnete Wahl dar, wenn dir bei abnehmendem Mond die Motivation ausgeht. Er reinigt und erneuert deine Aura und während der zunehmenden Mondphasen fördert er zusätzlich deine Selbstfürsorge. Seine ausgleichenden Eigenschaften sind im Einklang mit Voll- und Neumond.

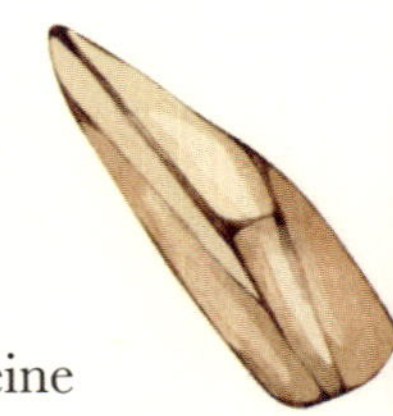

- Versteinertes Holz: Dies ist natürlich kein Kristall, sondern ein mineralisiertes Stück Holz, das ein besonders starker Ausdruck von Erdenergie und Erdung ist. Versteinerungen stehen für langsame Transformation und eignen sich am besten, wenn man über einen langen Zeitraum mit ihnen arbeiten will. Ziehe in Erwägung, ob du einen ganzen Mondzyklus lang mit versteinertem Holz arbeiten möchtest, um dich bei Anpassungsschwierigkeiten und in deiner Präsenz während jeder Phase unterstützen zu lassen.

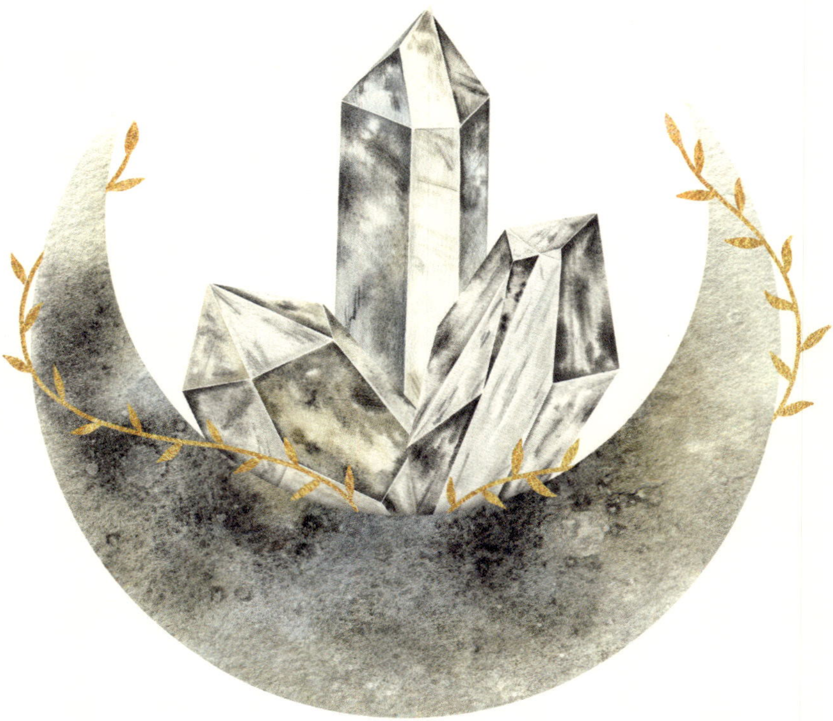

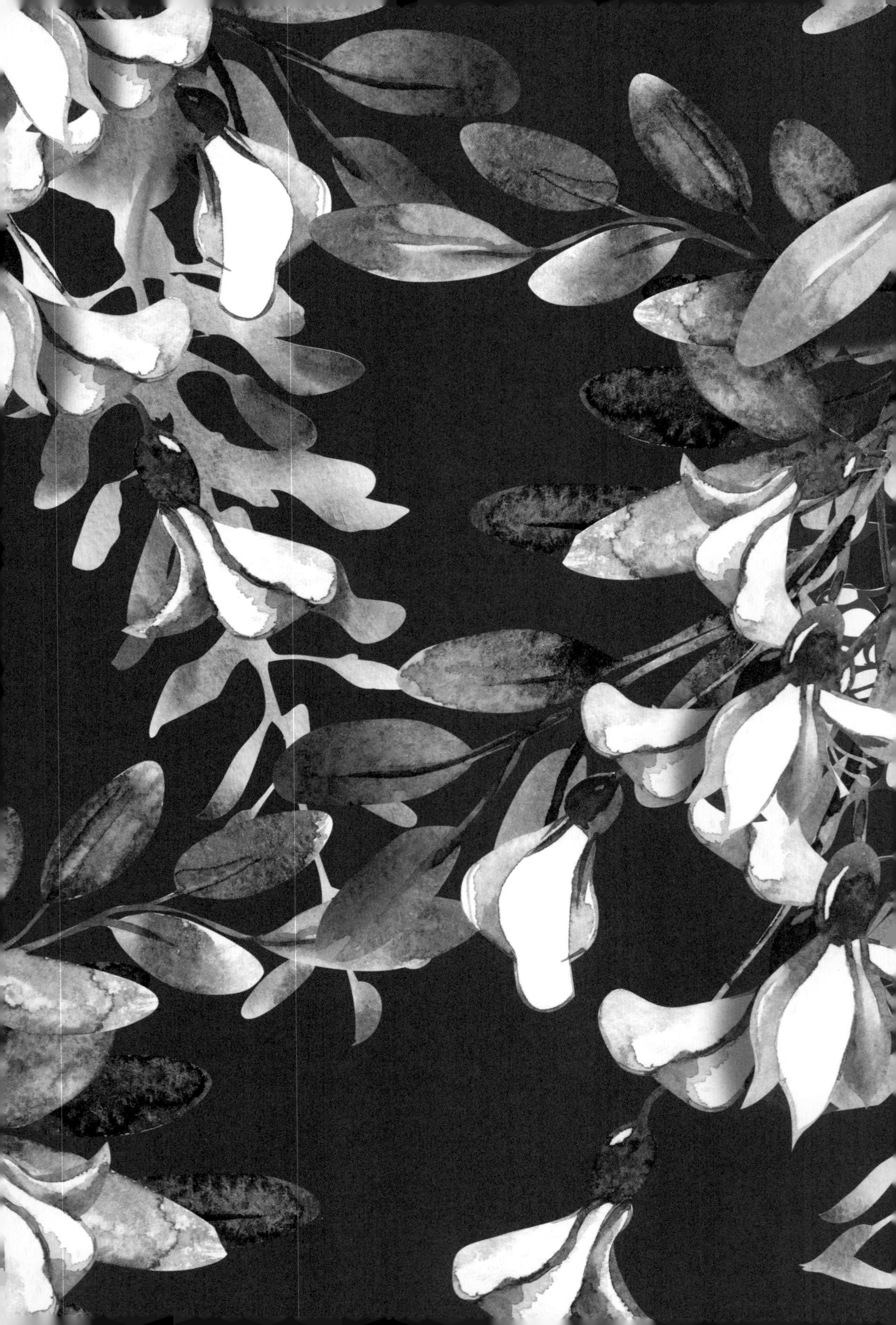

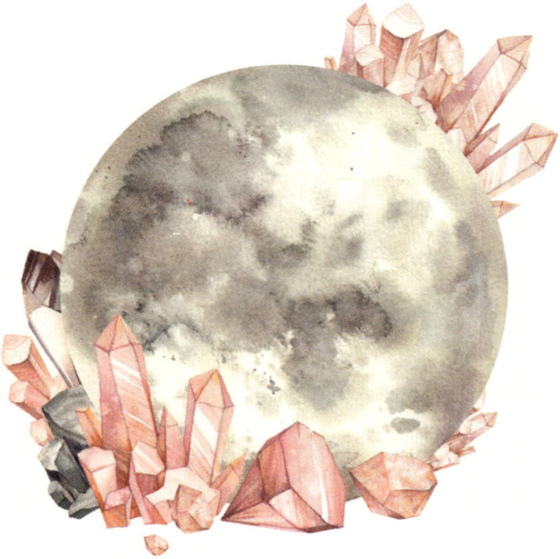

KAPITEL 3:

ZUSAMMENSPIEL

GESCHICHTETE INTENTIONEN

Die Kunst der Zubereitung von Rezepturen, die Schönheit und Wohlgefühl dienen, liegt in der Abstimmung der Zutaten, und ich bezeichne sie gerne als die »Schichten der Intention«. Alles ist Energie, auch die Materialien, die du in deinen Produkten verarbeitest. Und alles hat eine eigene Schwingungssignatur, die Intentionen wie Liebe, Frieden, Motivation, Fokus und so fort repräsentieren. Deine fertiggestellte Rezeptur beinhaltet außerdem deine persönliche Energiesequenz, hervorgerufen durch das Zusammenspiel der von dir gewählten Zutaten. Jede hinzugefügte Intentionsschicht wirkt sich auf die Qualität und energetische Frequenz deiner magischen Mischung aus.

Jasmin, als Öl oder Blüte, ist ganz und gar ausgerichtet auf Mondenergie, und ist allein für sich genommen schon unübertrefflich. Jasmin steht im

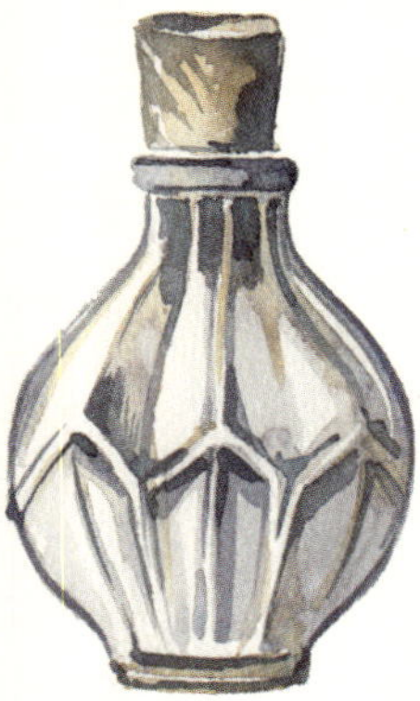

Wesentlichen für Schönheit, Nacht und Mondenergie, gesteigerte Weissagungskraft und emotionale Heilung, allesamt Elemente, die sich ausgezeichnet für ein Vollmondzaubermittel eignen. Und wenn du ein Öl für den zunehmenden Mond brauchst, das Aktivität und Selbstvertrauen fördert? Dann wäre Jasmin zwar eine ausgezeichnete grundlegende Mondverkörperung, aber deine Mischung wäre energetisch wirkungsvoller, wenn du außerdem noch stimulierende und motivierende Zutaten wie Ingwer und Heckenkirsche hinzufügtest.

Möglicherweise wünschst du dir außerdem einen mehrschichtigeren Duft als allein den des Jasmins. Ich selbst bevorzuge holzige Düfte, die gepaart sind mit blumigen und harzigen Noten. Doch ich bin mir dessen bewusst, dass jede weitere Zutat Einfluss nimmt auf die Frequenz meines Endprodukts, folglich wähle ich eigens die holzigen, blumigen und harzigen Elemente, die meine energetische Intention unterstützen. Im Grunde hat jede Komponente deiner Mischung eine eigene Schwingung. Mit ein wenig Achtsamkeit und einer klaren Intention können Farbe, Duft, Pflanzenmaterial, Kristall, Salz, die unterschiedlichen Flüssigkeiten und sogar deine Beschriftung der Flasche das von dir gewünschte Ergebnis noch fördern.

Vergewissere dich aber auch, dass du nicht zu viele Intentionsschichten übereinander auftürmst, denn dies könnte

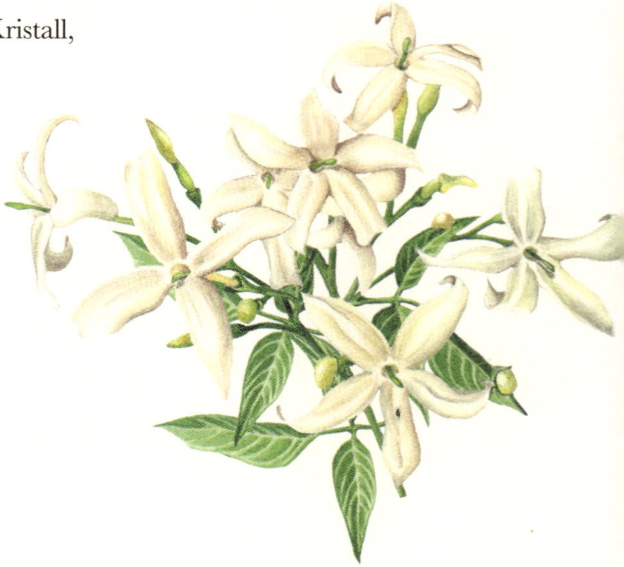

Verwirrung stiften und die Wirksamkeit deiner Mischung verringern. Beschränke dich auf zwei bis drei wesensverwandte Intentionen, damit dein Produkt fokussiert und klar ist, denn sonst weiß weder deine Seele, worauf sie ihre Aufmerksamkeit richten soll, noch wissen es die Geister, Gottheiten oder die anderen andersweltlichen Wesen, die dir zur Unterstützung zur Seite gestellt wurden.

ABSTRAKTE INTENTIONEN

Manche Intentionen sind unverkennbar, wie beispielsweise Fülle, Frieden oder Liebe. Andere sind abstrakter wie etwa eine auf einer Mondfinsternis oder dem Vollmond in den Zwillingen basierende Mischung. Behandle diese Intentionen wie Zielsetzungen – indem du sie in kleinere und damit nachvollziehbarere Bestandteile zerlegst. Die abnehmenden Mondphasen zum Beispiel werden mit Nachdenklichkeit, Ausruhen, Dankbarkeit, Gewahrwerden und Selbstfürsorge in Verbindung gebracht. Du könntest eine oder zwei dieser kleineren Intentionen auswählen und mit ihnen den Grundstein zur Gesamtintention deiner Mischung legen. Ein Badesalz zur Förderung von Selbstfürsorge etwa könnte die Energie von Ruhe und Erneuerung transportieren, aber zugleich auch für Gewahrwerden und Dankbarkeit stehen.

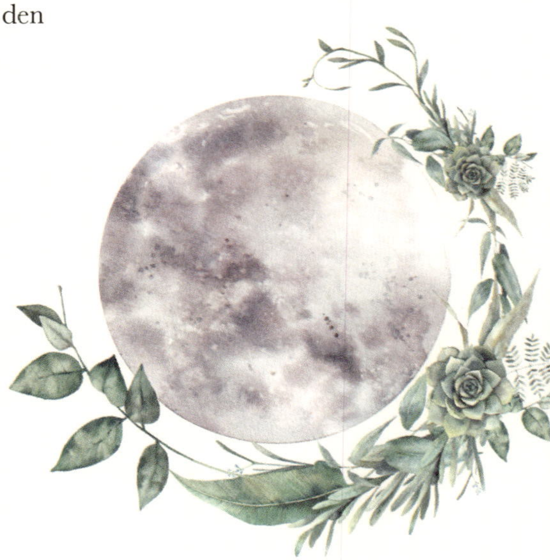

Wenn dir eine Intention zu abstrakt vorkommt, dann nimm dir einen Moment, um in dich zu gehen, und frage dich, was diese Intention für dich bedeutet. Was verstehst du unter Selbstfürsorge oder Dankbarkeit? Was heißt es für dich, mit dem Vollmond im Skorpion oder dem Neumond im Wassermann zu arbeiten? Dann schreibe dir die Gefühle oder Intentionen auf, die in dir während dieser Reflexion hochgekommen sind, und wähle ausgehend von ihnen drei kleinere Intentionen, die das Fundament deiner Mischung darstellen.

Auf Seite **299** findest du heraus, wie du Zugang zum Arbeitsblatt für abstrakte Intentionen und anderem Bonusmaterial zu diesem Buch erhältst.

FARBMAGIE

Regulär als Farbtheorie bekannt, ist Farbmagie eine weithin akzeptierte Form psychologischen Einflusses, der von Milliarden-Dollar-Unternehmen ebenso genutzt wird wie von der Hexe in deiner Nachbarschaft. Im spirituellen Bereich spielen Farben üblicherweise im Zusammenhang mit Kerzen eine wichtige Rolle, aber dabei musst du es nicht belassen. Jede Farbe korrespondiert mit einer Reihe energetischer Themen und kann deine Rezeptur um eine weitere Schicht aus Magie und Intention bereichern.

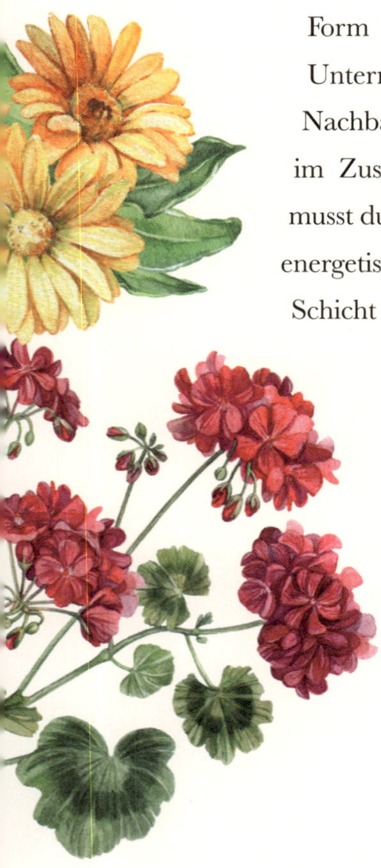

Etliche Kräuter und Blüten kommen in mehreren Farben vor und verändern entweder insgesamt die Farbe deiner Mischung oder fügen ihr und den spirituellen Eigenschaften der Pflanze einen interessanten Knalleffekt hinzu. Insbesondere Tinkturen nehmen die Farbe vieler Pflanzen an, was das Aussehen deines Ritualsprays vollständig

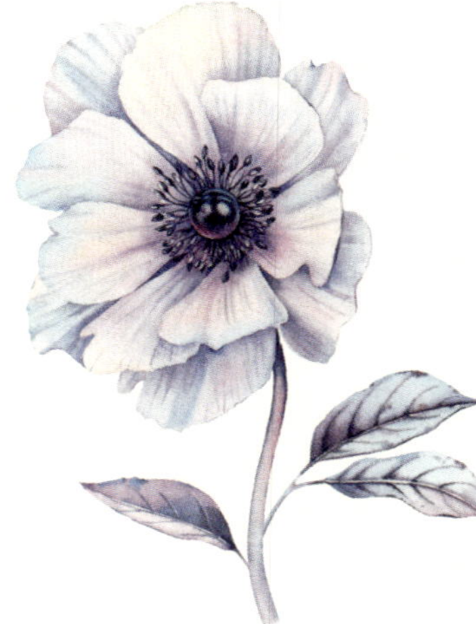

verändern kann. Holunderbeeren etwa erzeugen einen wunderbaren dunkelblauen oder violetten Farbton. Brennnesseln und Beinwell bewirkt einen eindrucksvollen Grünton, Johanniskraut färbt strahlend rot und Kamille bringt ein leuchtendes Gelb ein.

Es gibt auch einige ätherische Öle, die Einfluss auf das Aussehen deiner magischen Mischung nehmen können. Das Königsblau von Gänsefingerkraut und Echter Kamille ist ebenso bekannt wie die Gelb- und Orangeschattierungen von vielen ätherischen Ölen von Zitrusfrüchten. Insbesondere die rosa Grapefruit erzeugt einen starken Orangeton und verleiht Ölen und Sprays eine prächtige Farbe.

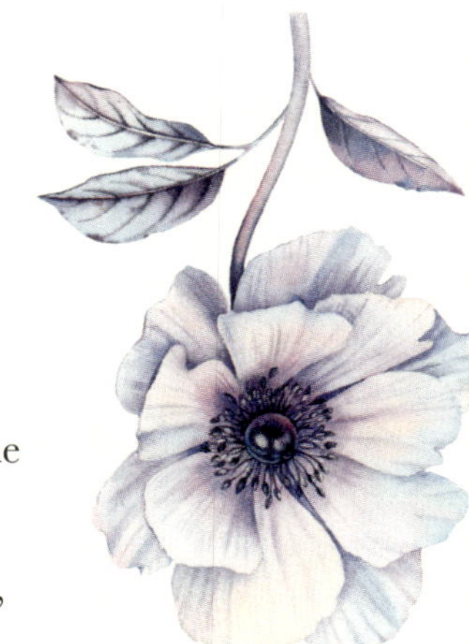

Es gibt zahlreiche natürliche und synthetische Optionen, um deine Rezepturen um Farben zu bereichern. Einige der Möglichkeiten beschreibe ich nachfolgend:

Glimmer: Glimmer ist ein natürliches, umweltfreundliches Farbpigment, das aus dem gleichnamigen Mineral abgebaut wird und in einer Vielzahl von Farben erhältlich ist. Achte darauf, dass es nachhaltig und ohne Kinderarbeit gefördert wurde. Am besten sind Fairtrade-Produkte. Um Glimmer in ölbasierten Rezepturen zu verwenden, vermische es zuerst mit dem ätherischen Öl und anschließend mit dem Trägeröl in passender Menge. Es ist normal, das sich das Pigment mit der Zeit am Boden des Gefäßes ablagert, also schüttle gut, um die Farbmagie zu reaktivieren. Zur Verwendung in wasserbasierten Lösungen vermische es zunächst mit pflanzlichem Glyzerin und anschließend mit Wasser.

Es sei jedoch darauf hingewiesen, dass manches Glimmer sich mit Wasser besser verbindet als anderes. Probiere verschiedenfarbige aus, um herauszufinden, welche Mischung die von dir gewünschte ästhetische Wirkung hervorbringt.

Pflanzliche Färbemittel: Es gibt zahlreiche pulverisierte pflanzliche Färbemittel, die unter anderem in der Seifenproduktion Anwendung finden. Pulver liefert das beste Ergebnis in trockenen oder nur wenig feuchten Rezepturen, wie etwa Badesalze, Seifen, Badebomben, Körperpeelings oder Räucherwerk. Man kann es auch zur Herstellung von botanischer Tinte zum Schreiben nutzen. Pflanzenpulver lässt sich nur schwer mit Öl vermischen und schimmelt in Wasser leicht.

Lebensmittelfarben: Solche Farben sind für den Verzehr geeignet und lösen sich gut in wasserbasierten Rezepturen auf.

Flüssigfarbstoffe: Sie werden eigens für die Kosmetikindustrie hergestellt, enthalten aber meist aggressive Chemikalien. Sie werden vor allem für Make-up-Produkte für Lippen und Augen verwendet.

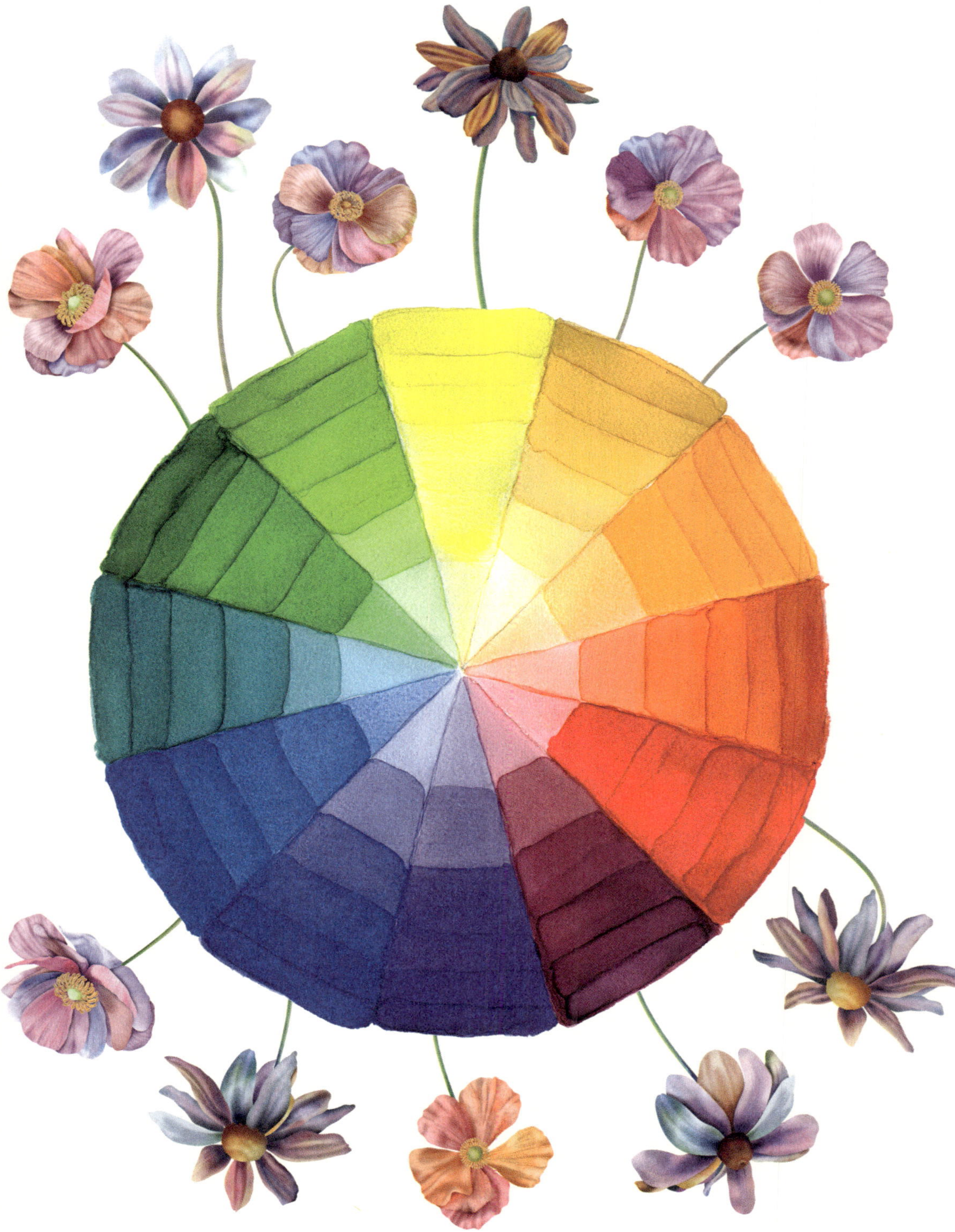

Farbmagische Entsprechungen

Es gibt es immer auch Raum zum Experimentieren. Gestatte es den Zutaten, ihre Magie zu entfalten. Probiere eigene Rezepturen aus und stelle fest, welche Farben du mit einzelnen Pflanzenpigmenten und welche neuen Farbschattierungen du mit der Kombination aus unterschiedlichem Pflanzenmaterial herstellen kannst.

- Rosa: Zuneigung, Schönheit, Kinder, Mitgefühl, häusliche Harmonie, emotionale Heilung, Weiblichkeit, Treue, Freundschaft, Güte, Liebe, Ehe, Fürsorge, Partnerschaft, Romantik, Selbstliebe
- Rot: Aktivität, Ahnenarbeit, Selbstbehauptung, Blutmagie, Mut, Gefahr, Begehren, Energie, Feuer-Element, Unabhängigkeit, Überwindung von Hindernissen, Leidenschaft, Macht, sexuelle Potenz, Kraft, Überleben, Risikobereitschaft, Lebensfreude
- Grün: Fülle, Akzeptanz, Erd-Element, Ausdehnung, Fruchtbarkeit, Wachstum, Harmonie, Heilung, Vorsätze fassen, Langlebigkeit, Glück, Geld, Wohlstand, Baum- und Kräutermagie
- Blau: Kommunikation, Träume, Treue, Fokus, Vergebung, Intuition, Geduld, Frieden, Entspannung, Meermagie, Aufrichtigkeit, Schlaf, Spiritualität, Sturmmagie, Gelassenheit, Wahrheit, Wasser-Element, Weisheit
- Silberfarben: Bewusstsein, Wahrsagung, Träume, weibliche Energie, Meditation, Mondenergie, Übersinnlichkeit, Reinigung, Beständigkeit, Sternmagie, Erfolg, die Göttin
- Goldfarben: Fülle, Streben, Anziehung, Zuversicht, Ruhm, Lebensglück, Einfluss, Luxus, männliche Energie, Geld, Optimismus, Selbstwert, Sonnenmagie, Erfolg, der Gott
- Schwarz: Verbannung, Verpflichtung, Negativität klären, Bindungen

trennen, Verteidigung, Abschlüsse, Trauer, Karma, Ritualmagie, Beharrlichkeit, Schutz, Befreiung, Sicherheit, Kristallomantie, Schattenarbeit, Stärke, Entkreuzen, Enthexen, Weisheit

- Weiß: Engelmagie, Gleichgewicht, Klarheit, Reinigung, Göttlichkeit, Hochfrequenz, höheres Selbst, Hoffnung, Unschuld, Vorsätze, Frieden, Reinheit, spirituelle Führung und Geistführer, Spiritualität, die Aura, Einheit, Willenskraft

  Anmerkung: Im Zweifel immer Weiß wählen. Weiße Kerzen sind multifunktional und dienen als Platzhalter für jegliche Intention.
- Gelb: Charme, Selbstvertrauen, Anpassungsfähigkeit, Freundschaft, Bauchgefühl, Lebensglück, Inspiration, Erlernen neuer Fertigkeiten, Überzeugung, Vergnügen, Sonnenmagie, Erfolg, Reise
- Orange: Feier, Zuversicht, Kreativität, Fruchtbarkeit, Freiheit, Spaß, Ziele, Unabhängigkeit, Freude, Bewegung, Lebenslust, Positivität, Selbstakzeptanz, Selbstausdruck, Sinnlichkeit, Stimulation, Lebendigkeit, weibliche Weisheit
- Violett: Sucht, Luft-Element, Akasha-Chronik, Astrologie, Autorität, Erleuchtung, Vorstellungskraft, Einfluss, Macht, übersinnlicher Schutz, Selbstentwicklung, spirituelle Entwicklung, spirituelle Kraft, spirituelle Reiche, Weisheit
- Braun: Ahnenarbeit, Tier-Energie, Aufbau, Erd-/Elementarmagie, Beständigkeit, finanzielle Probleme, Erdung, harte Arbeit, Festigkeit

KOMPOSITION UND ÄSTHETIK

Außerdem kannst du Einfluss auf den magischen Gehalt einer Rezeptur nehmen, indem du deine Aufmerksamkeit auf die Gesamtkomposition richtest. Farben können etwa in Schichten wie bei einem Regenbogen übereinandergelegt werden oder in Kombination einen Sonnenuntergang ergeben, um die gewünschten Wirkungen zu erzielen. Ich habe irgendwann einmal ein Badesalz hergestellt, indem ich verschiedene Orange-, Gelb- und Blauschattierungen übereinandergeschichtet habe, um den Sonnenaufgang abzubilden. Diese Rezeptur war für den Samstagmorgen gedacht und sollte meinen Geist erheben und Freude auslösen. In meiner Kindheit wurde ich üblicherweise um fünf Uhr morgens geweckt, sodass ich kaum je einen Sonnenaufgang verpasste. Inzwischen genieße ich Sonnenaufgänge, und sie lösen in mir Freude und ein Gefühl von Lebendigkeit aus. Weil ich in meiner Rezeptur für Glück den Sonnenaufgang symbolisch einbaute, konnte ich sie durch dieses kleine Extradetail noch eindeutiger personalisieren und zu etwas ganz Besonderem und ein wenig Nostalgischem machen.

Probiere verschiedene Möglichkeiten aus, um deiner magischen Mischung dein eigenes, spezielles Flair zu geben. Gib Kristalle, Kräuter und Blüten hinzu, schichte sie übereinander, mische sie und spiele mit ihrem Gesamterscheinungsbild und ihrer Wirkung auf dich. Zu erdenden oder erdmagischen Produkten gebe ich gerne Splitter des Rauchquarzes, der Erde und Lehm repräsentiert, in die Flasche und schiebe noch Zedern- oder Kiefernnadeln hinein, damit man sich an einen Baum erinnert fühlt. Bei Wasser- oder Meer-Magie wirst du in meinen Gefäßen oft ein oder zwei Muscheln finden. Ich gebe auch gerne Perlmuttstückchen oder Fragmente von

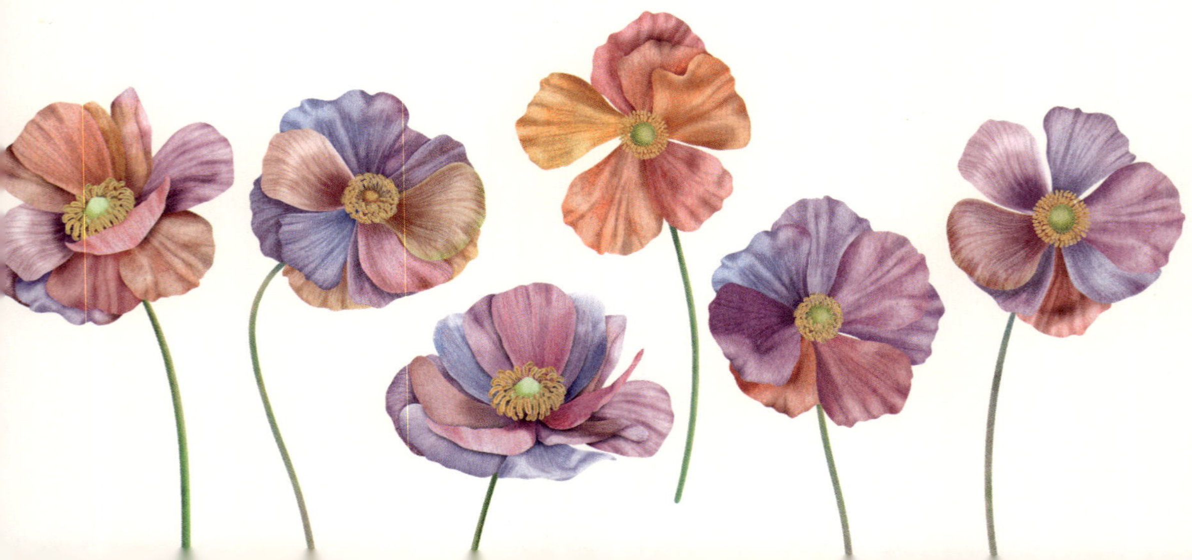

Abaloneschalen hinzu, damit sie Wasser-Energie repräsentieren. Bei Geld-Ölen ergänze ich gerne goldfarbene Glimmer-Plättchen, die Reichtum symbolisieren, oder teile, für einen Salz-und-Pfeffer-Effekt, eine Rezeptur sichtbar in Schwarz und Weiß, um Gleichgewicht zu vergegenwärtigen.

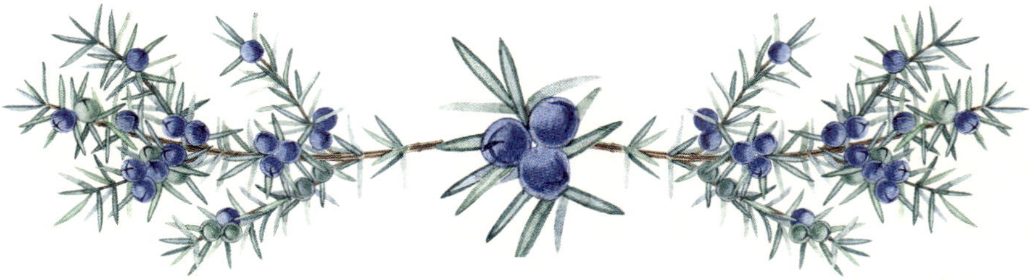

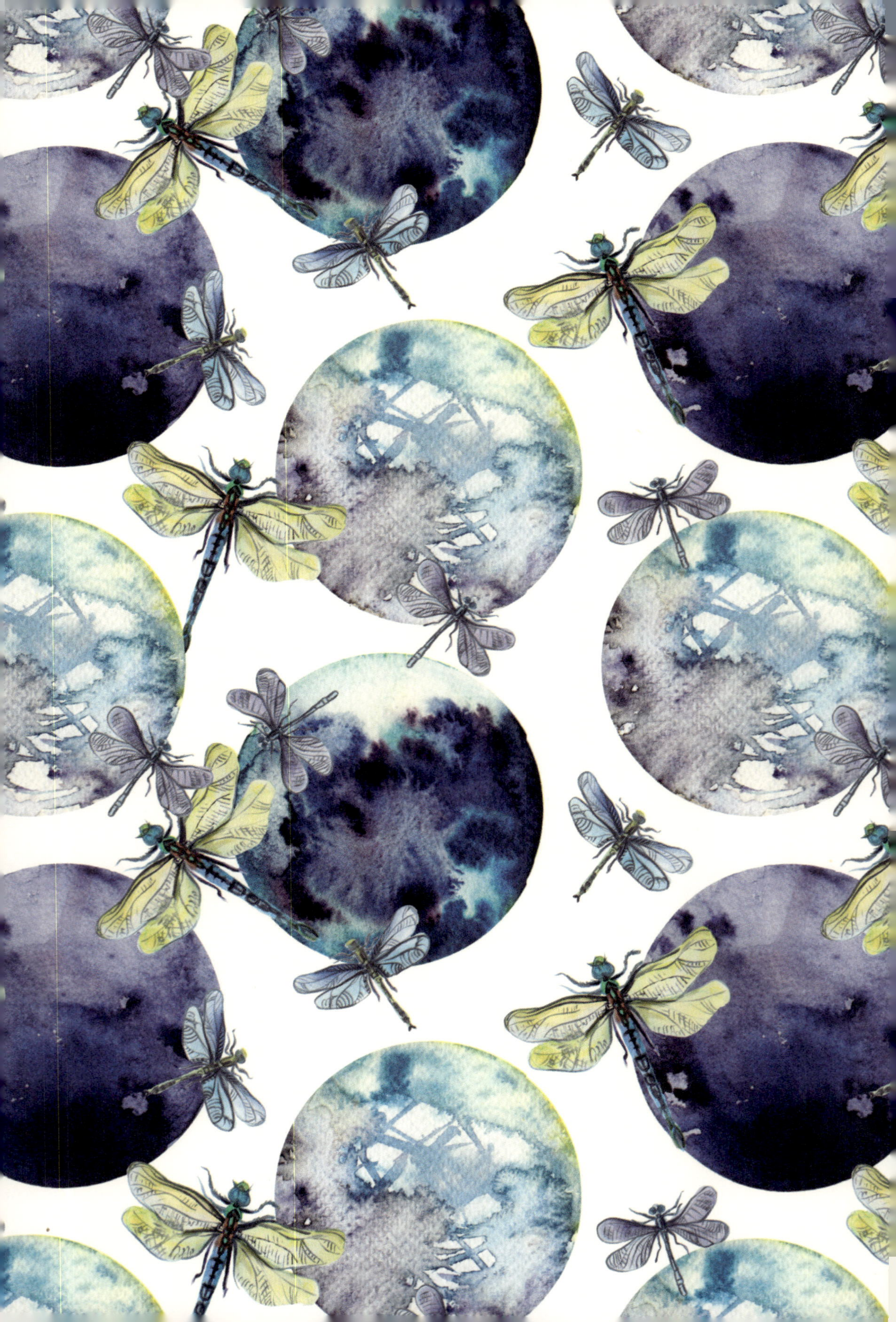

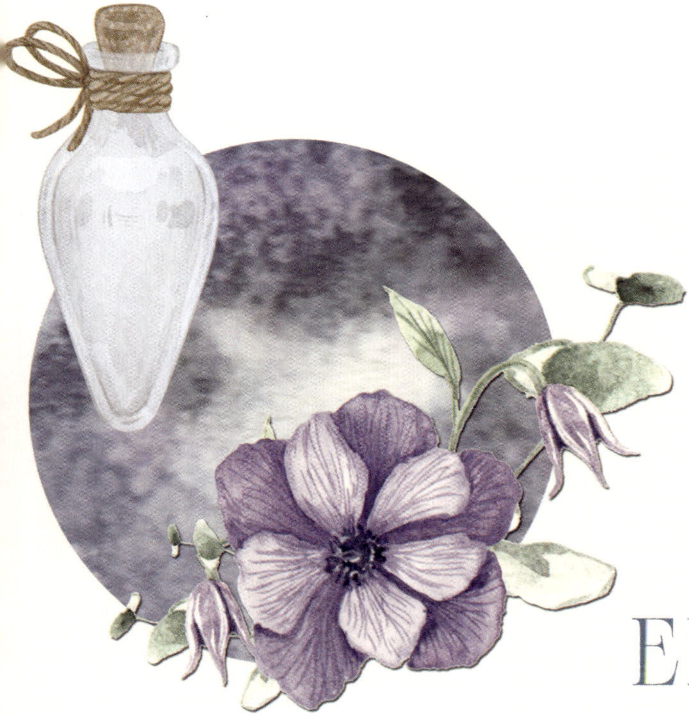

KAPITEL 4:

EIGENEN MONDZAUBER ZUBEREITEN

Es ist die wesentliche Funktion von geistigen Zaubermitteln und daher auch von Mondrezepturen, ihren Beitrag zur Manifestation deiner Ziele und Intentionen zu leisten. Dabei spielt es keine Rolle, ob du Geld, deine Selbstliebe fördern oder einfach nur einen gemütlichen Tag in deinem Zuhause verbringen möchtest. Zwar gibt es Tausende begabte Schöpfer von allen nur erdenklichen Arten von mondmagischen Mischungen, aber niemand kann in dich hineinschlüpfen oder den gleichen tiefen Einblick wie du in deine persönlichen Ziele und Wünsche haben. Du bist ein wunderschöner, komplizierter Mensch, dessen Intentionen sich von einem Mond zum nächsten verändern können. Die selbstständige Zubereitung deiner eigenen Zaubermittel schenkt dir die Freiheit, deine Ritualrezepturen sofort deinen unmittelbaren Bedürfnissen anzupassen.

In diesem Kapitel beschreibe ich den Herstellungsprozess für wunderbare mondinspirierte geistige Zaubermittel. Dabei konzentriere ich mich darauf, deine Sinne anzusprechen, damit es jedes Mal, wenn du eine neue Rezeptur erschaffst, eine einzigartige Erfahrung für dich ist. Am Ende dieses Kapitels wirst du wissen, wie du deine Intentionen klar erkennen und Aromen herstellen kannst, die schön sind und die von dir gewünschten spirituellen Manifestationen deutlich unterstützen. Außerdem erfährst du, wie du etwa durch die Erschaffung eines geheiligten Arbeitsplatzes in die richtige Stimmung kommen kannst, um deine ureigenste Magie zum Vorschein zu bringen.

KLARE INTENTIONEN

Oberflächlich betrachtet ist Manifestieren ziemlich einfach: Denke an das, was du manifestieren willst, fokussiere dich darauf und erlebe, wie es in dein Leben eintritt. Doch sobald du den Gesamtprozess in kleinere Schritte zerlegst, wird dir rasch klar, warum das Manifestieren für die meisten Menschen eine so anspruchsvolle Herausforderung darstellt. Eines der größten Hindernisse ist mangelnde Klarheit. Der Schlüssel zu wirkungsvoller Magie und zur Zaubermittelherstellung ist die deutliche Vision dessen, was du in dein Leben rufen willst. Vielleicht versteht es sich für dich von selbst, dass man vorab wissen muss, was man manifestieren will. Doch was zutage tritt, wenn du die Schichten und Überlagerungen abträgst, kann viel komplizierter sein als eine einfache Motivation oder ein oberflächliches Ziel.

In ihrem Buch *Passion Test: Entdecken Sie Ihre Leidenschaften*, nehmen Janet Bray Attwood und Chris Attwood Bezug auf ein erstaunliches Prinzip, das die Bedeutung von Klarheit beim Manifestieren verdeutlicht. Sie sagen: »Wenn du dir im Klaren darüber bist, was du willst, dann wird es sich in deinem Leben zeigen, aber nur im Maß deiner Klarheit.« Der große Geist wartet immer darauf, dir genau das zu bringen, worum du bittest. Doch wenn deine Wünsche verschwommen und wirr sind, dann ist, was du erhältst, es gleichfalls.

Wenn du mit der Intention antrittst, ein wirkungsvolles, ansprechendes Zaubermittel herzustellen, dann ist es entscheidend, absolute Klarheit zu haben, bevor du mit der Anfertigung beginnst. Im fünften Kapitel beschreibe ich ein Ritual, dass der Fokussierung deines Geistes dient, dich deine Ziele auf einer tieferen Ebene verstehen und die Klarheit finden lässt, die du brauchst, damit deine Rezepturen zweckmäßig, zielgerichtet und erfolgreich sind.

DIE SINNE MOBILISIEREN

Im Idealfall wird die Rezeptur, die du erschaffst, viele Jahre lang dein Ritualpartner sein. Ein gutes Produkt sollte wirken und die Sinne verführen: Ein pflanzliches Parfüm, das du trägst, kann Komplimente hervorrufen, und ein natürlich hergestelltes Vollmondshampoo einiges bewirken. Vorbei sind die Zeiten, da spirituelle Medizin etwas war, was merkwürdig roch oder schrecklich schmeckte. Auf den nachfolgenden Seiten wirst du lernen, deine fünf Sinne wie auch den einen heiligen einzusetzen, um Rezepturen zu erdenken, die du immer wieder verwenden wollen wirst.

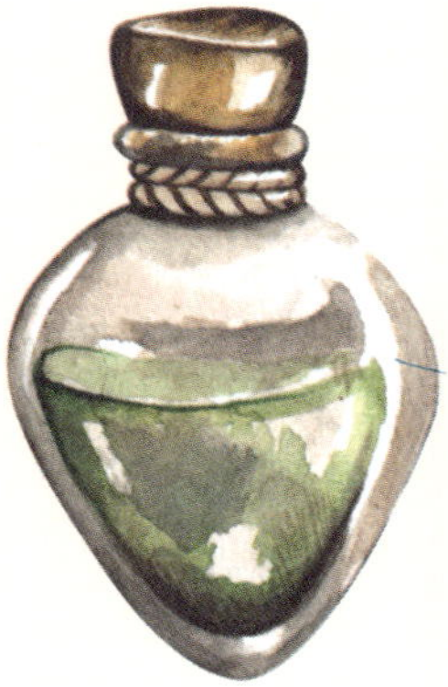

Geruchssinn: Wohlgeruch erschaffen

Düfte sind mir vermutlich im gesamten Herstellungsprozess das Liebste, und tatsächlich kann ich meine Lebensreise fast direkt zu meiner Vorliebe für Aromatherapie und Parfüm zurückverfolgen. Ich finde, dass ein Produkt gut riechen sollte, egal welche Funktion es zu erfüllen hat. Mit ein wenig Achtsamkeit und Übung kannst du durchweg wunderbare Düfte zusammenstellen.

Zu wissen, welche Art Duft dir vorschwebt, ist schon die halbe Miete. Gefällt dir blumiger oder holziger, frischer oder düsterer oder eine Kombination aus mehreren? Kommerzielle Parfüms verbinden in der Regel mehrere Duftprofile miteinander und stellen komplexe Kunstwerke dar, deren Intensität sich mit der Zeit verändert. Deshalb musst du dich aber nicht veranlasst fühlen, Dutzende von Düften zu vermischen, nur um den einen besonderen, einzigartigen zu finden. Parfüms aus zwei oder drei Komponenten können für die Nase ein ebensolcher Genuss sein, und viele meiner Allzeit-Bestseller sind unaufwendige Mischungen. Ich empfehle, bei einem Versandhandel Parfümstreifen zu kaufen. Sie machen es leichter zu riechen, wie zwei oder mehr Düfte miteinander interagieren, bevor man sie tatsächlich mischt.

Es gibt viele verschiedene Wege, die zu magischen Mischungen führen, und ich habe etliche im Laufe der Jahre ausprobiert. Ich konnte feststellen, dass ich meist die am liebsten mag, die ich intuitiv zusammengestellt habe, indem ich einfach auf meine Zutatenliste geschaut und jene ausgewählt habe, zu denen ich mich am meisten hingezogen gefühlt habe. Meine wichtigste Erkenntnis dabei war, so zu üben, dass es Spaß macht. Du stellst deine Mischungen nur für dich zusammen, also musst du dich nicht unter Druck setzen, um etwas Spezielles zu schaffen. Auch dann, wenn du es im Sinn hast, deine Zaubermittel zu verschenken oder zu verkaufen, solltest du Freude an deinen Produkten haben. Der Schaffensprozess gibt dir die Gelegenheit, dich mit den Zutaten zu verbinden und etwas herzustellen, das ganz und gar dein eigenes ist. Im Anschluss folgen die Schritte, mit denen ich unter Verwendung von Parfümstreifen meine Düfte zusammenstelle:

Schritt 1: Erstelle eine Liste der ätherischen Öle, die zu der Intention passen, die dein Produkt repräsentieren soll, und notiere auch, warum du sie wählst. Dann nenne in einer zweiten Liste die deiner Meinung nach geeigneten Duftöle, falls du solche verwenden willst. Den Anfang beim Mischen sollten die ätherischen Öle machen, damit du als erstes die gewünschten Energien »im Kasten« hast. Düfte an sich haben keine energetischen Eigenschaften und sollten lediglich der Harmonisierung der Mischung dienen.

Schritt 2: Schreibe den Namen des entsprechenden Öls auf den Parfümstreifen, jeweils nur einen Namen pro Streifen.

Schritt 3: Tauche den entsprechend bezeichneten Streifen mit dem unbeschriebenen Ende in die Flasche mit dem dazugehörige ätherischen oder Duftöl und lege sie auf eine Oberfläche, die nicht mit den chemischen Stoffen in dem Duft in Wechselwirkung tritt. Ich verwende zu diesem Zweck einen Edelstahltisch. Lege die Streifen weit genug voneinander entfernt aus, damit eventuell auslaufende Öle sich nicht miteinander mischen und sich damit die Düfte gegenseitig verunreinigen.

Schritt 4: Nimm zwei oder mehr Streifen am beschriebenen Ende in die Hand und bilde einen Fächer, dessen obere Enden etwa zwei bis drei Zentimeter voneinander entfernt sind.

Schritt 5: Wedele mit ihm etwa 10 Zentimeter vor deiner Nase und atme ein. Lege jeden Streifen wieder an seinen ursprünglichen Platz zurück auf den Tisch und schreibe deine Beobachtungen auf. Konzentriere dich dabei auf deine erste Wahrnehmung des Dufts und auf mögliche Veränderungen beim Bewegen des Fächers. Gab es möglicherweise einen oder mehrere Streifen, die das ansonsten angenehme Duftbild gestört haben?

Schritt 6: Wiederhole die Schritte 4 und 5, bis du eine für dich erfreuliche Zusammenstellung gefunden hast.

Sehsinn: Eine Stimmung feststellen

Merriam-Webster definiert »Stimmung« als einen bewussten Geisteszustand; als Gefühl ebenso wie als unverwechselbare Atmosphäre. Kurz gesagt, das Aussehen deines Arbeitsplatzes hat einen tiefgreifenden Einfluss auf deine Stimmung und damit auch auf die Energie, die in deine magischen Mischungen einfließt. Die Stimmung, die dein Raum ausstrahlt, kann Romantik oder Verspieltheit, Gemütlichkeit oder Wärme, Unbekümmertheit oder ein Gefühl von Offenheit und frei fließender, klarer Energie hervorrufen.

Der geheiligte Ort, an dem du deine Zaubermittel herstellst, ist dein sicherer Hafen, in den du dich aus der Welt zurückziehen und dein wahres Selbst hervortreten lassen kannst. Deshalb sollte dieser Raum ein Spiegelbild deines wahren Selbst sein: ein Ort, der sich ebenso angenehm und vertraut anfühlt wie die inneren Mechanismen deines Geistes, deines Körpers und deiner Seele. Dieses hohe Niveau von Behagen kannst du erschaffen, indem du dich auf die Schwingungen deines Umfelds konzentrierst, in dem du deine Mischungen zusammenstellst. Welche Gefühle sollen deine Zaubermittel in dir auslösen? Wie kannst du Elemente dieses Gefühls in den Raum einbringen, in dem du arbeitest? Als geführter Mensch, der ich mich zu jedem beliebigen Zeitpunkt immer nach dem richte, was ich in meiner Seele empfinde, liebe ich die Vorstellung, dem natürlichen Rhythmus des Mondes zu folgen, und bringe daher die Energie jeder Mondphase in meinen Arbeitsplatz ein.

Die Basis verändere ich dabei kaum: Die Möblierung und die Farbgebung der Wände bleiben immer gleich. Bestimmte Fotos oder Dekorationsstücke, die ich sehr liebe, schmücken ein Jahr um das andere meinen Raum, aber dennoch mag ich Auffrischung von einer Jahreszeit zur nächsten, von einem Monat zum anderen und sogar von Mondphase zu Mondphase, wenn es praktisch umsetzbar ist. Die Veränderungen müssen nicht dramatisch oder überwältigend sein. Konzentriere dich auf die kleinen Dinge, die sich leicht verändern lassen, etwa auf eine Kerze, die du bei jedem Phasenwechsel austauschst, oder gib zur jeweiligen Mondphase, mit der du gerade arbeitest, das passende ätherische Öl in deinen Aromadiffuser. Du kannst bei der Musikauswahl darauf achten, dass sie die jeweils von dir gewünschte Stimmung fördert.

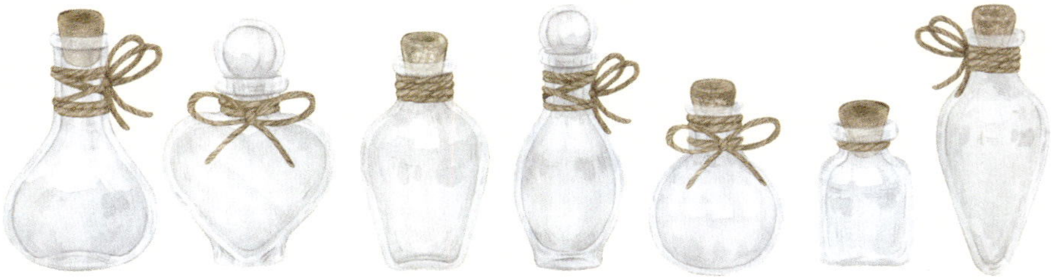

Wenn ich Mondmischungen anfertige, dann mag ich es, wenn mein Arbeitsplatz stimmungsvoll und magisch, aber zugleich auch ein bisschen dunkler ist. Manchmal mische ich sogar im Licht des Vollmonds, doch überwiegend arbeite ich am Tag, was sicherlich auch für dich zutreffen wird. Aber das bedeutet nicht, dass ich nicht auch am Tag nächtliche Energie nutzen kann. Ich tue es, indem ich die Vorhänge zuziehe und überall um mich herum Kerzen aufstelle oder indem ich direkt bei Sonnenuntergang arbeite. Jetzt bist du an der Reihe: Wie willst du dich an deinem Arbeitsplatz fühlen?

Hörsinn: Deine Apothekerstimmung hervorrufen

Musik hat wie alles andere gleichfalls eine Schwingung. Klang kann deine Stimmung verändern und nimmt daher Einfluss auf deinen Schaffensprozess. Falls du eine Mischung herstellen willst, die deine Entspannung fördern soll, dann ist es sinnvoll, entsprechend entspannende Musik bei der Arbeit zu spielen. Das Gleiche gilt natürlich auch für ein belebendes oder motivierendes Zaubermittel: Nutze etwa eine anfeuernde Rede oder ein optimistisches Musikstück. Eine kurze Internetrecherche wird einen Überfluss an passenden Stücken zu Tage fördern.

Auf Seite **299** findest heraus, wie du Zugang zu den Links zu meinen liebsten Videos und Spotify-Playlists erhältst.

Tastsinn: Texturen nutzen

Texturen sind am offensichtlichsten in Lotionen und Cremes, in Peelings und dickflüssigeren Gels und Ölen, aber auch in Sprays und Badesalzen spielen sie eine Rolle, die man nicht übersehen sollte. Alles, was du deiner Mischung beigibst, kann die Beschaffenheit des Endprodukts verändern. Manche Öle wie Rizinus- und Olivenöl sind dickflüssiger als etwa Traubenkern- oder Haselnussöl. Es gibt gröbere und feinere Salze und Zucker, und sogar ätherische Öle verändern oder stören in manchen Fällen die Stabilität einer Mischung. Mach dir deshalb keine Sorgen. Ausprobieren gehört zum Spaß dazu. Aber einige Empfehlungen habe ich doch, um teure Fehler oder die Verschwendung von kostbaren Zutaten zu vermeiden:

- Stelle zunächst kleinere Versuchsproben her, wenn du noch nicht weißt, wie eine Zutat deine magische Mischung beeinflussen wird.
- Ziehe in Betracht, auf Zutaten, die deine Haut reizen, lieber ganz zu verzichten. Leider ist die Wahrscheinlichkeit groß, dass sie auch in einer Mischung oder verdünnt für dich unverträglich sind.
- Mach dir im Vorfeld bewusst, welche Art Produkt du herstellen willst, und welche Textur du dir für diese Mischung wünschst, bevor du etwas hinzufügst. Prüfe die Textur der Zutat in ihrer Rohform, wo dies gefahrlos möglich ist. Passt sie zur Gesamtbeschaffenheit deiner Mischung? Etwa könnte bei der Zugabe von Pflanzenpulver zu einer Lotion eine körnige Textur entstehen, die einer möglicherweise gewünschten cremigen Beschaffenheit nicht entspräche.
- Füge Zutaten nur in kleinen Mengen hinzu und vermische zwischen den Zugaben gründlich. Hinzufügen geht immer, wegnehmen nicht.
- Nutze, um eine bessere Verbindung zu gewährleisten, einen Schneebesen oder eine Gabel.
- Kannst du deine Zutaten aufgießen oder verdünnen, bevor du sie zum Endprodukt gibst? Ätherische Öle etwa können ein Shampoo auflösen und sie in eine wässrig-dünne Flüssigkeit verwandeln. Außerdem bewirken Kräuter, die du einer Rezeptur auf Wasserbasis wie einem Shampoo direkt hinzufügst,

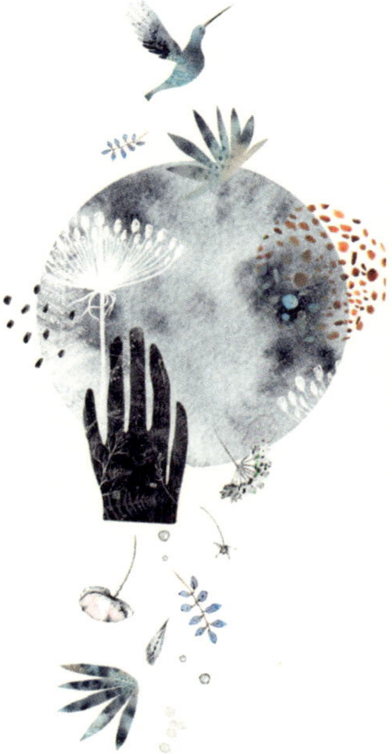

dass dieses zu schimmeln beginnt. Stelle mit Kräutern lieber einen Aufguss her und finde mit kleinen Mengen heraus, ob sich ein ätherisches Öl in einem Trägeröl wie gewünscht auflöst.

- Nutze die Rezepte in diesem Buch als Empfehlung dafür, in welchen Mengen Zutaten gemischt werden sollten.

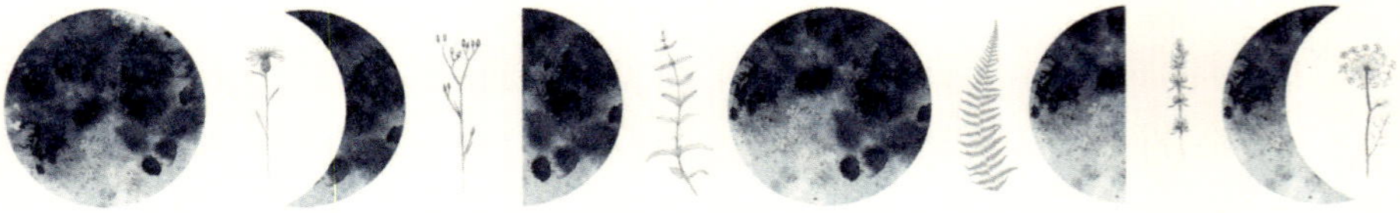

Hier noch ein paar weitere Informationen, die du außerdem im Hinterkopf haben solltest. Lotionen und Cremes sind Emulsionen aus normalerweise nicht mischbaren Flüssigkeiten, die leicht zu destabilisieren sind, insbesondere dann, wenn du sie selbst herstellst. Vorgefertigte, im Geschäft gekaufte Produkte sind stabiler, aber auch sie entmischen sich irgendwann. Wasser, Öle und ätherische Öle können in großzügigen Mengen zu Lotionen und Cremes vermischt werden, wenn das Produkt zwischendurch und nach jedem Schritt immer wieder neu vermischt wird. Dennoch kann ein Zuviel der einen oder anderen Zutat die chemische Struktur einer Emulsion aufbrechen und eine Entmischung von Öl und Wasser verursachen.

Gib niemals Pflanzenbestandteile direkt in eine Lotion, denn der Wassergehalt von Pflanzen begünstigt die Schimmelbildung. Weiche getrocknete Kräuter in Öl ein und nutze dieses in der gewünschten Menge.

Jede Flüssigkeit hat ihr eigenes Gewicht und ihre eigene Textur, und beeinflusst, wie sich etwa ein Spray auf deiner Haut anfühlt. Du wirst vielleicht feststellen, dass bestimmte Alkohole oder Tees eine austrocknende Wirkung haben, während andere der Haut eher Feuchtigkeit spenden.

Geschmackssinn: Magische Gebräue

Sogar deine Getränke sind eine Gelegenheit, um deine Zaubermittelprozeduren um eine mondmagische Schicht zu bereichern. An Neumond könntest du Kamillentee trinken und bei zunehmendem Mond Zimt- oder Ingwertee. An Vollmond solltest du Rosentee und bei Mondfinsternis Pfefferminztee in Betracht ziehen. An den Kapitelanfängen zu den einzelnen Mondphasen im zweiten Teil des Buches findest du immer Angaben zu den passenden Kräutern. Oder du stellst dir einen Vorrat der nachfolgenden Mischung her, die sich für alle deine magischen Mondbrauvorhaben eignet.

Süsser Magiemachertee

- 1 EL getrocknete Hagebutten
- 1 EL gefriergetrocknete Erdbeeren
- 1 TL Ringelblumenblüten
- 1–2 Orangenscheiben
- 600 ml kaltes gefiltertes Wasser

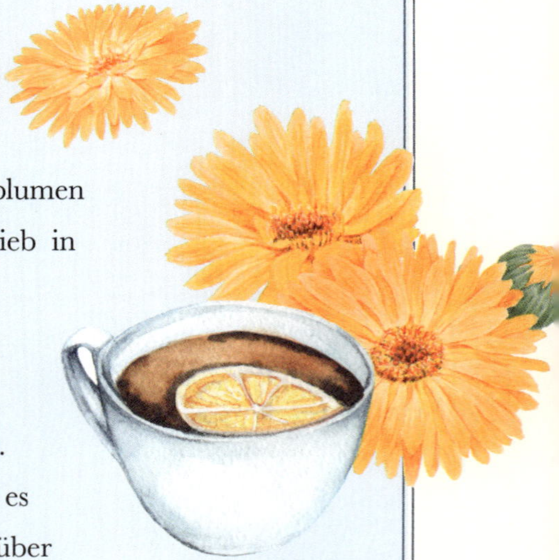

Gib Hagebutten, Erdbeeren, Ringelblumen und Orangenscheiben in einem Teesieb in deine Teekanne. Du kannst die kleineren Zutaten auch in einen großen Teefilterbeutel geben und mit den Orangenscheiben in die Kanne legen. Bringe das Wasser zum Kochen, lass es eine Minute abkühlen, gieße es dann über die Mischung in deiner Kanne und lass den Tee 10 Minuten lang ziehen. Falls gewünscht, mit Honig süßen und genießen.

Geist: Du bist dein eigenes geheiligtes Werkzeug

Der wichtigste »Sinn« für deine Mondmagie bist jedoch du selbst. Mach dir nicht zu viele Sorgen darüber, ob du alles richtig hinbekommst, denn, ob es dir bewusst ist oder nicht, dein höheres Selbst schiebt dich ohnehin in die richtige Richtung, bringt dir die passenden Zutaten zu Bewusstsein und ruft alles herbei, was du brauchst, um deine Pläne erfolgreich umzusetzen. Vertraue auf deine Intuition und wisse, dass Experimentieren zum Prozess dazugehört. Einige meiner beliebtesten Mischungen verdanke ich dem Zufall, und manche innovative Methode entdeckte ich, weil ich irgendetwas durcheinandergebracht hatte. Lass dich von deiner Magie führen und bewahre dir einen offenen Geist, um zu entdecken, wozu du fähig bist, wenn du dir nicht selbst im Weg stehst.

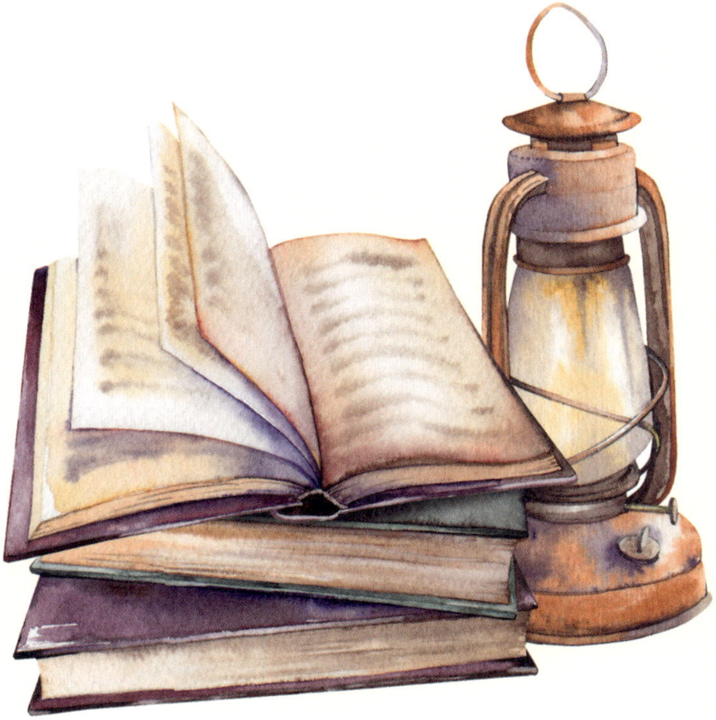

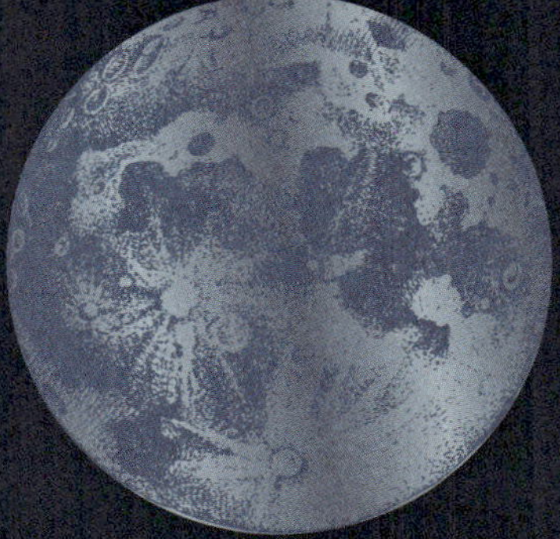

2. TEIL:

MONDREZEPTE

Die in diesem Buch vorgestellten Rezepturen sind meine bewährtesten und liebsten magischen Mondmischungen. Sie stellen eine Kombination aus persönlichen Vorlieben und dem spirituellen Apothekenvorrat dar, den ich im Laufe der Jahre geschaffen habe. Dennoch ermutige ich dich, sie, auch wenn sie wirklich großartig sind, möglichst nur als Basis für deine eigenen Kreationen zu nutzen und Zutaten nach deinem Belieben auszutauschen. In jedem Mondkapitel wirst du auf eine Liste mit Mond-»Entsprechungen« oder Zutaten stoßen, deren Schwingungen gut zu der jeweiligen Mondphase passen. Nutze sie als Ausgangspunkt und ersetze sie durch solche, auf die du in den Rezepten triffst. Ich möchte dich dringend ermutigen, deiner Intuition zu folgen und die Zutaten zu wählen, zu denen du dich hingezogen fühlst. Im Anschluss kannst du deine Auswahl mit der Korrespondenztabelle in Anhang 1 abgleichen.

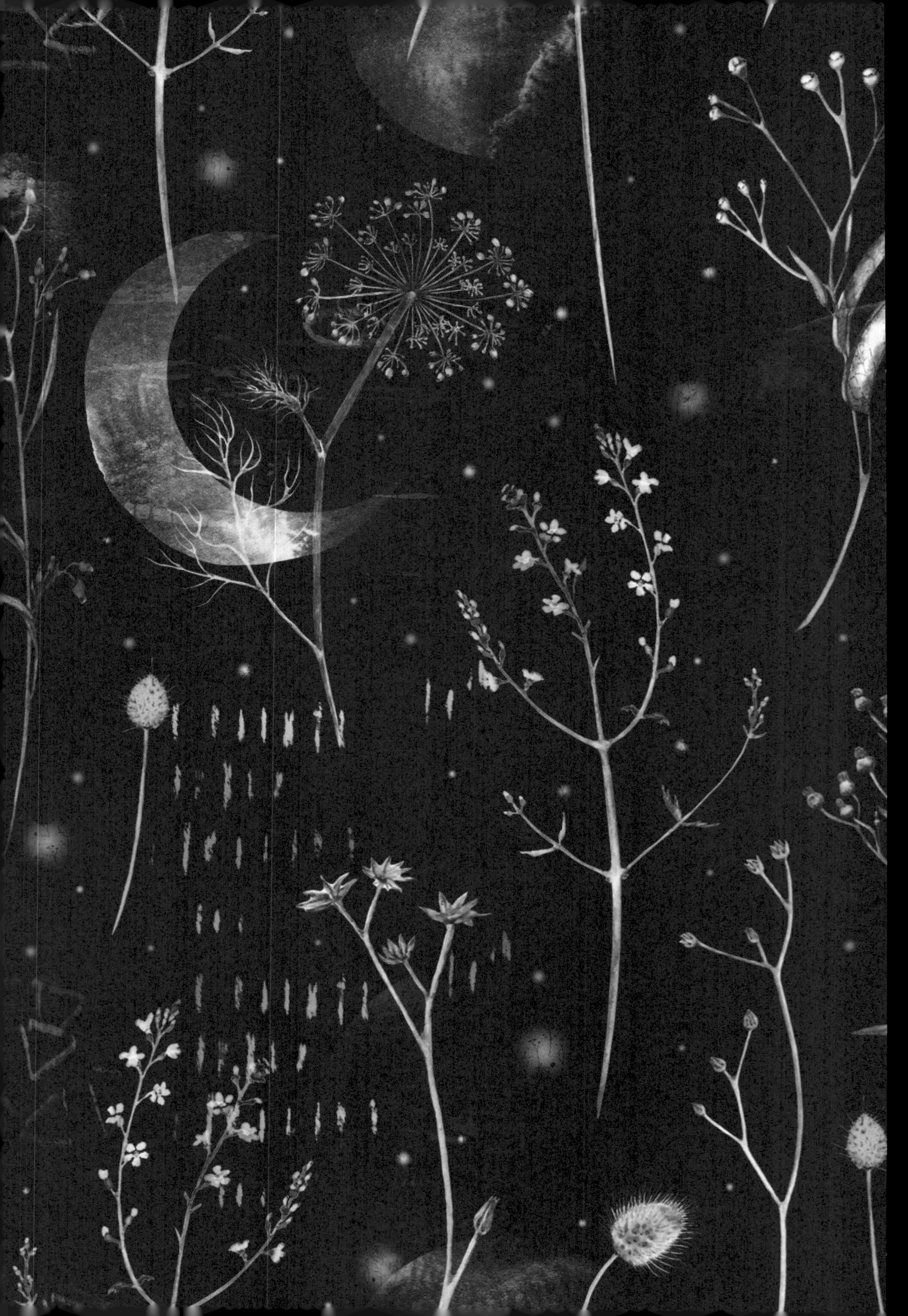

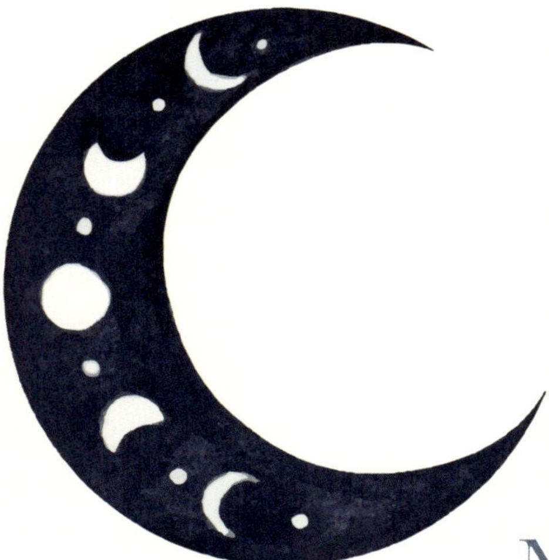

KAPITEL 5:

NEUMOND

Im Neumond wechselt die Energie von abnehmend zu zunehmend. Er steht für Neuanfänge, Wiedergeburt und die dunkle Leere des Potenzials. In dieser Phase ist der Mond am Himmel nicht sichtbar, was sie zur dunkelsten im gesamten Zyklus macht, in der alle Möglichkeiten darauf warten, eingefordert zu werden. Das fehlende Mondlicht steht für eine unbeschriebene Tafel. Es ist dir gestattet, diese Leere mit deinen wildesten Träumen zu füllen. Diese Phase gleicht einem Geist in der Flasche, der darauf wartet, deinen Wunsch zu erfahren. Deshalb wird Neumond mit Wunschträumen und dem Fassen von Vorsätzen assoziiert und mit der Hoffnung, dass sie sich in deinem Leben manifestieren mögen. In diesem Kapitel findest du Rezepte und Rituale, die dir helfen, deine höheren Chakren zu öffnen, um Visionen und Führung durch dein höheres Selbst zu empfangen, wie auch Zaubermittel, die dich unterstützen, solche Visionen anzunehmen und auf ihnen deine Intentionen aufzubauen. Mit ein wenig Mondmagie könntest du tatsächlich auf dem Weg sein, um deine tiefsten Sehnsüchte zu verwirklichen und dein zukünftiges Selbst zu werden.

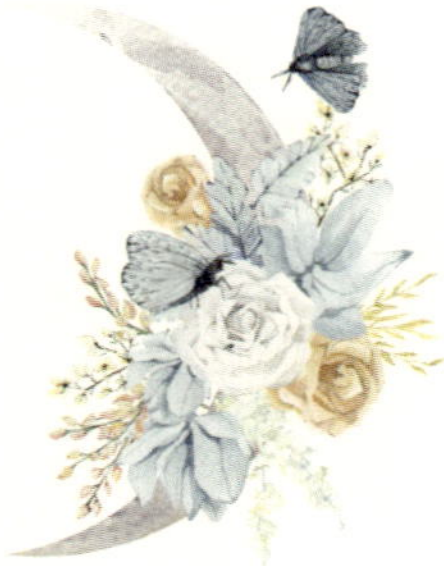

VISION

Bevor du entscheiden kannst, welche Intentionen du verfolgen willst, musst du verstehen, welche Bedeutung deine Wünsche haben. Magie braucht immer Raum für Spontanität und Fluss, aber dem Universum gefällt es, wenn du einen Anfangspunkt anbietest, von dem aus sich alles entwickeln kann. Zeit mit deinem höheren Selbst zu verbringen, ist die beste Methode, um herauszufinden, wohin du dich entwickelst. So findest du Klarheit darüber, worauf sich deine Manifestationen ausrichten sollten. Dein höheres Selbst hat Zugang zum geistigen Reich und folglich zu geistiger Intelligenz und das auf eine Weise, wie es deinem bewussten Verstand niemals möglich sein wird. Dich mit deiner Seele zu verbinden und dir die Frage, »Wohin entwickle ich mich?« zu stellen, öffnet die Tür zu Möglichkeiten, die du vielleicht nicht in Betracht gezogen hast, auch dann nicht, wenn du meist, recht genau zu wissen, was du willst.

INTENTIONEN

Sobald du eine Vision hast, wird es dir viel leichter fallen, dir Klarheit über deine Intentionen zu verschaffen. Es mag verlockend erscheinen, die Wünsche eines ganzen Lebens in einer Mondphase zu verwirklichen, am besten funktioniert es jedoch, wenn du dich immer nur auf eine oder zwei Intentionen konzentrierst. In der Theorie legst du dich bei Neumond auf eine Intention fest, die sich bis zum Vollmond verwirklicht; doch musst du realistisch sein im Hinblick auf die Zeit, die nötig ist, damit sich deine Intention manifestieren kann. Manche Intentionen benötigen mehrere Mondzyklen und die größten Ziele vielleicht sogar mehrere Jahre, insbesondere dann, wenn dir das Manifestieren in der Vergangenheit schwergefallen ist, was aber nicht bedeutet, dass du keine größeren Intentionen mehr entwickeln darfst – Hauptsache, du bringst die nötige Geduld mit.

Blicke nicht auf kleinere Intentionen herab, denn kleine Erfolge festigen dein Selbstvertrauen und deinen Glauben, den du brauchst, um etwas Großes wie ein neues Auto oder 1.000.000 Euro zu manifestieren. Mit etwas Kleinem wie dem Manifestieren von zusätzlichen 100 Euro zu beginnen, stärkt dein Verständnis dafür, was möglich ist. Beim nächsten Mal kannst du es dann mit einer größeren Summe, etwa mit 500 Euro, versuchen. Ganz egal, was du zu manifestieren versuchst, vergiss nicht, dass Manifestieren eine Fertigkeit

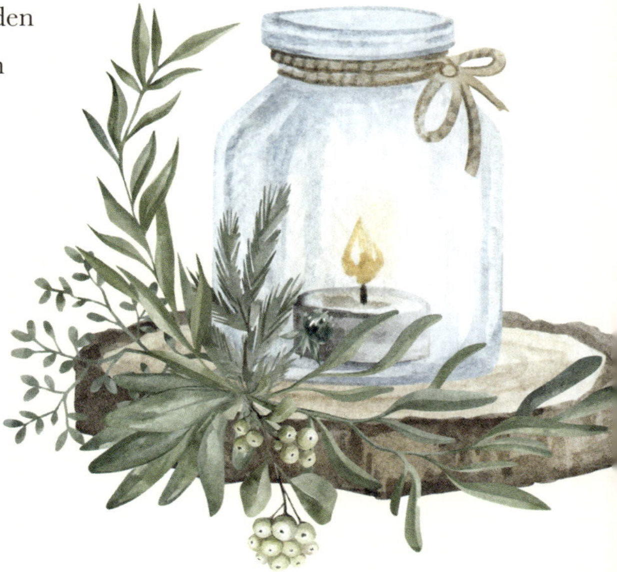

ist, die jeder Mensch erlernen kann, für die allerdings Zeit nötig ist. Gib nicht auf, nur weil die Dinge sich nicht sofort wie gewünscht entwickeln oder weil du meinst, etwas falsch zu machen. Deine Energie wird die Dinge anziehen, die du dir wünschst, wenn der richtige Zeitpunkt gekommen ist. Falls du meinst, nicht mehr richtig auf deine Ziele ausgerichtet zu sein, dann versuche es mit der nachfolgenden Visualisierungstechnik.

VISUALISIERUNG: SICH (WIEDER)AUF DAS ZIEL AUSRICHTEN

Setze dich an einen ruhigen Ort und schließe deine Augen. Hole ein paar Mal tief Luft, um dich zu zentrieren. Sobald du ruhig geworden bist, gestatte deinem Atem, wieder normal zu fließen. Halte die Augen weiterhin geschlossen. Stelle dir vor, dass ein welliger horizontaler Lichtstrom aus deinem dritten Auge entspringt. Er ist deine Schwingung, die deine Wünsche ruft.

Stelle dir einen zweiten ähnlichen Lichtstrom über deinem Kopf vor. Beobachte, wie sich der zweite Lichtstrom über deinem Kopf langsam demjenigen annähert, der aus deinem dritten Auge kommt. Anfangs mag es so scheinen, als bewegten sie sich in unterschiedlichen Geschwindigkeiten. Doch je näher sie einander kommen, umso mehr passen sie sich aneinander an, bis sie sich schließlich verbinden und vor deinem dritten Auge eine einzige Energiewelle bilden. Spüre die Schwingung deiner Energie und der Energie deiner Wünsche, nimm wahr, wie sie ihre Frequenzen aufeinander abstimmen und sich aufeinander ausrichten. Verharre für ein paar Augenblicke in dieser Beobachtung.

Sobald du bereit bis, danke deinen Wünschen dafür, dass sie sich auf deine Schwingung ausgerichtet haben, und öffne deine Augen.

Mein Tipp: Im Bonusmaterial auf Seite 299 erfährst du, wie du Zugang zu einer Tonaufzeichnung dieser Visualisierung findest.

NEUMOND-KORRESPONDENZ

Es folgt eine Liste von Zutaten, die auf Neumondenergie ausgerichtet sind und die du als Ausgangspunkt nutzen kannst, wenn du deine eigenen Rezepturen für die Mondapotheke schaffen willst. Jede Zutat hat ihre eigenen Eigenschaften und bereichert deine magische Mischung um ihre Einzigartigkeit. Beschäftige dich auch mit der Korrespondenztabelle in Anhang 1, um die individuellen Eigenschaften der einzelnen Zutaten kennenzulernen.

ÄTHERISCHE ÖLE	PFLANZEN	KRISTALLE
Bergamotte	Balsam-Tanne	Schwarzer Mondstein
Kamille	Bambus	Schwarzer Obsidian
Zimt	Kamille	Citrin
Zitrone	Zimt	Bergkristall
Myrrhe	Nelke	Himalayasalz
Neroli	Weihrauch	Labradorit
Eichenmoos	Heckenkirsche	Rauchquarz
Opopanax	Tonkabohnen	
Orange		
Patschuli		
Sandelholz		

VISUALISIERUNGSRITUAL FÜR DEIN ZUKÜNFTIGES SELBST

Für mich ist eines der größten Hindernisse beim Erreichen von Zielen das Fehlen von Klarheit und Bestimmtheit. Man hat vielleicht das Ziel, Millionär zu werden, aber überhaupt keine Vorstellung davon, wie man dies erreichen könnte. Natürlich kann man es einfach dem Glück überlassen, aber das Universum reagiert leichter, wenn deine Ziele klar und bestimmt sind.

Dieses Visualisierungsritual ermöglicht dir die Begegnung mit dem Menschen, zu dem du wirst. Nutze dieses dazu, um eine Liste der Ziele zu erstellen, die dein zukünftiges Selbst unterstützen. Versuche, während der Meditation so viele Informationen zu sammeln wie möglich. Stelle Fragen danach, wie du deinen Lebensunterhalt bestreiten wirst, welche Art Menschen dir beim Erreichen deiner Ziele geholfen haben werden und welchen Hindernissen du begegnen wirst. Je mehr Informationen du hast, umso leichter werden dir die nächsten Schritte fallen. Du brauchst:

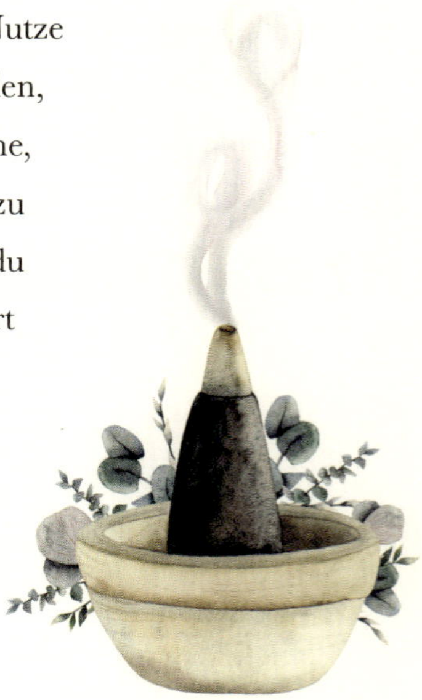

- 2 Räucherstäbchen
- 1 Bergkristall-Einzelspitze oder -Stab
- Gesichtsserum zur Aktivierung des dritten Auges (siehe Seite **86**)
- 1 Gesichtsroller aus Bergkristall oder Amethyst
- Kronenchakra-Haarsalböl (siehe Seite **84**)
- Stift und Papier
- Einen ruhigen Ort für eine 30-minütige Meditation

Schritt 1: Entzünde die Räucherstäbchen und lass sie in einem feuerfesten Räuchergefäß nahe deinem Meditationsplatz abbrennen.

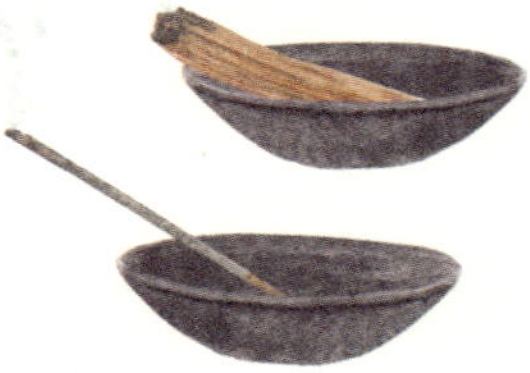

Schritt 2: Lege die Zauberwerkzeuge und -mittel, die du während des Rituals verwenden wirst, vor deinem Meditationsplatz aus, damit sie später leicht zu erreichen sind.

Schritt 3: Ziehe mit der Spitze deines Bergkristalls oder dem Kristallstab einen großen Kreis um dich und deine Zaubermittel, um für Sicherheit zu sorgen und deine Energie anzuheben.

Schritt 4: Verreibe in kreisförmigen Bewegungen im Urzeigersinn das Gesichtsserum zur Aktivierung des dritten Auges auf deinem Gesicht. Dann massiere das Serum unter Verwendung des Gesichtsrollers ein paar Minuten lang ein, wobei du dich insbesondere auf deine Stirn und das dritte Auge zwischen deinen Augenbrauen konzentrierst.

Schritt 5: Massiere eine kleine Menge des Haarsalböls für das Kronenchakra in deine Handflächen und Fingerspitzen. Nimm dir einen Moment, um den Duft des Öls dreimal tief und bewusst einzuatmen, dann massiere damit deine Kopfhaut, insbesondere den Scheitel. Trage mehr Öl auf, falls erforderlich.

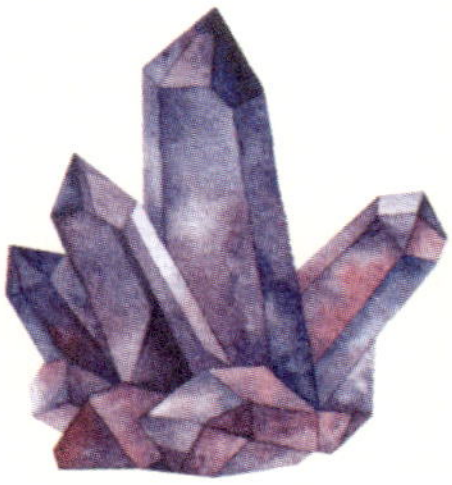

Schritt 6: Schließe die Augen und beginne mit deiner Meditation. (Im Bonusmaterial auf Seite **299** erfährst du, wie du Zugang zu einer Tonaufnahme dieser Meditation erhältst.)

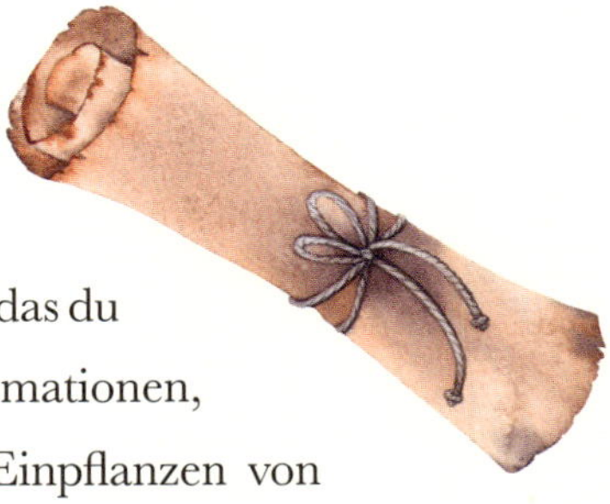

Schritt 7: Schreibe so viel wie möglich von dem auf, an das du dich aus der Meditation erinnerst und nutze diese Informationen, um dich auf deine Intentionen für das Ritual zum Einpflanzen von Intentionen (im nächsten Abschnitt) festzulegen.

RITUAL ZUM EINPFLANZEN VON INTENTIONEN

Dieses Ritual führt alles zusammen, was für erfolgreiches Manifestieren notwendig ist. Du hast die Führung deines zukünftigen Selbst für geistiges Pflanzen, das dich erdet und deinen physischen Körper mit der Erde verbindet. Und natürlich kennst du jetzt deine Intentionen selbst, die deinen Geist und dein Herz mit den erwünschten Ergebnissen zusammenführen.

- Selbst gemachtes Samenpapier (siehe Seite **89**) für die Intentionsbestimmung
- Stift
- Gartenerde
- Pflanztopf mit Entwässerungsloch
- Wasser

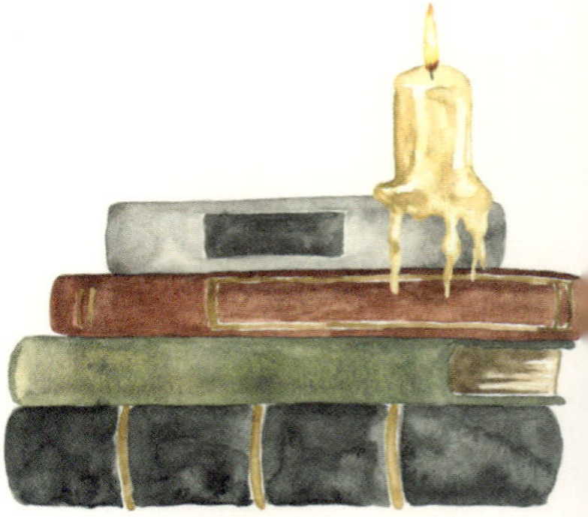

Führe auf jeden Fall das Visualisierungsritual für dein zukünftiges Selbst durch, bevor du mit diesem Ritual beginnst.

Sammle die für das Ritual erforderlichen Materialien zusammen und lege sie an einem Arbeitsplatz aus, an dem du gut sitzen und schreiben kannst. Lies dir noch einmal die

Anweisungen aus dem Visualisierungsritual für dein zukünftiges Selbst durch. Dann schreibe zwei oder drei Intentionen in so vielen Einzelheiten wie möglich auf dein selbst gemachtes Samenpapier auf. Schreibe wenigstens fünf Minuten lang, und noch ein wenig länger, nachdem du bereits aufhören wolltest, denn oft gibt es noch ein wenig mehr zu sagen.

Gib genug Gartenerde in den Blumentopf, um ihn zu drei Vierteln zu füllen, falte das beschriebene Papier und lege es auf die Erde. Bedecke es mit weiteren drei bis fünf Zentimetern Erde und gieße alles gründlich.

Beschrifte den Topf mit dem Datum, an dem du deine Intentionen eingepflanzt hast. Lies auf der Samenpackung nach, an welchem Ort deine Samen am besten keimen und die Pflanzen später gut gedeihen. Kümmere dich weiter um deine Pflanzen und sieh zu, wie deine Intentionen wachsen.

> *Mein Tipp*: Gieße deine wachsenden Pflanzen einmal im Monat oder gleich nach dem Vollmond mit Mondwasser (siehe Seite **40**).

Das Kronenchakra-Haarsalböl zum Aufschliessen der oberen Chakren

Zum ersten Mal fiel mir der Zusammenhang zwischen Schönheitsprodukten und Spiritualität auf, als ich die unbestreitbare Verbindung zwischen Zutaten für das Kronenchakra und Haarpflegeprodukten erkannte. Zahlreiche Pflanzen und Kräuter, die das Kronenchakra stimulieren und öffnen, sorgen zufällig (nur glaube ich eben nicht an Zufälle) auch für Haarwachstum. Es erschien mir eine natürliche Passung zu sein, und ich stelle schon viele Jahre lang Kronenchakra-Shampoo, -Haarspülungen und eben dieses Kronenchakra-Haarsalböl in allen möglichen Variationen her.

Das Öl gibt deinen oberen Chakren und vor allem dem Kronenchakra einen sanften Wink, sich zu öffnen, und gestattet es damit deinem höheren Selbst, mit dir zu kommunizieren und dir deutlichere Führung zuteilwerden zu lassen. Verwende dieses Öl für das Visualisierungsritual für dein zukünftiges Selbst auf Seite **90**.

- 1 EL getrocknete Lavendelblüten
- 1 EL getrockneter blauer Lotus (oder, wenn nicht erhältlich, Rosenblütenblätter)
- 1 TL Gotu-Kola-Pulver
- 240 ml Olivenöl
- 20 Tropfen ätherisches Zedernholzöl
- 20 Tropfen ätherisches Lavendelöl
- 20 Tropfen ätherisches Rosenholzöl
- 1 Amethyst oder Quarz

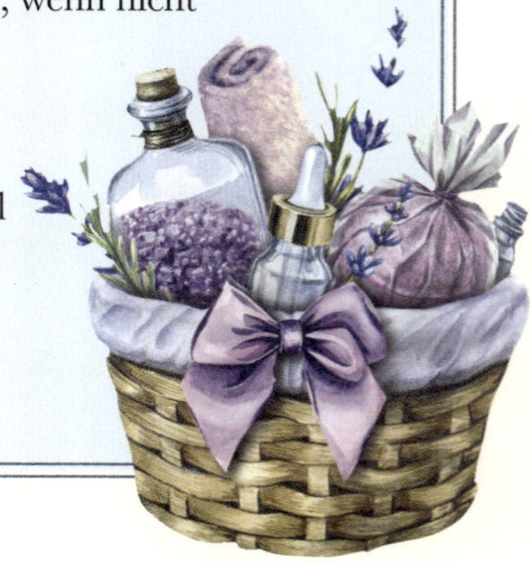

Gib Kräuter und Olivenöl in einen kleinen Topf, verschließe ihn mit einem Deckel und erwärme den Inhalt bei geringer Hitze. Oder aber fülle Kräuter und Öl in ein hitzebeständiges Glas oder einen Messbecher, stelle es dann in einen auf sechs bis acht Zentimeter mit Wasser gefüllten Kochtopf und erwärme den Inhalt so im Wasserbad bei geringer Hitze. Erwärme die Flüssigkeit für ca. eine Stunde und stelle dann die Hitzezufuhr ab. Nach dem Abkühlen gieße das Öl durch ein Sieb, die Kräuter können in den Bio-Abfall. Fülle das Öl in eine passende dunkle Flasche und gib anschließend die ätherischen Öle und den Kristall hinzu. Bewahre die Flasche an einem dunklen Ort auf und schüttle sie gut, bevor du Öl entnimmst.

Für die Anwendung massierst du eine kleine Menge in die Handflächen und Fingerspitzen und anschließend behutsam in deine Kopfhaut ein. Verteile den Rest des Öls über die ganze Länge in deinen Haaren und insbesondere in den Haarspitzen. Nimm noch etwas mehr Öl, wenn es dir nötig scheint. Zuletzt kannst du, wenn du möchtest, das Öl mit Shampoo ausspülen.

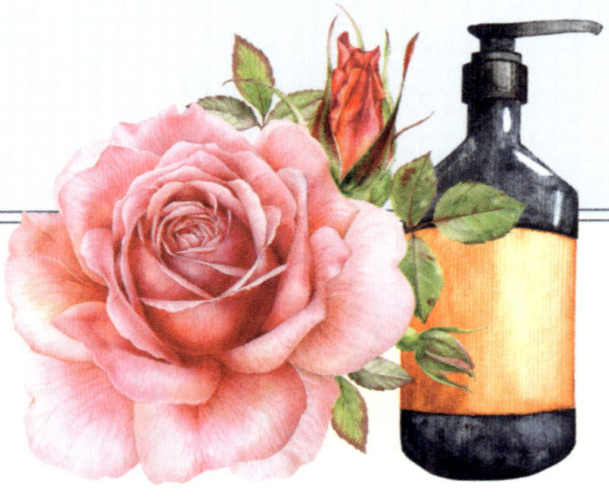

Gesichtsserum zur Aktivierung des dritten Auges

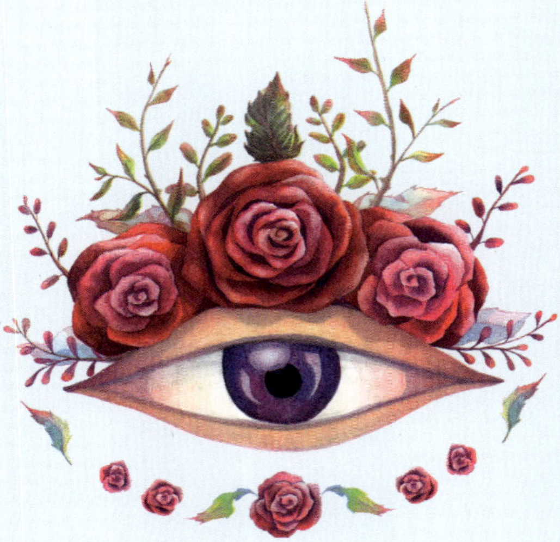

Wie zwischen Anwendungen für das Kronenchakra und die Haare gibt es gleichfalls eine Verbindung zwischen Zutaten für das dritte Auge und das Gesicht sowie die Nebenhöhlen. Die ätherischen Öle, die in dieser Rezeptur Verwendung finden, wirken ausgleichend auf die Haut, öffnen aber auch dein Drittes-Auge-Chakra, damit du Zugang zu stärkerer Intuition, Visionen und spirituellen Einsichten erhältst. Manchmal verreibe ich vor der Meditation ein paar Tropfen der Mischung in meinem Gesicht und verteile sie dann mit dem Amethyst-Gesichtsroller, wobei ich mich auf den Bereich des dritten Auges zwischen meinen Augenbrauen konzentriere. Verwende das Öl für das Visualisierungsritual für dein zukünftiges Selbst auf Seite **90**.

- 8 Tropfen ätherisches Sandelholzöl
- 7 Tropfen ätherisches Karottensamenöl
- 5 Tropfen ätherisches Rosenblütenöl
- 2 Tropfen ätherisches Muskatellersalbeiöl
- Optional: 1 sehr kleiner Amethyst
- 2 EL Jojobaöl
- 2 EL Walnussöl
- 1 TL Mandelöl
- 1 TL Vitamin-E-Öl

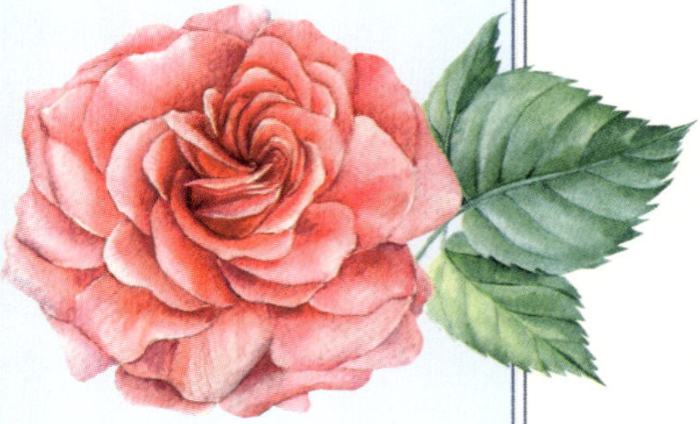

Tropfe die ätherischen Öle in eine dunkle 60-Milliliter-Flasche, deren Öffnung groß genug ist, um den Edelstein aufzunehmen. Gib den Amethyst in die Flasche, anschließend die angegebenen Basisöle und verschüttele alles sorgfältig miteinander. Gestatte es den Ölen, sich wenigstens 24 Stunden miteinander zu verbinden, und vergiss nicht, gründlich zu schütteln, bevor du die Mischung anwendest.

Schon mit kleinen Mengen dieses Öls erreicht man viel. Massiere ein paar Tropfen kreisförmig im Uhrzeigersinn in deine Gesichtshaut ein. Widme dich dabei insbesondere dem Bereich deines Drittes-Auge-Chakras.

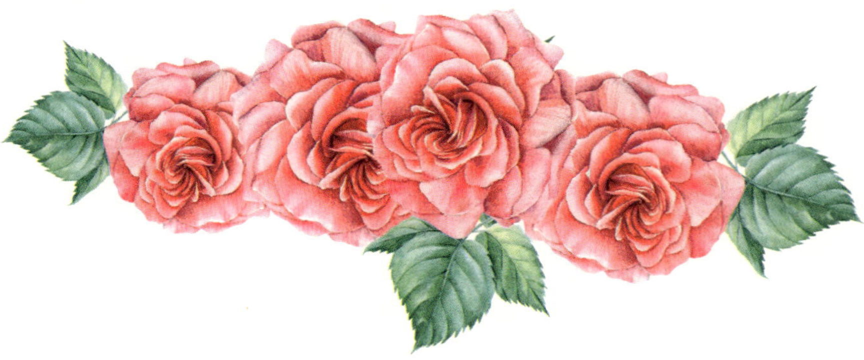

Duftende Räucherstäbchen

Ich mag Räucherstäbchen wirklich sehr gerne, aber manchmal sind mir die im Handel erhältlichen Exemplare zu stark. Außerdem erfolgt ihre Herstellung häufig mit giftigen synthetischen Duftölen, die keinerlei spirituelle Eigenschaften haben. Es ist sehr leicht, selbst Räucherstäbchen herzustellen: Die Zutaten kann man einfach online bestellen und die Wahl der zu verwendenden ätherischen Öle obliegt dir selbst und deinen Intentionen.

- 1 EL eines ätherischen Neumondöls oder von Ölen deiner Wahl
- 2 EL Dipropylenglycol
- 15 geruchslose Räucherstäbchen

Vermenge die Mischung aus ätherischen Ölen mit dem Dipropylenglycol und gieße alles in eine flache Schale, die groß genug ist, um die Räucherstäbchen in ihrer ganzen Länge aufzunehmen, oder in eine entsprechend hohe Flasche. Tauche jeden einzelnen Stab in die Flüssigkeit und drehe ihn hin und her, bis er sich vollgesogen hat.

Entnimm den Stab aus der Duftmischung und lass ihn 24 Stunden auf einem Trockengestell trocknen. Zur Anwendung entzünde die Spitze und lass sie 30 Sekunden lang brennen. Dann bläst du die Flamme aus, steckst den Stab in einen feuerfesten Räucherwerkschale und lässt ihn ganz herunterglimmen.

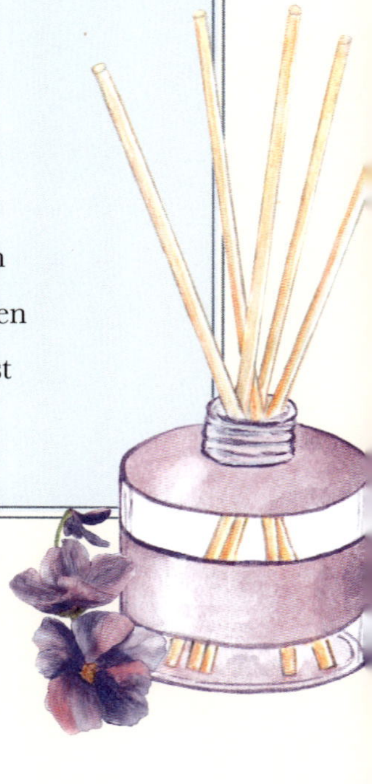

> *Mein Tipp*: Alternativ kannst du auf die gleiche Weise mit duftfreien Räucherkegeln verfahren.

Es ist möglich, die ätherischen Öle durch synthetische Duftöle zu ersetzen. Sie haben zwar keine spirituellen Eigenschaften, aber sie verschaffen dir dennoch ein wundervolles Dufterlebnis.

SELBST GEMACHTES SAMENPAPIER FÜR DIE INTENTIONSBESTIMMUNG

Papier selbst herzustellen, macht Spaß und ist leichter als du meinst. Meine Intentionen »einzupflanzen«, ist eine meiner Lieblingsbeschäftigungen, denn es verlangt Liebe und Fürsorge, um sicherzugehen, dass »die Pflanze« wächst. Jedes Mal, wenn du dich um deine Pflanze kümmerst, bestätigst du deine Intentionen. Außerdem kannst du Samen von Pflanzen wählen, die mit deinen Intentionen übereinstimmen. Du brauchst:

- Umweltfreundliches Recyclingpapier
- Warmes Wasser
- Samen
- 2 Handtücher oder Flanellstoff
- 1 trockener Schwamm

Zerreiße das Papier in kleine Schnipsel (ich verwende einen Aktenvernichter und fülle einen Mixer bis zur Hälfte damit). Gieße so viel warmes Wasser darauf, bis die Befüllgrenze erreicht ist. Setze den Deckel auf und mixe für 10 bis 20 Sekunden bei niedriger Geschwindigkeit. Erhöhe die Geschwindigkeit und mixe weitere 30 bis 60 Sekunden. Das Papier sollte danach vollständig zu Brei verarbeitet sein, doch um sicherzugehen, kannst du mehrmals weitere 30 Sekunden mixen, bis keine Papierschnipsel mehr zu erkennen sind.

Schütte jetzt die Samen in den Brei und vermische beides mit einem Löffel. Jetzt darfst du nicht mehr den Mixer verwenden, weil er die Samen beschädigen würde, die dann nicht mehr keimen könnten. Gib die Mischung in ein engmaschiges Sieb, damit so viel Flüssigkeit wie möglich abfließt, und drücke sie mit einem Löffel aus.

Breite das Handtuch so flach wie möglich aus und verteile den Brei mit dem Löffel gleichmäßig darauf. Verwende einen Löffel oder Spatel, um die Mischung in die gewünschte Form zu bringen und so dünn wie möglich zu verteilen. Je dicker die Schicht ist, umso dicker wird später das Papier. Verwende deinen trockenen Schwamm, um das Papier weiter zu glätten und überschüssige Flüssigkeit aufzusaugen. Setze den Prozess des Hinzufügens und Ausbreitens auf dem Tuch fort, bis der gesamte Brei aufgebraucht ist.

Lass die auf diese Weise hergestellten Blätter an der Oberseite trocknen. Lege sie dann umgedreht auf ein frisches Tuch, um der anderen Seite ebenfalls die Feuchtigkeit zu entziehen. Lass beide Seiten vollständig trocknen, dann verwende die Blätter, wie du auch Papier verwenden würdest oder in dem bereits beschriebenen Ritual zum Einpflanzen von Intentionen.

Es ist auch möglich, die Blätter zu bedrucken, aber achte darauf, umweltfreundliche Farben zu verwenden, insbesondere dann, wenn du Samen für essbare Pflanzen verwendet hast. Die essbaren Pflanzen sollen ja keine Gifte aufnehmen. Gleiches gilt natürlich auch für das Papier, aus dem du den Papierbrei anfertigst.

Mein Tipp: Fertige zusätzliche Blätter an, um sie bei Bedarf vorrätig zu haben oder um sie für dein Visionboard zu verwenden (siehe Seite **102**).

Basis-Neumondbadezusatz

Dieser Badezusatz ist eine großartige Basis für dein nächstes Neumond-Baderitual und kann frei an deine Bedürfnisse angepasst werden. Allerdings solltest du die Mischung spätestens eine Woche vor Neumond ansetzen, damit sich die Bestandteile verbinden und ihre Magie tiefer entfalten können. Das Rezept ergibt ausreichend Zusatz für vier bis acht Bäder, je nachdem, wie großzügig du es verwendest, und es wird dir also eine Weile zur Verfügung stehen.

- 480 ml Alkohol (siehe nachfolgende Anmerkungen)
- 1 TL Vanilleextrakt
- 5 Tropfen ätherisches Petitgrainöl
- 2 Tropfen ätherisches Patschuliöl
- 2 Tropfen ätherisches Kamillenöl
- 1 Tropfen ätherisches Vetiveröl
- 1 EL Trägeröl (siehe nachfolgende Anmerkungen)

- 1 Bergkristall
- Schwarze oder blaue Kerzen bei der Herstellung an deinem magischen Arbeitsplatz oder während deines Bads im Badezimmer

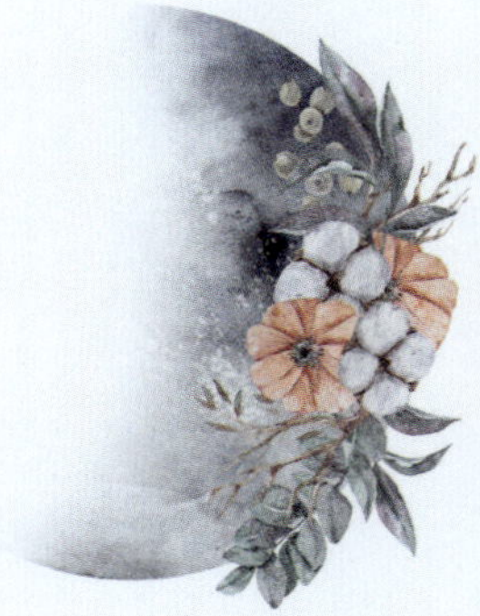

Gieße alle Zutaten in eine dunkle Flasche, die ausreichend groß ist, um die Mischung aufzunehmen, und lege ein oder zwei Stücke Bergkristall hinein. Verschließe den Behälter gut mit dem dazugehörigen Deckel und schüttele ihn vorsichtig, um gute Vermischung zu gewährleisten. Gestatte es dem Inhalt, sich etwa 7 Tage lang in einem dunklen Schrank bei gelegentlichem Schütteln zu verbinden.

Mein-Tipp: Alkohol eignet sich gut, um die Haut zu entschuppen und weicher zu machen, auch wenn er wegen der Kosten oft nicht in Betracht gezogen wird. Du musst keinen teuren Alkohol kaufen, ein billiges Produkt erfüllt den Zweck genauso gut.

Anmerkung: Jede Art trinkbarer Alkohol reicht aus, doch meine persönliche Vorliebe gilt Brandy, weil er eine Extralage Duft hinzufügt. Auch Rum empfinde ich als schöne Ergänzung, aber auch Whiskey, Wodka, Gin, Tequila und sogar Wein oder Liköre sind geeignet. Bei Wein musst du dir allerdings klarmachen, dass er die Wanne verfärben kann. Falls du Alkohol nicht verwenden magst, geht auch Essig. Ich bevorzuge Weißweinessig, aber vielleicht möchtest du dich auch ein wenig mit Champagneressig verwöhnen.

Pflanzenöle haben metaphysische Eigenschaften ebenso wie Kristalle und Öle. Ich wechsle gerne zwischen Trägerölen, sobald eine Mischung aufgebraucht ist und ich mir einen neuen Vorrat anlegen muss. Olivenöl ist ideal, wenn man Reichtum anstrebt, Sonnenblumenöl fördert wie kein zweites eine positive Lebenseinstellung und Glück. Traubenkernöl ist mit Bergkristall vergleichbar, denn es kann auf eine bestimmte Intention hin programmiert werden und ist daher eine gute Wahl, wenn mehrere Intentionen bedacht werden sollen.

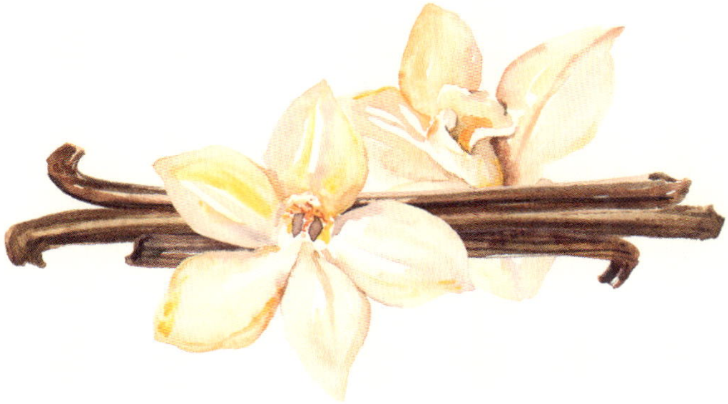

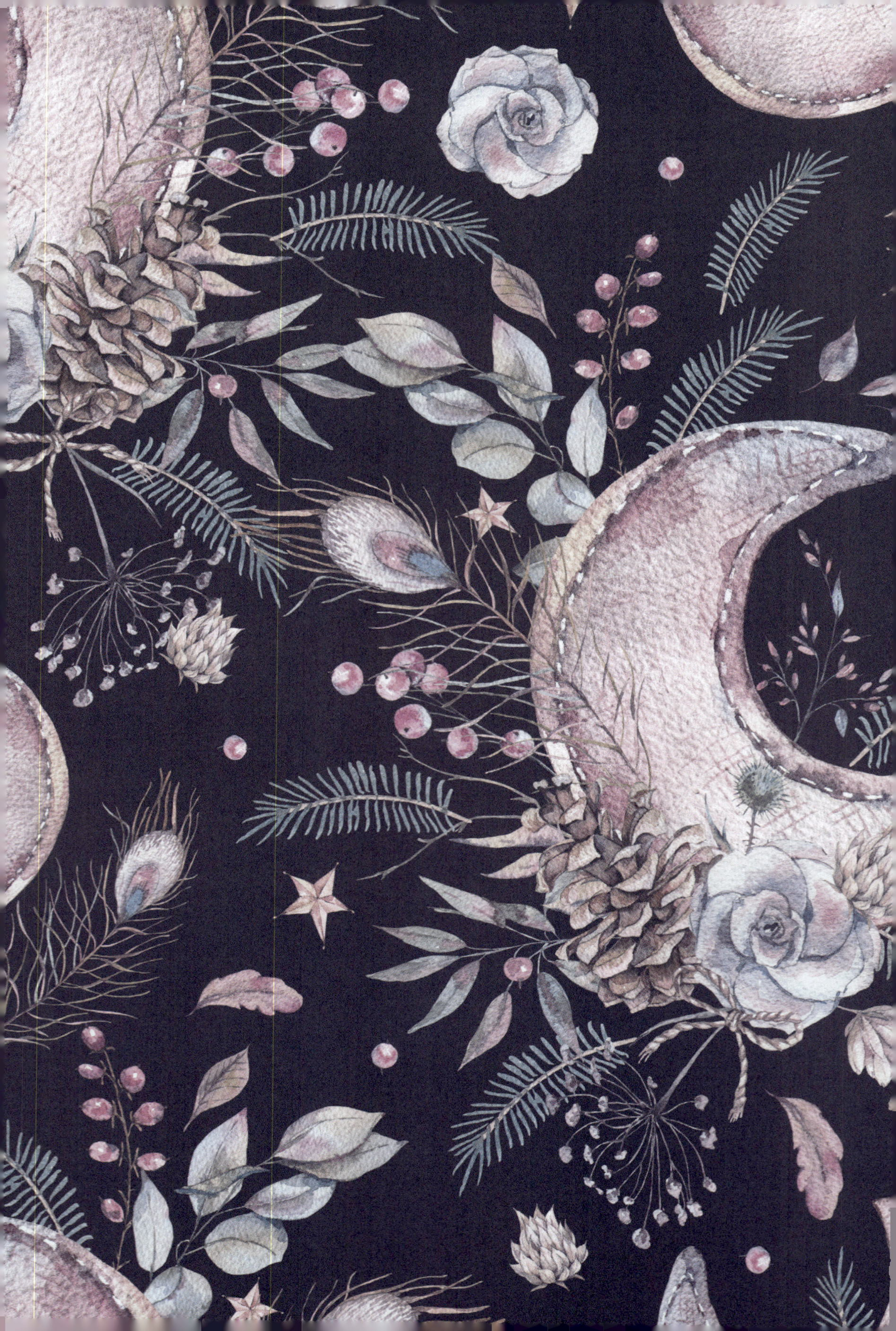

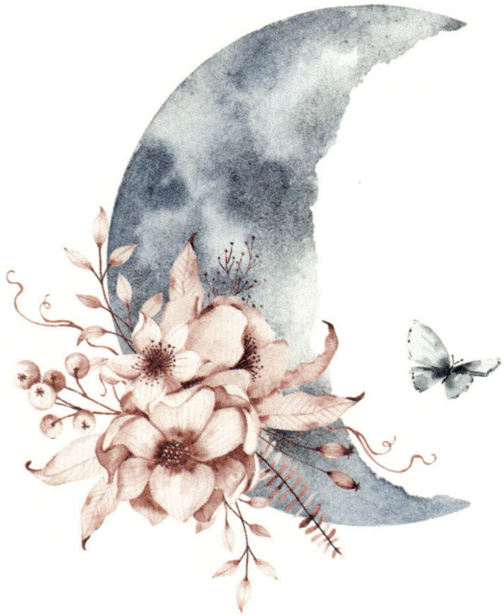

KAPITEL 6:

ZUNEHMENDE MONDSICHEL

Die zunehmende Mondsichel steht für einen kleinen Schritt nach vorn. Wenn du deinen Blick in dieser Phase in den Himmel richtest, dann nimmst du die schmale Silbersichel des Mondes wahr, die eben genug Licht abstrahlt, um sichtbar zu sein. Ihr Zunehmen mag minimal sein, doch du weißt, dass sie sich mit der Zeit zu einem vollen Abbild lunarer Energie auswachsen wird. Indem du in kleinen Schritten vorangehst, bringst du dein Vertrauen in die Erfüllung deiner Wünsche und in die Fähigkeit des Universums, sie wahr zu machen, zum Ausdruck.

PLANEN

Nach der klaren Benennung einer Intention folgt der nächste natürliche Schritt, in dem ein Plan entwickelt wird, um den Wunsch in seine physische Form zu bringen. Das Universum wird den größten Teil der Arbeit übernehmen, aber vergiss nicht, dass du in der Realisierung deiner Pläne eine entscheidende Rolle spielst, und dabei ist es unwichtig, ob es sich um die Recherche deiner beruflichen Möglichkeiten handelt oder eine Einkaufsliste für die Verwirklichung deines Hobbys, ob du dich im Aufnehmen von Selfies üben willst, um genug Material für eine Dating-Seite zu haben, oder ob du einem Freund gegenüber einen Wunsch laut äußern willst. Um voranzukommen, geht es in den seltensten Fällen um Geld. Viel öfter sind es genau die kleinen, kostenlosen Dinge, in die zu investieren uns am schwersten fällt.

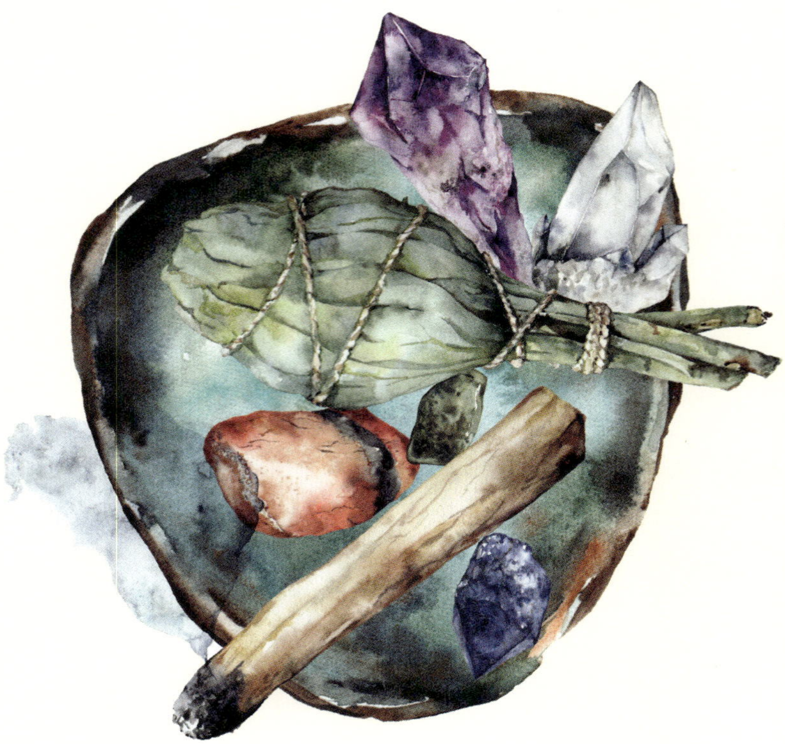

KORRESPONDENZEN DER ZUNEHMENDEN MONDSICHEL

Im Anschluss folgt eine Liste von Zutaten, die auf die Energie der zunehmenden Mondsichel ausgerichtet sind und die du als Ausgangspunkt nutzen kannst, wenn du deine eigenen Rezepturen für die Mondapotheke schaffen willst. Jede Zutat hat ihre typischen individuellen Eigenschaften und bereichert deine magische Mischung um ihre Einzigartigkeit. Beschäftige dich auch mit der Korrespondenztabelle in Anhang 1, um die speziellen Eigenschaften der einzelnen Zutaten kennenzulernen.

ÄTHERISCHE ÖLE	PFLANZEN	KRISTALLE
Anis	Eiche	Grüner Aventurin
Beifuß	Fingerkraut	Karneol
Benzoe	Holunderblüten und -beeren	Moosachat
Eichenmoos	Milchfleckdistel	
Engelwurz	Pfirsich	
Geranie	Salbei	
Muskatellersalbei	Sonnenblume	
Palmarosa		
Pfefferminze		
Teebaum		
Thymian		
Wacholder		
Zitronenmelisse		

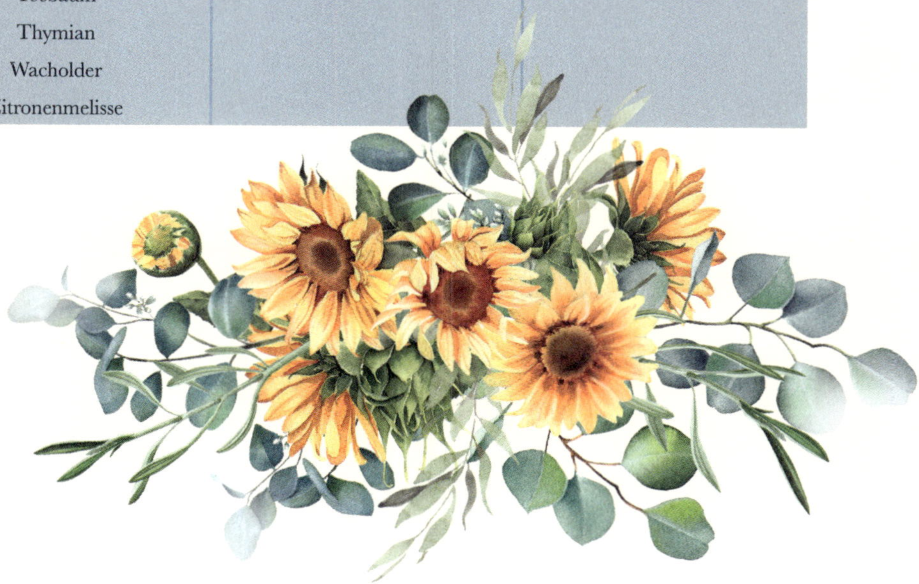

Tee aus Ingwer, Limone und roten Blüten

Ich mache mir jede Menge Sorgen, wenn ich die Umsetzung eines Vorhabens angehe, und ich bin sicher, du hast selbst genug Erfahrung mit Zweifeln, Ängsten und Frustration. Diese Teemischung wirkt beruhigend, und alle Zutaten korrespondieren mit den Energien von Erfolg, Selbstvertrauen und spiritueller Kraft. Ich mache mir gerne eine Tasse davon, wenn ich mit dem Visionboard arbeite.

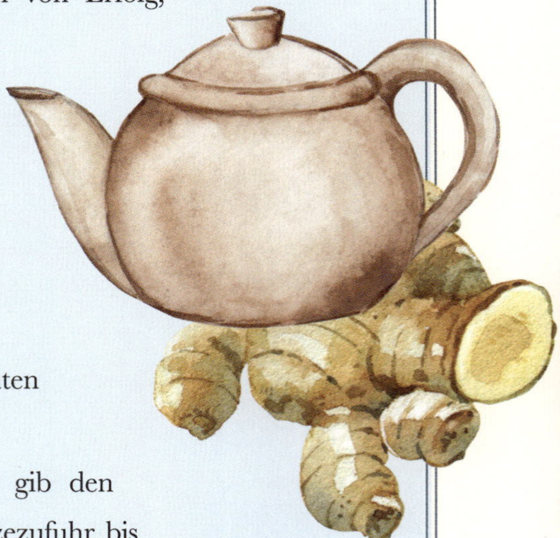

- 240 ml kaltes Wasser
- 1 Stück Ingwer, 2,5 cm, in Scheiben geschnitten
- 1 TL getrocknete Rotkleeblüten
- 1–2 Scheiben Limette

Bringe das Wasser zum Kochen, gib den Ingwer hinzu und reduziere die Hitzezufuhr, bis die Mischung nur noch siedet, und lass sie zehn Minuten ziehen. Fülle die Rotkleeblüten in einen Teebeutel und gibt ihn zusammen mit den Limettenscheiben in einen Teebecher. Übergieße die Zutaten mit dem köchelnden Ingwerwasser und lass den Tee weitere 10 Minuten ziehen, bevor du ihn noch warm genießt.

Mein Tipp: Diese Mischung kannst du in Form von Sirup auch als Basis für ein Erfrischungsgetränk nutzen. Mische Wasser und Zucker im gleichen Verhältnis in einem Topf. Gib die Zutaten hinzu, koche alles auf, bis sich der Zucker vollständig aufgelöst hat, und lass es anschließend abkühlen. Gib 30 bis 60 Milliliter in ein Glas und fülle es entweder mit neutralem oder aromatisiertem Mineralwasser auf. Mir schmeckt Maracuja oder Limette am besten.

KRÄUTER ZUM VERRÄUCHERN WÄHREND DES PLANENS

Im Anschluss findest du eine Auswahl an Kräutern und Harzen, die du beim Planen oder der Arbeit mit dem Visionboard als Räucherwerk verbrennen kannst. All diese Zutaten tragen die Energie von Erfolg in sich oder helfen dir, die Ängste zu reduzieren, die manchmal entstehen, wenn man sich an ein großes Projekt wagt.

- Lorbeer
- Benzoe
- Kamille
- Zimt
- Ingwer
- Heckenkirsche
- Zitronenmelisse

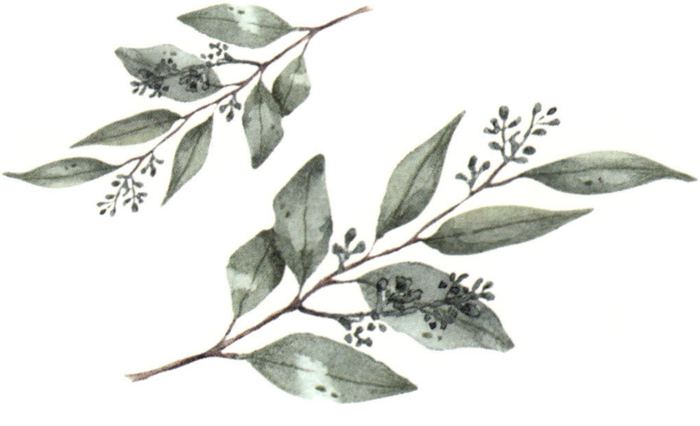

- Senfsamen
- Kiefernharz

Zünde eine Schnellzünder-Holzkohletablette auf einer feuerfesten Unterlage in einem gut belüfteten Raum an und warte, bis die Funken über die Tablette gewandert sind und sie gleichmäßig glüht. Gib den gewünschten Räucherstoff auf die glühende Kohle; sobald er brennt, wird er seinen Rauch und Duft entwickeln. Wenn gewünscht, lege Kräuter oder Harz nach, wenn du den Rauch neu beleben willst.

Mein Tipp: Wähle dein Räucherwerk ausschließlich auf der Basis deiner Intuition und ohne zuvor seine Bedeutung oder seine spirituellen Eigenschaften zu ermitteln. Widme dich deiner Planung und informiere dich erst, wenn du damit fertig bist über die Wirkweise der gewählten Stoffe. Stelle fest, ob sie mit deinen Intentionen korrespondieren.

DAS PERFEKTE VISIONBOARD

Vor ein paar Jahren unternahm ich mit einer Freundin einen Wochenendausflug, um ein Visionboard für das neue Jahr zu gestalten. Es überraschte mich, aber sie beschäftigte sich zum ersten Mal aktiv mit dem Thema, obwohl ich sie schon seit fast einem Jahrzehnt als Zugehörige zur spirituellen Gemeinschaft kannte. Sie erklärte, dass sie nicht genau wisse, was ein Visionboard sein oder wie man es anfertigen sollte, deshalb habe ich mich natürlich gefragt, wie vielen Menschen es ähnlich gehen könnte. Ich befragte Bekannte nach ihren Erfahrungen und ob sie

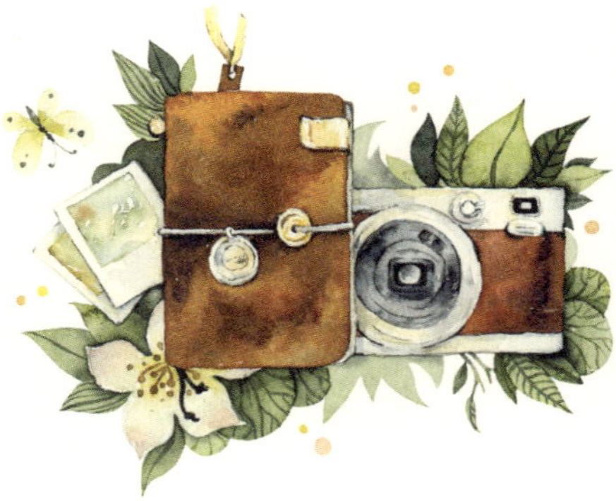

meinten, damit etwas zu bewirken, insbesondere im Einzelfall. Tatsächlich hatten viele bereits das eine oder andere Mal mit Visionboards experimentiert, aber nicht gefunden, dass sie damit Einfluss auf ihr Manifestieren hatten nehmen können.
Das überraschte mich, weil meine Visionboards immer auf irgendeine Weise zu meinem Manifestieren beitragen, vielleicht nicht in allen Details, aber auf jeden Fall in den meisten. Ich gebe zu, dass anfängliche Versuche erfolglos waren, aber der Hauptgrund hierfür war wohl, dass ich keine Liste der Wünsche hatte, deren Erfüllung ich mir durch mein Visionboard erhoffte. Ich suchte nach Abbildungen, ohne genau zu wissen, was ich eigentlich wollte, und endete schließlich mit einem Sammelsurium an Dingen, die mir eigentlich gar nichts bedeuteten. Die zweitwichtigste Ursache für mein Scheitern war wohl, ich nicht mehrere verschiedene Ziele auswählte, sondern nur die ganz großen Visionen, deren Verwirklichung echte Quantensprünge verlangten. Wie du im Verlauf des Kapitels noch feststellen wirst, ist es hilfreich, ein oder zwei große Ziele zu haben. Aber tatsächlich förderst du dein Selbstbewusstsein, wenn du außerdem eine Reihe leichter zu erreichende Vorhaben verfolgst. Stelle es dir wie ein Manifestationssparbuch vor: Du kannst vielleicht nicht gleich große Summen einzahlen, aber mit der Zeit kannst du dennoch etwas ansparen. Das Gleiche gilt für das Manifestieren: Möglicherweise kannst du deine großen Ziele nicht vom Start weg erreichen, doch kannst du deine Manifestationsfähigkeiten erweitern. Letztendlich sei gesagt, bessere Visionboards erreicht man durch Gewahrsein und etwas Planung. Ich fertige nun schon seit etlichen Jahren Visionboards an, und im Laufe der Zeit habe ich einige gute Kniffe gefunden, die über die Hinweise hinausgehen, die ich hier bereits mitgeteilt habe, und die ich deshalb jetzt mit dir teilen möchte.

WAS IST EIN VISIONBOARD?

Stelle dir ein Visionboard wie eine Art Sammelalbum für deine Zukunft vor, das mit Bildern zeigt, was du dir für dein Leben wünschst. Die Aufgabe des Visionboards ist es, dich wiederkehrend an deine Intentionen zu erinnern, so als würdest du täglich eine Affirmation sprechen, nur eben in physischer Form mit tatsächlichen Darstellungen deiner Zielsetzungen.

Einerseits löst das Visionboard in dir eine Reaktion aus wie: »Genau, ich sollte am Erreichen dieses Ziels arbeiten.« Andererseits liefert es deinem Unbewussten einen visuellen Orientierungspunkt. Jedes Mal, wenn du dein Visionboard ansiehst, macht dein Geist einen Schnappschuss und reagiert mit: »Alles klar, das ist es, was du willst.« In der Folge beeinflusst dein Unbewusstes dich und deine Entscheidungen auf eine Weise, die dir hilft, deine Wünsche zu verwirklichen.

ZUBEHÖR FÜR DEIN VISIONBOARD

Fotos: Die Bilder sind das Wichtigste. Du kannst sie aus Zeitschriften ausschneiden oder im Internet wählen und ausdrucken. Ich beziehe meine Bilder am liebsten von Pinterest, aber du kannst sie natürlich auch googeln oder Bildschirmfotos von deinen Lieblings-Webseiten oder von sozialen Seiten machen. Wenn du möchtest, schneide oder drucke auch Begriffe und Zitate aus. Ich fertige gerne eine Liste von Schlüsselwörtern an, die verschiedene Dinge auf meinem Visionboard repräsentieren und gib sie in einer hübschen Schrift bei Canva ein, wobei ich genug Platz zwischen den Zeilen lasse. Anschließend downloade ich sie, drucke und schneide sie aus, um sie dann zwischen die Bilder auf mein Visionboard zu kleben.

Materielles: Einmal habe ich echte Tarotkarten auf mein Board geklebt, etwa die Zehn der Pentakel, als ich mehr Geld materialisieren wollte. Vor ein paar

Jahren entschloss ich mich, den Inhalt meines Kleiderschranks auf den neuesten Stand zu bringen, also befestigte ich Etiketten von Kleidungsstücken, die ich hatte, und Streifen von Stoffen, die mir gefielen und die ich tragen wollte, auf dem Visionboard. Die Möglichkeiten sind unbegrenzt, vorausgesetzt, das, was du wählst, steht für deine Ziele, und ist nicht zu schwer für dein Visionboard. Hier ein paar Vorschläge für den Anfang:

- Kristalle und Muscheln
- Getrocknete Blüten und Pflanzenteile
- Stoffmuster für Möbel und Kleidung
- Muster für Innenraumgestaltung: Sie eignen sich hervorragend, um Renovierungspläne zu manifestieren, doch achte darauf, dass sie nicht zu schwer ausfallen, oder befestige sie auf einem Untergrund, der stabil genug ist, um gewichtigere Materialien zu tragen.
- Schmuck
- Eintrittskarten und Fahrscheine
- Flyer und Broschüren

Platten: Ich nutze gerne Leinwand als Trägermaterial, die ich in Sets in meinem örtlichen Bastelladen kaufe. Nahezu jedes Schreibwaren- und Bastelgeschäft hat Leinwände ebenso wie Schaumstoff oder Plakatträgerplatten, die großartige Möglichkeiten bieten, aber natürlich kannst du auch selbst kreativ werden. Ich habe auch schon Fotos auf Korkplatten gepinnt. In einem Jahr war ich sogar besonders ambitioniert und habe alle Bilder einzeln gerahmt und daraus eine Fotogalerie in meinem Schlafzimmer gemacht. Mein Ziel war es, dass sich die Bilder wie Erinnerungen an etwas anfühlen

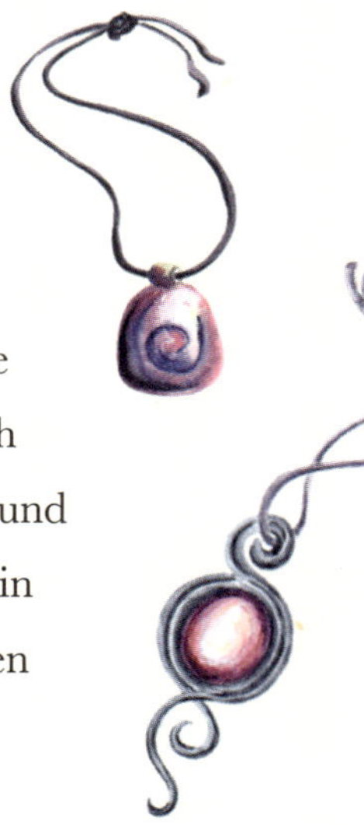

sollten, was ich bereits besitze. Das war sehr aufwendig, aber es hat auch gut geklappt. Eigentlich erfüllt jede stabilere Platte die Funktion, sogar Pappe eines großen Kartons reicht aus.

Klebstoff: Die Wahl des Klebstoffs hängt tatsächlich davon ab, was du auf deinem Board befestigen willst. Ich verwende nicht gerne Alleskleber, weil er meiner Meinung nach nicht einmal Papier dauerhaft befestigt. Ich bevorzuge die Heißklebepistole, insbesondere dann, wenn ich Dinge wie Kristalle montieren will oder etwas, was schwerer ist als normales Papier. Doch ist alles recht, was dir gut genug erscheint.

Aufhängung: Schließlich brauchst du noch eine geeignete Aufhängung, falls du dein Visionboard an die Wand hängen willst. Ich verwende extrastarke Bildaufhänger, die ich aus meinem Baumarkt beziehe, sowie Schrauben und Universaldübel für massive Wände oder selbstbohrende Spiraldübel für Trockenbauwände. Falls deine Trägerplatte leicht oder aus Schaumstoff ist, reichen auch Reißzwecken, ablösbare Klebepads oder doppelseitiges Klebeband. Bringe dein Visionboard dort an, wohin dein Blick mehrfach täglich fällt. Oder, falls du es nicht aufhängen willst, kannst du es zusammen mit anderen Bildern auch einfach gegen die Wand lehnen oder, falls es kleiner ist, dir auf deinen Schreibtisch stellen.

DEINE VISION

Auch bei einem Visionboard gibt es kein Falsch oder Richtig. Hier geht es um *deine* Vision, und was du für dein Board auswählst, ist ganz und gar dir überlassen. Deshalb halte ich es für eine gute Idee, wenn du dein Visionboard allein anfertigst, insbesondere dann, wenn du leicht zu beeinflussen oder zu verwirren bist und vielleicht noch keine klare Vorstellung von deiner

Vision hast. Ansonsten könnte dich eine andere Person beeinflussen oder dich dazu überreden, etwas aufzunehmen, was du gar nicht willst. In diesem Fall würdest du es vermutlich nicht manifestieren, weil sich dein Geist nicht wirklich dazu hingezogen fühlt. Möglicherweise würde dies deine Unsicherheit im Zusammenhang mit dem Prozess vergrößern, womit du deine Fähigkeit zu manifestieren auf lange Sicht beschädigen könntest.

Dein Visionboard kann für dich zu einer ganzheitlichen Erfahrung werden. Lass einen Vibe oder eine Stimmung entstehen und gestalte es, wenn du dich gut, entspannt und insbesondere inspiriert fühlst. Der Prozess als Ganzes sollte dir Spaß bereiten, dir »Feuer unter dem Hintern machen« und dich motivieren. Wichtiger als alles andere ist es, dabei aufrichtig mit deinen Wünschen zu sein. Mehr dazu am Ende des Kapitels.

MANCHMAL KOMMT ALLES ANDERS

Aus der Zeit der Pandemie gibt es viele Visionboards, die sich in keiner Weise manifestiert haben, weil niemand auf ein solches weltweites Geschehen vorbereitet war, und weil natürlich auch niemand wusste, wie ein Stimmungstableau zu erstellen war, welches die Pandemie einbezogen hätte. Zum Beispiel hatte ich vorgehabt, zu reisen und 2020 ein Café zu eröffnen und entsprechend Ende Februar drei Reisen gebucht. Tatsächlich hatte ich meine Reisen manifestiert, doch letztlich wurden sie angesichts der Coronasituation storniert. Es gibt nichts, was du oder ich an einer solchen Situation ändern können, doch gibt es einen größeren Plan, der den einzelnen Menschen und sogar das ganze Gemeinwesen transzendiert. Im betreffenden Fall gab es einen größeren Plan für die gesamte Welt.

Bevor du dir ein Visionboard »baust«, sollt du wissen, dass du nicht im Manifestieren versagt hast, wenn die Dinge jenseits deiner Kontrolle liegen. Mit deinen Intentionen transzendierst du Zeit und Raum, aber sie werden sich nicht immer feinsäuberlich in ein Jahr oder in eine Mondphase einfügen. Im Fall von Covid weiß ich, dass es letztendlich zu meinem eigenen Wohl war, nicht auf Reisen zu gehen, denn ich wurde nicht krank und musste weder meine Familie noch meine Angestellten mit dem Virus konfrontieren. Und damit kann ich mich abfinden. Das Gleiche gilt für das Café: Es wäre einfach nicht besonders klug gewesen, ein Café zu eröffnen, ausgerechnet in einer Zeit, in der Restaurants überall im Land und vor allem in Los Angeles für immer schlossen.

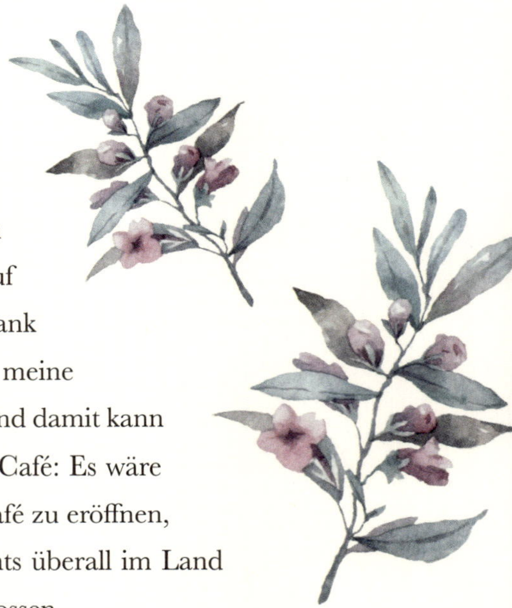

Das bedeutet nicht, dass ich diese Dinge nie manifestieren werde oder sie von meinem Visionboard entfernen sollte. Es bedeutet lediglich, dass es besser ist, wenn ich mich nicht gerade jetzt an diese Vision klammere.

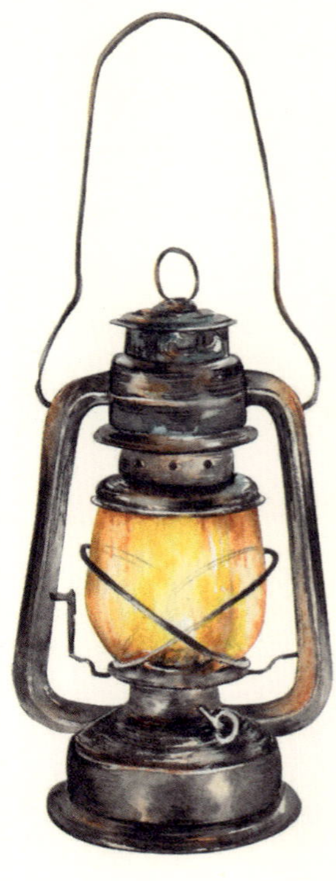

WISSE, WAS DU WILLST

Für manche mag es ein Kinderspiel sein, doch ist es nicht immer einfach zu wissen, was man will. Du meinst, deine Ziele zu kennen, bis du dich hinsetzt, um Bilder dazu zu suchen, und plötzlich merkst, du kennst sie doch nicht so genau. Bevor du dich also dranmachst, ein Visionboard zusammenzustellen, sei dir sicher, welche Vision du verwirklichen willst. Kehre zurück zu Kapitel 6, um Tipps dazu zu erhalten, wie du deine Intentionen identifizierst.

Angenommen, du setzt dich, um ein Visionboard zusammenzustellen, mit einer Freundin hin, die sich ganz und gar im Klaren über ihre Vision für das neue Jahr ist und darüber, dass dazu unbedingt ein neuer Lexus gehört. Sie macht eine Bemerkung darüber, dass dein Auto ja auch irgendwie alt ist und du gleichfalls ein neues zu deinem Visionboard hinzufügen solltest. Gut möglich, dass dein Auto schon älter ist, aber es läuft zuverlässig, ist in gutem Zustand und außerdem abgezahlt. Du hast es nicht eilig, es auszuwechseln. Aber dann denkst du darüber nach, dass deine Freundin einen schönen Körper hat und immer reichlich Aufmerksamkeit dafür bekommt und nun auch noch im richtigen Auto umherfahren wird. Mit einem Mal vergleichst du dich mit ihr und fühlst dich, als ob du nicht mithalten kannst. Dann druckst du dir das Bild von einem Lexus aus und pinnst es auf dein Board, obwohl du gar kein neues Auto haben willst – du fühlst dich lediglich unter Druck gesetzt.

Falls du also dazu neigst, dich mit anderen zu vergleichen, dann empfehle ich dir dringend, erst einmal alleine über deine Wünsche für die Zukunft nachzudenken. Mindestens solltest du dir aber absolut über deine Vision im Klaren sein, bevor du anderen von ihr erzählst und wirklich sicher sein, was du willst.

Sortiere deine Liste in Bereiche

Wenn ich meine Listen erstelle, dann ordne ich die Inhalte nach Kategorien, da ich dann besser erkenne, an welchem Bereich ich vor allem arbeiten muss. Unter der Rubrik »Beruf« finden sich vielleicht zehn Punkte, während »Fitness« nur einen oder zwei enthält. Das bedeutet, dass Beruf mehr Platz auf dem Visionboard benötigt, weil der Weg zum Glück, den ich in dieser Kategorie zurücklegen muss, aufwendiger ist.

Ich empfinde die Praxis als äußerst erhellend, denn manchmal schreibe ich eine Liste mit der Vorstellung, dass Gesundheit oder Spiritualität am wichtigsten sein werden, doch dann sortiere ich die Unterpunkte und erkenne, dass ich eigentlich Wachstum in Beziehungen oder in meinen Finanzen brauche. Listen zu schreiben und Punkte zu ordnen, ist eigentlich nur eine weitere Methode, um Klarheit zu finden. Und je deutlicher du deine Wünsche erkennst, umso leichter fällt dir das Manifestieren.

Füge kleine Ziele hinzu

Visionboards eignen sich ideal, um große Ziele zu erreichen, wie einen Arbeitgeberwechsel, 10.000 Follower bei YouTube oder eine Gewichtsabnahme, aber unterschätze nicht die kleinen Wünsche. Erfolg fühlt sich gut an; und auch kleine Siege können sich sehr positiv auf dein Selbstwertgefühl auswirken und damit auf deine Fähigkeit, größere Dinge zu manifestieren.

Kleine Intentionen wie an drei Tagen pro Woche nicht auf den Snooze-Knopf des Weckers zu drücken oder die Treppe statt des Aufzugs zu nehmen, sind eine leichte Methode, um Selbstvertrauen und Selbstkontrolle aufzubauen und dich daran zu erinnern, dass nur du die Macht hast, dein Leben zum Besseren zu wenden. Außerdem hilft es, dein Visionboard anzusehen und sagen zu können: »Na bitte, fünf Ziele habe ich bereits erreicht!« Auch dann, wenn sie nur klein sind.

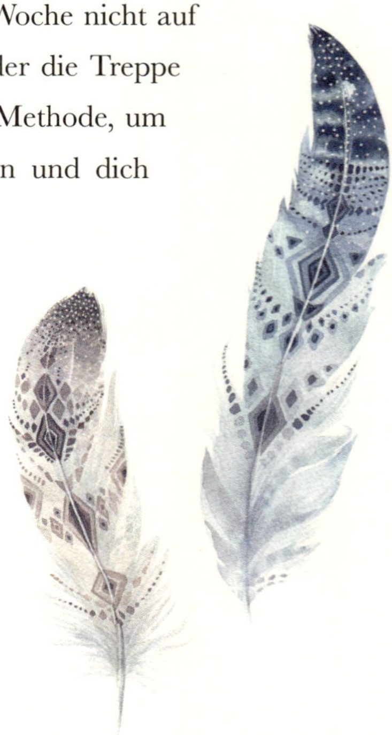

Tue ein großes Ziel dazu

Genauso wichtig wie die kleinen sind die großen Vorhaben. Jedes Jahr habe ich ein vermeintlich unerreichbares Ziel auf meinem Visionboard. Im Jahr 2018 handelte es sich um die Veröffentlichung eines Orakel-Kartendecks. Zu Beginn des Jahres 2018 erschien dieses Ziel vollkommen unrealistisch, aber ich habe es erreicht und inzwischen sieben Orakeldecks veröffentlicht und noch mindestens drei weitere Verträge, die ich noch umsetzen muss. Im Jahr 2019 war mein großes Ziel, ein neues Auto anzuschaffen. Zum Jahreswechsel dachte ich noch, es würde unmöglich sein, ein neues Auto zu kaufen und weiterhin meine Zahlungen zu leisten. Es mangelte mir an Überflussdenken, und ich war mir sicher, dass ich noch mehrere Jahre würde warten müssen. Doch im November 2019 bekam ich, kein Spaß, ein neues Auto mit nur fünfzehn Kilometern auf dem Tacho. Nagelneu!

Dieses unerreichbare Ding deinem Visionboard hinzuzufügen, gibt dir ein Gefühl von »Was wäre, wenn?«, und jedes Mal, wenn du es anblickst, sagt dein Unbewusstes: »Also gut, schauen wir mal, wie das zu verwirklichen ist.« Übertreibe es nur nicht mit den großen Wünschen. Es ist sehr wichtig, eine gute Mischung aus kleinen, mittleren und großen Intentionen sowie einer besonders großen Sache auf dem Visionboard zu versammeln.

Ich weiß, dass viele Lehrer dir sagen werden, dass du alles manifestieren kannst und ich glaube wirklich daran. Aber den meisten Menschen gelingt nicht der Schritt von einer Null-Manifestation zur Manifestation von 1.000.000 Euro. Es ist sinnlos zu erwarten, dass man morgen fünf Kilo leichter ist, weil man heute zehn Kilometer gejoggt ist. Manifestieren ist ein spiritueller Muskel, den man trainieren muss, bevor man sich an die richtig schweren Gewichte wagt, sonst verletzt man sich noch, bevor man richtig angefangen hat.

VISIONBOARDS IN ANDERER FORM

Lass uns über Visionboards sprechen, die nicht in Form einer wie auch immer gearteten Tafel daherkommen. Wenn du viel Zeit im Büro oder am Telefon verbringst, warum solltest du nicht auch in dieser Umgebung für deine Visionen einen Platz finden?

Eine Tafel oder Pappe ist nur der Anfang: Man kann Visionboards aus allen möglichen »Materialien« herstellen. Ich zum Beispiel fertige eine Kollage für meinen Desktop an und eine kleinere kondensiertere Variante für mein iPhone. Man kann online sogar Handyhüllen mit eigenen Abbildungen bedrucken lassen, die dir so deine Vorhaben ständig vor Augen halten.

Außerdem könntest du eine kleinere Version deines Visionboards in deinem Planer haben. Verwende von der Herstellung deines großen Visionboards übrig gebliebene Abbildungen und klebe sie auf die leeren Seiten deines Terminkalenders. Je häufiger du deinen Visionen begegnest, umso besser kann dein Unbewusstes die Bedeutung deiner Ziele für dich erkennen und Veränderungen bewirken, die ihre Verwirklichung beschleunigen. Hier sind noch ein paar weitere Vorschläge:

- Lass dein Visionboard mittels Canva auf deine Notebook-Hülle drucken.
- Zerlege dein Visionboard in die einzelnen Intentionen und nutze die Bilder, um damit einen Kalender zu gestalten. Jeden Monat wirst du einen anderen Teil deiner Vision an der Wand hängen sehen.
- Lass dein Visionboard auf eine Tasse oder eine wiederverwendbare Wasserflasche drucken.
- Fertige auf Canva eine Kollage an und verwende sie auf deinem Computer als Pausenbild.

- Lade die Bilder deines Visionboards in einen digitalen Bilderrahmen und lass sie dir im Verlauf des Tages immer wieder zeigen.
- Drucke dein Visionboard aus, laminiere den Druck und nutze ihn in deinen Akten als Trennblatt.
- Lass dir etwas einfallen: Es gibt zahllose weitere Produkte, die du mit deinem Visionboard bedrucken lassen kannst. Achte lediglich darauf, dass du deine Kreationen nur für dich selbst nutzt. Du darfst die Bilder, die jemand anderes gemacht hat oder jemanden anderen darstellen, nicht ohne Genehmigung kommerziell nutzen.

ÄSTHETIK ZÄHLT

Jeder Mensch hat seine eigene individuelle Schwingung. Vielleicht kommt es dir nicht so vor, aber tief in dir weißt du, welche Art Ästhetik dir gefällt. Vielleicht magst du den Landhausstil, oder du liebst es pink und glitzernd oder auch modern und minimalistisch. Sei aufrichtig und frage dich, ob du ein Visionboard in den 50 Schattierungen des Regenbogens gerne ansehen wirst, wenn du in Wirklichkeit neutrale Farben bevorzugst. Wahrscheinlich nicht. Und nicht nur das, dein Visionboard wäre auch keine zutreffende Darstellung deiner Lebensart oder deiner Ziele.

Stelle dir vor, wie du durch deine minimal eingerichtete Wohnung läufst und dann diese überfüllte Farbkatastrophe an der Wand siehst. Sie wird fehl am Platz sein, weil sie nicht zu deiner Schwingung passt. Stelle dir vor, du träumst von einem eigenen Haus und druckst ein Foto von einem hypermodernen, scharfkantigen Gebäude aus, obwohl du dich tatsächlich eher nach einem Haus im Blockhüttenstil sehnst. Ein Foto zu wählen, dass deine Vorstellungen nicht genau wiedergibt, bewirkt einen Konflikt in deinem Geist und letztlich im spirituellen Universum. Du möchtest, dass dein Visionboard dein tatsächliches

Leben so genau wie möglich zeigt.

Suche nach Bildern, die zu deinem gegenwärtigen Leben passen oder zu dem, welches du dir ersehnst. Wähle Farben, Formen, Texturen und Stile aus, die die Stimmung, in der du dich befinden möchtest, genauestens spiegeln. Vermutlich wirst du die Kollage nur ein paar Sekunden lang im Vorbeigehen anschauen, also sorge dafür, dass es sich lohnt. Klarheit manifestiert sich, Verwirrung nicht.

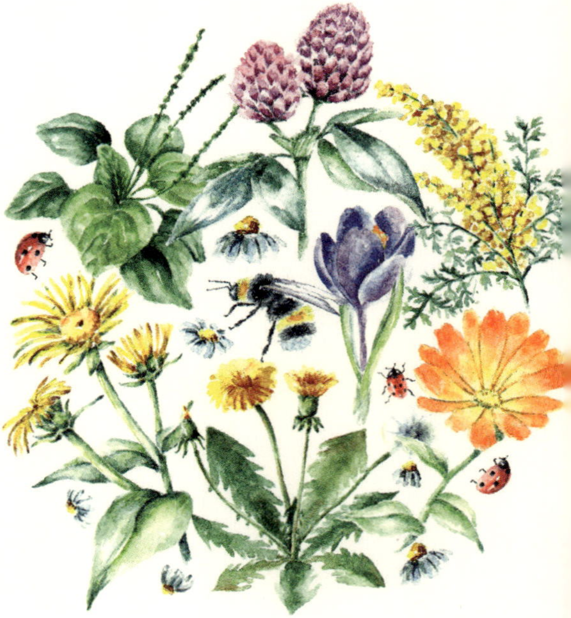

BEDIENE DICH AUS DEM ECHTEN LEBEN

Angenommen, du möchtest ein Haus kaufen, und du kommst jeden Tag auf dem Weg zur Arbeit an einem kleinen Haus vorbei. Halte irgendwann an und mache ein Foto davon, drucke es aus und füge es deinem Visionboard hinzu. Du liebst dieses Haus bereits, also wird es dir einen Augenblick des Glücks schenken, es zu Hause auf deinem Visionboard zu sehen, und genau dann begreift das Universum, was es ist, das du willst. Möglicherweise manifestierst du sogar genau dieses Haus, das kann man nie wissen.

Wenn du dir bestimmte Kleidungsstücke wünschst, dann besuche die Webseite, mache ein paar Bildschirmfotos davon und speichere sie ab. Wenn es eine Firma gibt, für die du gerne arbeiten würdest, dann versuche ein

Foto von dir in der Lobby zu machen, denn dieser Anblick wird in dir das echte Gefühl auslösen, dass du dieses Ziel bereits manifestiert hast. Es geht darum, dein Visionboard so realistisch wie möglich zu gestalten und diese kleinen Verbesserungen können den entscheidenden Unterschied bedeuten und dir helfen, deine Vorhaben als realistisch und für dich durchaus möglich zu sehen.

NUTZE GRAFIKDESIGN FÜR NOCH INTENSIVERE VISUALISIERUNGEN

Bilder mit Photoshop, Canva, PicMonkey oder anderen Designprogrammen zu bearbeiten, ist eine leichte Möglichkeit, deiner Visualisierungserfahrung zu steigern. Als ich für mich einen Buchvertrag erreichen wollte, machte ich Fotos von den Büchern meiner Lieblingsautoren und ersetzte auf dem Umschlag ihre Namen durch meinen, damit es so aussah, als sei ich die Autorin. Als ich mehr Geld für mich wollte, machte ich ein Bildschirmfoto von meinem Kontostand und trug mit Photoshop eine andere, viel höhere Summe ein. Das Bild sah genauso aus wie mein Kontoauszug; es enthielt lediglich andere Zahlen.

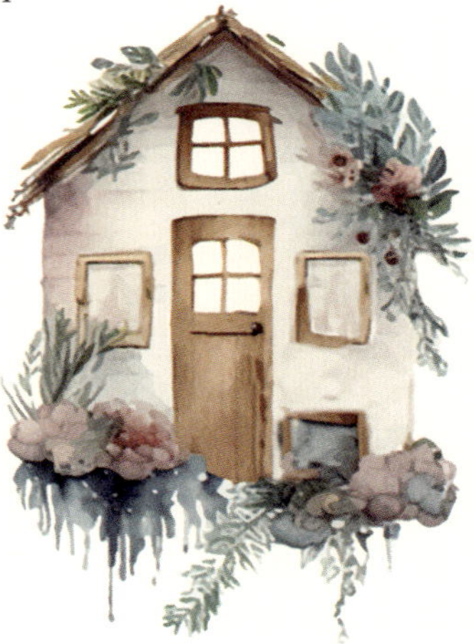

Inzwischen solltest du bereit sein, ein erstaunliches Visionboard herzustellen. Hier fasse ich noch einmal zusammen, was du bisher erfahren hast:

1. Ein Visionboard ist wie ein Schnappschuss deines zukünftigen Selbst. Es verschafft dir eine visuelle Vorstellung davon, wie dein Leben in nur wenigen Monaten aussehen könnte.

2. Ein Visionboard zeigt *deine* Vision, es gibt viele Verfahrensweisen, um dein ganz eigenes herzustellen. Probiere verschiedene Materialien aus wie Leinwand, Karton oder Schaumstoff und schmücke es mit unerwarteten Gegenständen wie Kristallen, Postkarten oder auch Erinnerungsstücken.
3. Manchmal kommt das Leben dazwischen. Das bedeutet nicht, dass du nichts manifestieren kannst, aber vielleicht, dass jetzt gerade nicht der richtige Zeitpunkt ist. Gib die Hoffnung nicht auf. Solange es dir glückt, auch nur ein Vorhaben auf deinem Visionboard zu realisieren, ergeht es dir besser, als den meisten Menschen auf der Welt, die entweder nicht wissen, was Manifestieren ist oder es nicht hinbekommen.
4. Wisse, was du willst. Klare Vorstellungen sind die beste Voraussetzung, um das bestmögliche Visionboard anzufertigen.
5. Erstelle eine Liste und ordne sie in Bereiche, um noch mehr Klarheit zu erlangen, bevor du nach entsprechenden Fotos suchst.
6. Füge große, mittlere und kleine Ziele zusammen und vergiss auch nicht, den einen besonders großen und nahezu unmöglichen Wunsch, der dich herausfordert.
7. Fertige mehr als ein Visionboard an, wenn es dir erforderlich scheint, und sei kreativ darin, wo du sie platzierst. Vergiss auch nicht, dass es gar nicht unbedingt eine Holzplatte sein muss.
8. Ästhetik zählt. Verwende Farben und Elemente, die zu deinem Leben passen. Das macht es dir leichter, dir das Erreichen deiner Ziele vorzustellen.
9. Und zuletzt, ein wenig Bearbeitung mit Photoshop kann sehr viel bewirken und die Qualität deiner Abbildungen deutlich steigern.

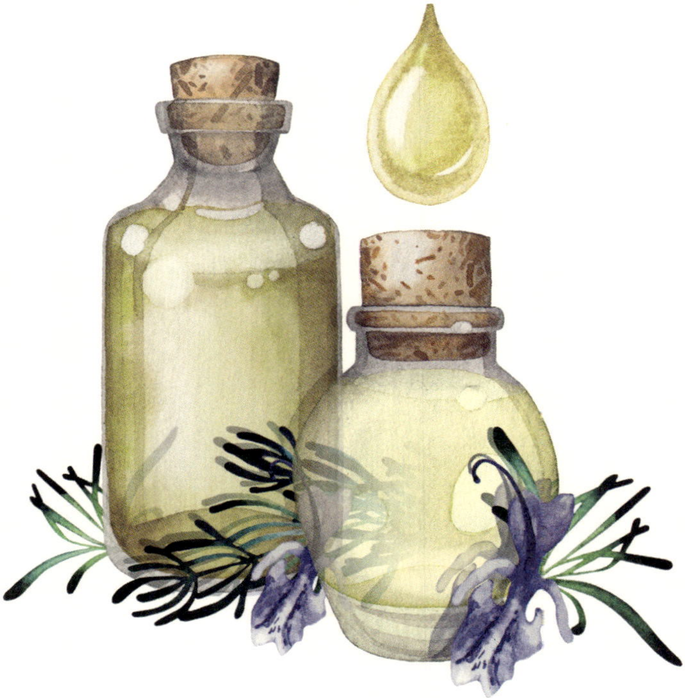

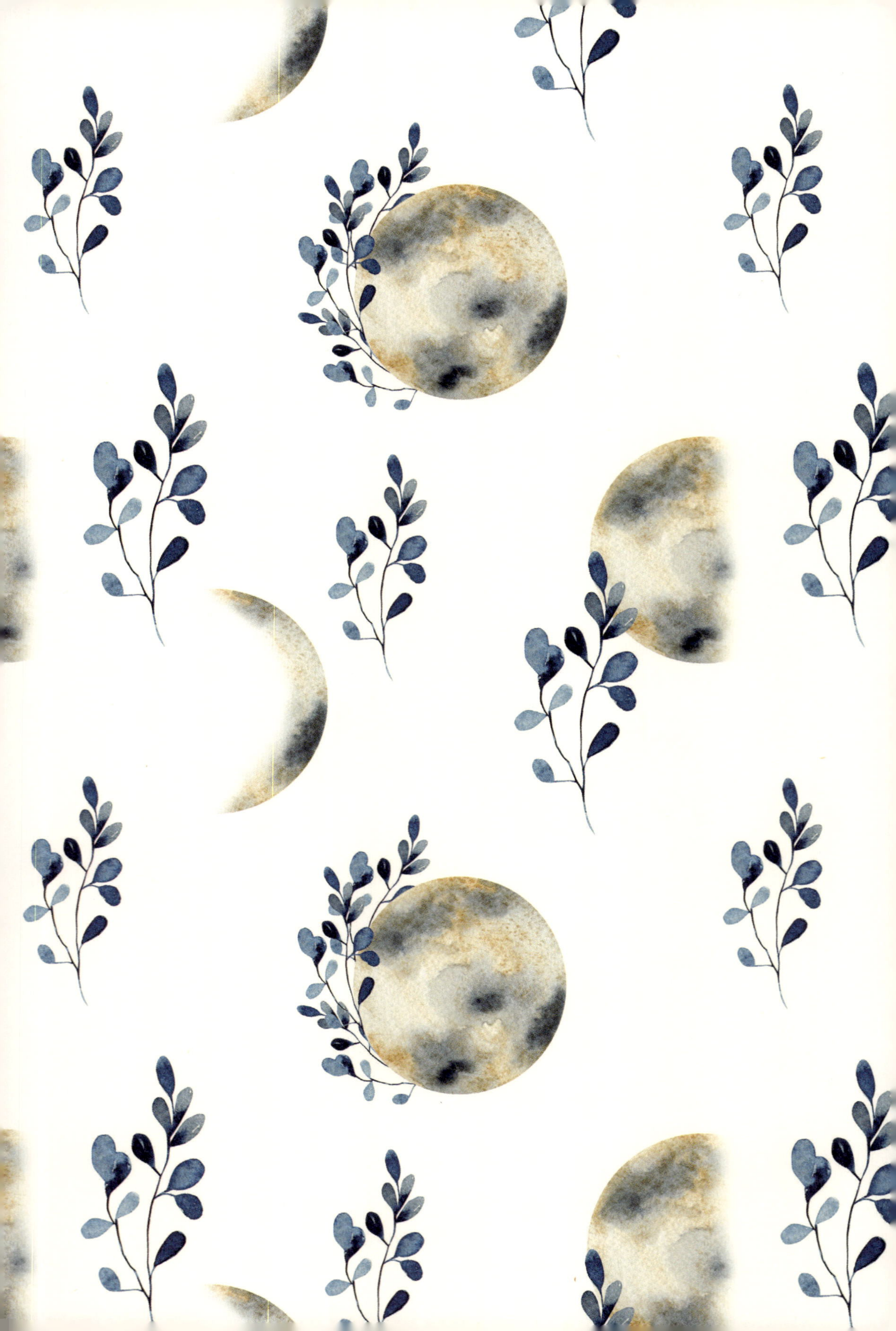

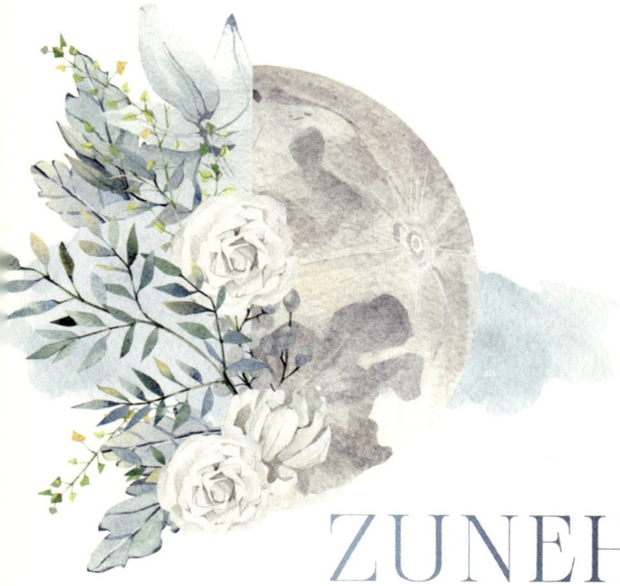

KAPITEL 7:

ZUNEHMENDER HALBMOND

Im zunehmenden Halbmond darfst du in vollem Glanz erstrahlen. Du hast den großen Traum geträumt und deine Pläne zur Hand. Du hast deine Nachforschungen angestellt, deinen Text gelernt und alles noch einmal im Detail nach möglichen Fehlern durchsucht. Jetzt kommt es darauf an, die Planung in die Tat umzusetzen. Auf gehts! In dieser Phase zeigen sich gerne Herausforderungen, die sich zu Blockaden auswachsen können. Aktiv zu sein, gibt dir die Gelegenheit, im Angesicht der Angst Mut aufzubringen, deine inneren Widerstände zu durchbrechen und voranzukommen. Die Zaubermittel und Rituale in diesem Kapitel helfen dir, Zweifel zu überwinden und mutig zu handeln. Denke aber daran, dass Mut nicht fehlende Angst bedeutet. Mut bedeutet, trotz der Angst weiterzumachen.

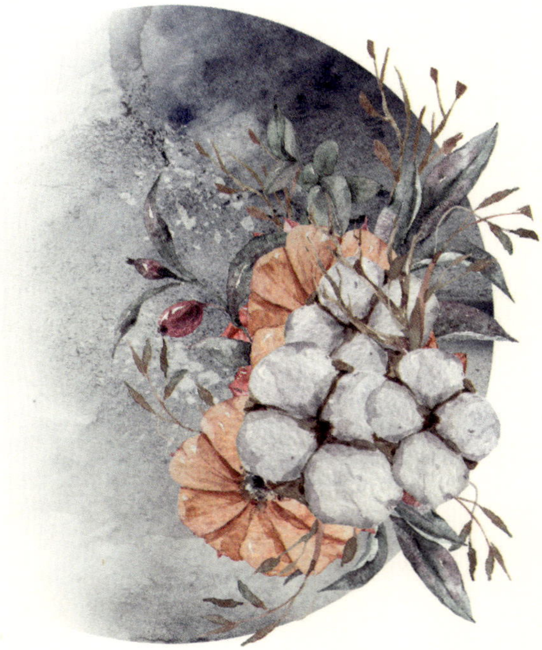

ACTION!

Tätig zu werden, kann stärkend, befreiend und aufregend sein, aber auch Überforderungsgefühle und Befürchtungen freisetzen. Den Ball ins Rollen zu bringen, gehört zu den schwersten Schritten auf dem Weg zu einem Ziel. Es verlangt von dir, dich einer Sache zu verpflichten und dich auf ein Wagnis einzulassen, ohne dass du sicher weißt, ob dein Handeln zum Ziel führt. Vorankommen bringt außerdem in den meisten Fällen einen nicht geringen Anteil von Veränderung mit sich, denn welchen Sinn sollte dein Tun haben, wenn es nicht darum geht, deine gegenwärtige Situation zu verändern?

Wenn es wirklich ans Handeln geht, fallen dir vielleicht alle möglichen negativen Folgen ein, die es haben könnte, und dass es wie bei jeder Wahl, die du triffst, auch mit einer Katastrophe enden könnte. Jedes Handeln geht mit Gutem und Schlechtem einher, aber das gilt auch für jede Untätigkeit. Alles, was du tust oder nicht tust, ist in Begleitung eines gewissen Risikos. Wenn du deinen Instinkten und deiner Intuition folgst, dann hast du alles, was du brauchst, um dich dem Risiko kalkuliert zu stellen.

KORRESPONDENZEN DES ZUNEHMENDEN HALBMONDS

Im Anschluss folgt eine Liste von Zutaten, die auf die Energie des zunehmenden Halbmonds ausgerichtet sind und die du als Ausgangspunkt nutzen kannst, wenn du deine eigenen Rezepturen für die Mondapotheke schaffen willst. Jede Zutat hat ihre typischen individuellen Eigenschaften und bereichert deine magische Mischung um ihre Einzigartigkeit. Beschäftige dich auch mit der Korrespondenztabelle in Anhang 1, um die speziellen Eigenschaften der einzelnen Zutaten kennenzulernen.

ÄTHERISCHE ÖLE	PFLANZEN	KRISTALLE
Basilikum	Eisenkraut	Karneol
Bergamotte	Heckenkirsche	Katzengold
Ingwer	Herzspannkraut	Tigerauge
Kardamom	Ingwer	
Limette	Jalape	
Gewürznelken	Nelkenpfeffer	
Nelkenpfeffer	Schafgarbe	
Pfeffer	Zedernblatt	
Pfefferminze		
Zimt		
Zitrone		

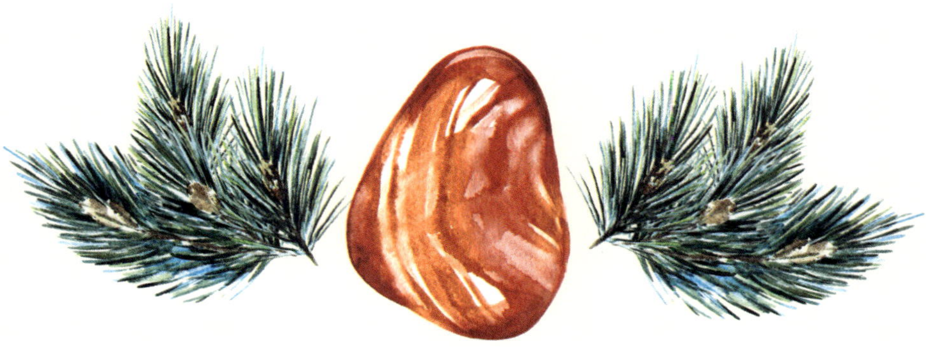

Ritual zum Finden deines inneren Lichts

Dein inneres Licht ist etwas, das gefördert und aufrechterhalten werden muss, auch dann, wenn du ein sehr selbstbewusster Mensch bist. Dich eigens um dein inneres Licht zu kümmern, erinnert dich an deinen Wert und an das Viele, das du hast und mit der Welt teilen kannst. Dieses einfache Ritual unterstützt Selbstliebe und ein gesundes Innenleben. Vollziehe das Ritual, wenn du bereit bist, deine Pläne voranzutreiben, du dich jedoch von Selbstzweifeln oder Befürchtungen gebremst fühlst, und weiterhin wenigstens einmal im Monat, um dein Selbstvertrauen hochzuhalten.

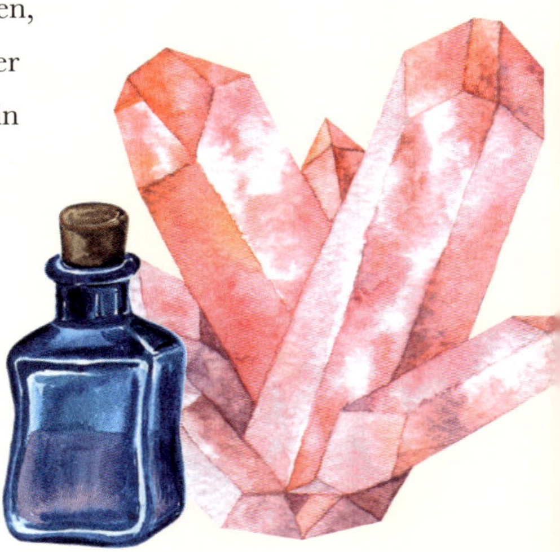

- 3 Teelichter
- Optional: Blütenblätter
- Optional: Rosenquarz oder ein anderer die Liebe fördernder Kristall
- Chefhexen-Parfüm (siehe Seite **124**)

Nimm dir 10 bis 20 Minuten Zeit für dich, in denen du allein und ungestört sein kannst. Setze das Kerzentrio in einer Reihe auf deinen Altar oder auf die feuerfeste Oberfläche, die du dazu nutzt. Die Reihenfolge spielt keine Rolle. Falls du die Blütenblätter und Kristalle nutzt, dann verteile sie rings um die Kerzen. Die Blütenblätter und Kristalle bereichern das Ritual um ein wenig zusätzliche Magie und Sorgfalt, sind aber keine zwingende Voraussetzung.

Streiche das Parfüm auf die Innenseite deiner Handgelenke, atme den Duft ein und mache ein paar tiefe Atemzüge, um dich zu zentrieren. Entzünde die erste Kerze und sprich:

Diese Kerze steht für das Mitgefühl, das ich mir selbst entgegenbringe. Ich bin nicht meine Fehler. Ich entlasse meine Vergangenheit liebevoll und schaffe Platz für eine wunderbare neue Zukunft.

Hole erneut ein paarmal tief Luft und spüre dein Mitgefühl mit dir selbst. Dann entzünde die zweite Kerze mit den Worten:

Diese Kerze steht für meinen Wert. Ich habe der Welt so viel Wertvolles zu bieten. Ich vertraue mir und fördere meine geheiligten Begabungen.

Atme ein weiteres Mal mehrfach tief ein und aus und empfinde deinen Wert. Entzünde die dritte Kerze und sprich:

Diese Kerze steht für Selbstliebe. Ich nehme mich an, wie ich bin. Je authentischer ich lebe, umso heller leuchtet mein inneres Licht. Je stärker mein inneres Licht brennt, umso besser bin ich ausgerichtet auf meine Bestimmung und verkörpere sie.

Hole ein paar Mal tief Luft und verinnerliche das Gefühl der Liebe. Schließe deine Augen und meditiere über diese Sätze und wiederhole sie, falls es dir ein Bedürfnis ist. Atme noch ein paar Mal tief ein und aus und, wenn du bereit bist, kehre zurück in den Raum und öffne deine Augen. Gestatte es den Kerzen, vollständig niederzubrennen.

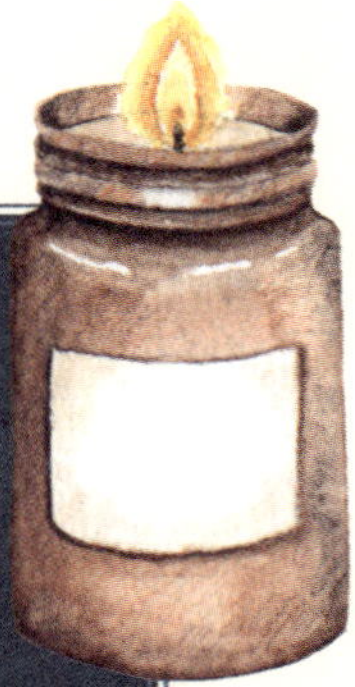

Mein Tipp: Träufle ein wenig der ätherischen Ölmischung, mit der auf Seite **124** das Chefhexen-Parfüm hergestellt wird, auf die Kerzen und bereichere den Raum für dein Ritual mit ihrem Duft.

Johanniskraut-Energietinktur

Ich halte immer ein Fläschchen mit Johanniskraut-Energietinktur bereit. Nie werde ich vergessen, wie ich zum ersten Mal den Kräuterkundler Sajah Popham seinen berühmten Lehrer, den Naturheilkundler Matthew Wood, zitieren hörte: »Johanniskraut holt die Sonne in die Seele.« Es wurde nachgewiesen, dass dieses Kraut gegen leichte Depressionen wirkt. Wenn ich also mein Selbstvertrauen und meine Lebendigkeit anschieben will, dann gebe ich gerne ein paar Tropfen ins Wasser.

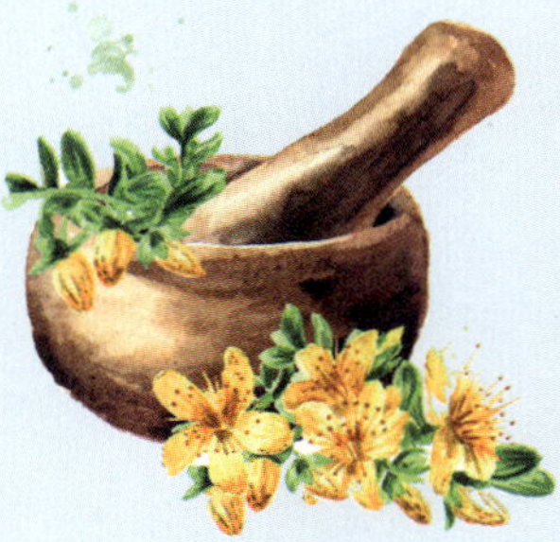

- 1 sicher verschließbares Schraubglas (mind. 240 ml)
- Getrocknetes oder frisches Johanniskraut
- Hochprozentiger Neutralalkohol
- Wachspapier
- 1 Passiertuch oder Kaffeefilter
- Braune Tropfflaschen

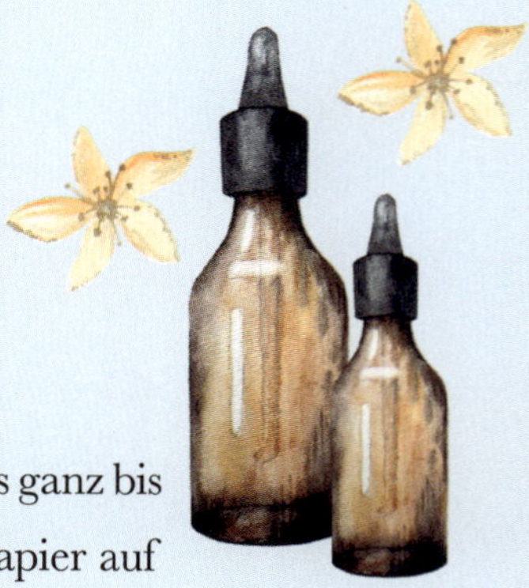

Befülle das Schraubglas mit Johanniskraut und lass nach oben hin ca. 2,5 Zentimeter Platz. Bedecke die Pflanzenteile mit Alkohol, ohne das Glas ganz bis zum Rand zu füllen. Lege das Wachspapier auf und schraube den Deckel darüber fest. Schüttele das Glas, damit sich alle Bestandteile gut verteilen und ergänze

Alkohol, falls noch Pflanzenteile abgedeckt werden müssen.

Beschrifte das Etikett mit Namen und Datum und stelle es an einen dunklen Ort. Schüttle das Glas in den nächsten zwei bis vier Wochen täglich: Je länger der Inhalt zieht, umso wirksamer ist er. Filtere den Inhalt durch das Passiertuch und drücke dabei das Pflanzenmaterial so gründlich wie möglich aus; du kannst es anschließend kompostieren. Fülle die Tinktur in die Tropfflaschen und beschrifte sie.

Wenn du Auftrieb oder Energie brauchst, weil du weißt, dass dir ein schwerer Tag bevorsteht und du entsprechende Motivation nötig hast, dann gib 20 bis 30 Tropfen in ein Glas mit kaltem Wasser und trinke es.

Mein Tipp: Johanniskraut kann giftig sein, wenn größere Mengen der Pflanze verzehrt werden. Trinke die Tinktur nicht länger als einen Monat am Stück. Als Faustregel mag gelten: Einen Monat mit, einen Monat ohne. Johanniskraut kann die Aufnahme anderer Medikamente beeinträchtigen, hole also unbedingt ärztlichen Rat ein, bevor du Johanniskraut oder überhaupt irgendwelche Kräuterzubereitungen zu dir nimmst.

Chefhexen-Parfüm

Dieses Parfüm vermittelt mir das Gefühl, dass ich dem Tag gewachsen bin. Schon vor Jahren habe ich wegen der Kosten und Erhältlichkeit von Vanille aufgehört, es anzubieten, doch werde ich ständig gebeten, es wieder in meinen Katalog aufzunehmen. Auch jetzt noch ist er einer meiner liebsten Düfte. Ich liebe Vanille und sie verbindet sich so wunderbar mit Limette. Ich habe immer einen Citrinsplitter in die Flaschen gelegt, als ich sie noch verkauft habe, aber diesen kannst du auch weglassen. Folge deiner Intuition.

- 15 Tropfen reines ätherisches Vanilleöl
- 7 Tropfen ätherisches Patschuliöl
- 1 Vitamin-E-Kapsel
- Optional: 1 Citrinsplitter
- 10 ml Jojobaöl

Gib die ätherischen Öle in einen 10-Milliliter-Parfüm-Roller oder in eine kleine Tropfflasche. Stich die Vitaminkapsel mit einer Nadel auf und drücke den Inhalt in die Flasche. Lass den Citrinsplitter in das Fläschchen gleiten, fülle es zuletzt mit dem Jojobaöl und verschließe es sorgfältig. Schüttle es vorsichtig und stelle das Gefäß für 8 Tage auf deinen Altar, damit sich die Zutaten miteinander verbinden können. Wenn du es nutzen willst, dann rolle das Parfüm auf die Innenflächen deiner Handgelenke, hinter deine Ohren, auf dein Dekolleté und deine Brust auf. Die Mischung lässt sich auch in einem Aromadiffuser verwenden.

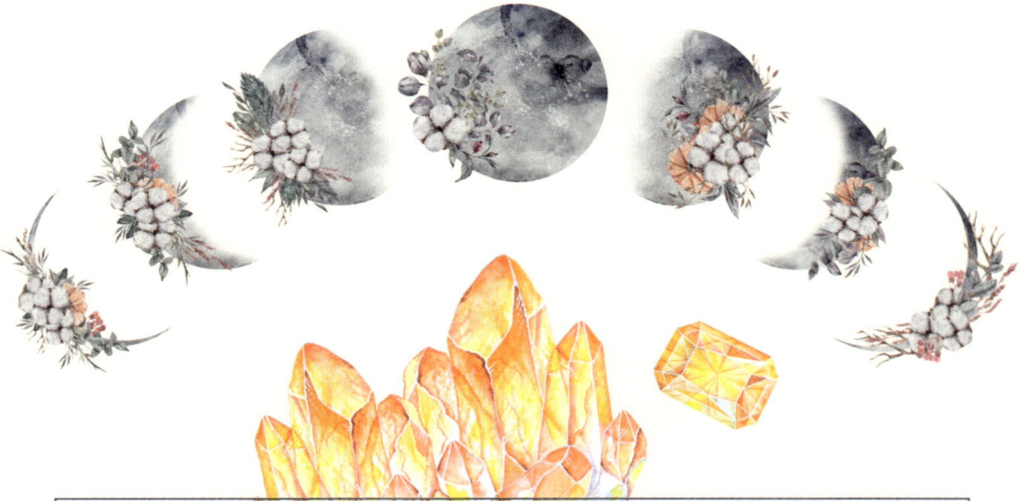

Mein Tipp: Du kannst das Parfüm mühelos in ein Spray verwandeln, indem du das Jojobaöl gegen 30 Milliliter hochprozentigen Neutralalkohol austauschst.

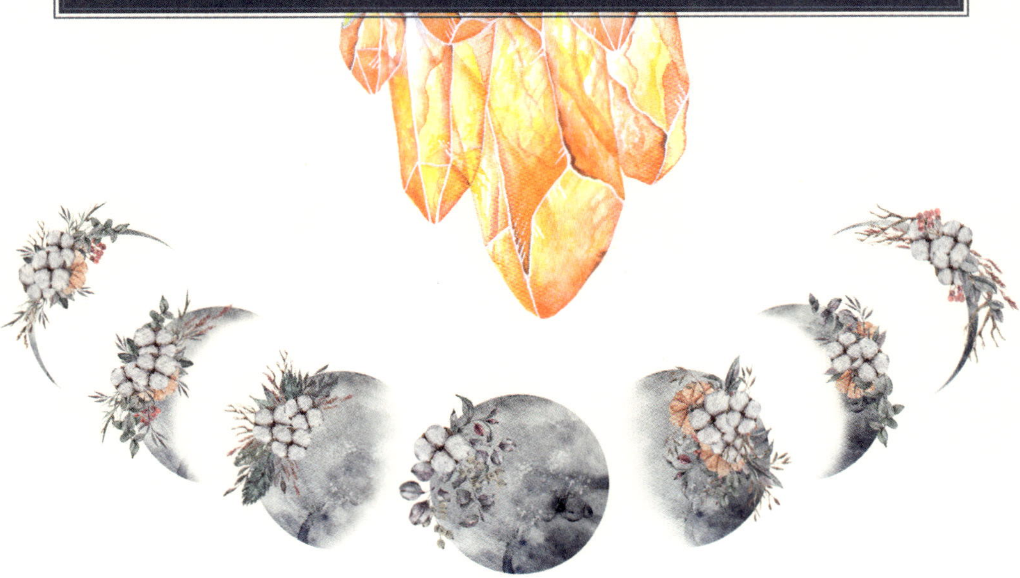

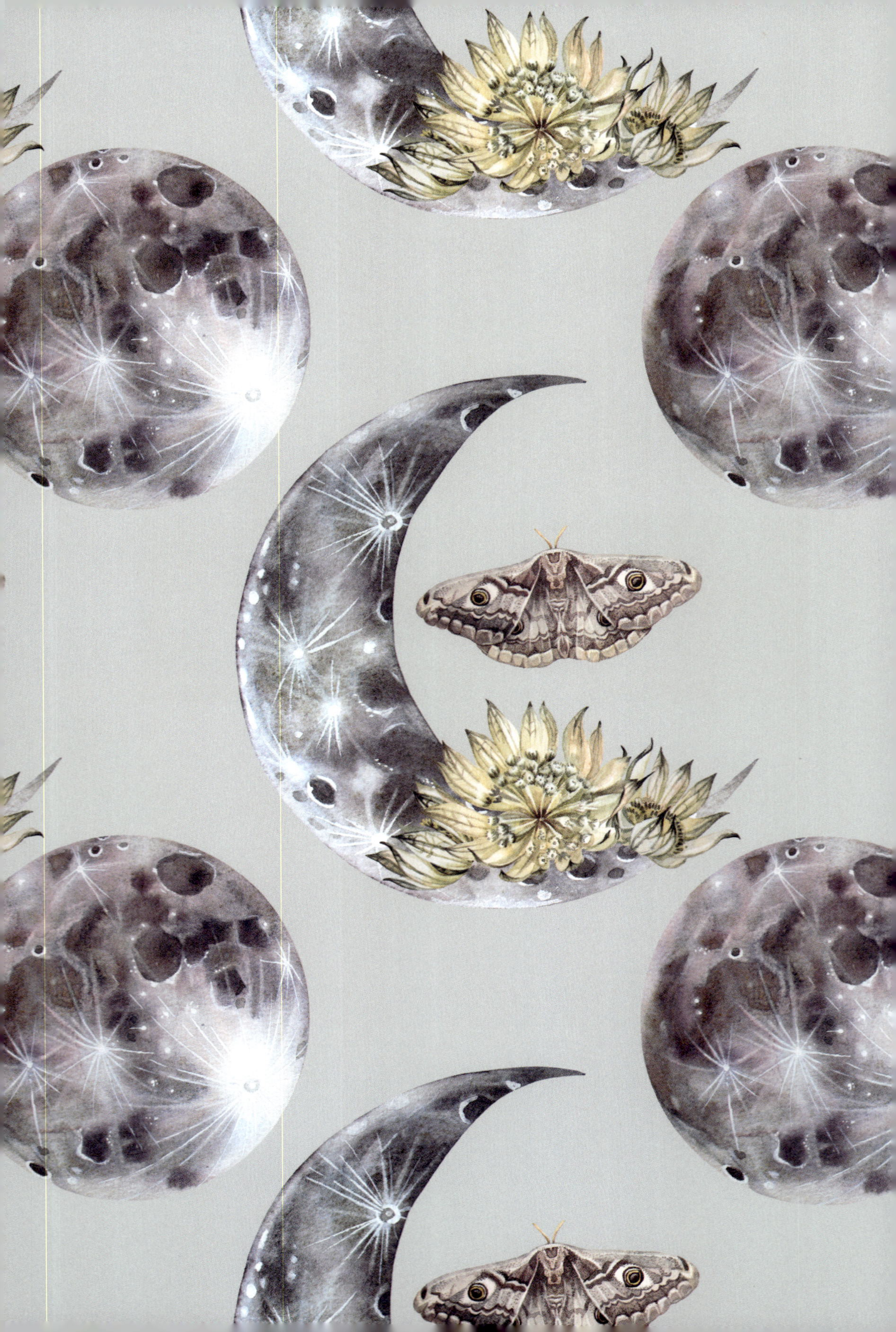

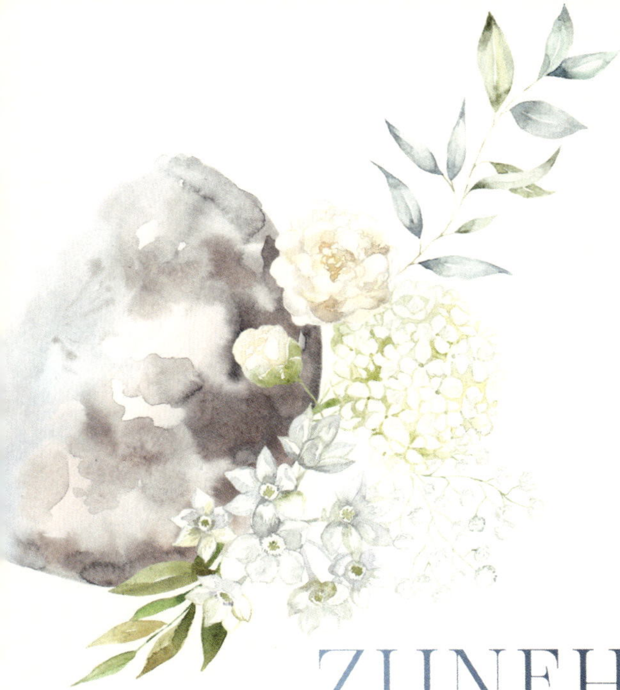

KAPITEL 8:

ZUNEHMENDER DREIVIERTELMOND

Der zunehmende Dreiviertelmond hat etwas Bittersüßes. Einerseits zeigt er an, dass du dein Ziel fast erreicht hast. Andererseits steht er aber auch für Befürchtungen, Zweifel und Lähmung. Möglicherweise erlebst du diese Phase als endloses Geplapper in deinem Kopf, Infragestellung deiner Vorgehensweisen und als plötzliches Bedürfnis, schnell noch etwas zu verändern oder sogar vollständig auszusteigen. Zwar sind solche Gefühle frustrierend, aber vielleicht sind sie das Zeichen dafür, dass ein Durchbruch oder das Erreichen der nächsthöheren Ebene unmittelbar bevorsteht. Halte also inne, bevor du irgendwelche folgenschweren Veränderungen vornimmst.

Dieses Kapitel hilft dir, tief Luft zu holen. Alles, was dir hier angeboten wird, soll dich darin unterstützen, Geduld aufzubringen und die Hoffnung wiederzuerlangen, vor allem aber wird es deinen Geist beschäftigen, damit er deinen Fortschritt nicht sabotiert.

GEDULD

Viele Dinge können geschehen zwischen dem Moment, in dem man eine Idee hat, und dem Zeitpunkt ihrer Umsetzung. Vielleicht siehst du dich veranlasst, deine Strategie, deine Idee oder sogar die Richtung, die du mit deinem Leben einschlägst, neu zu überdenken. Unsicherheiten dazu, ob du gut genug bist oder die richtige Wahl getroffen hast, können jederzeit in Erscheinung treten, auch dann, wenn du dich deinem Ziel problemlos näherst. Vergiss nicht, sogar bei langsamem Fortschritt kommt man voran, und selbst die erfolgreichsten Menschen haben Zweifel. Halte deine Vision in der Spur und gib die Hoffnung nicht auf.

KORRESPONDENZEN DES ZUNEHMENDEN DREIVIERTELMONDS

Im Anschluss folgt eine Liste von Zutaten, die auf die Energie des zunehmenden Dreiviertelmonds ausgerichtet sind und die du als Ausgangspunkt nutzen kannst, wenn du deine eigenen Rezepturen für die Mondapotheke schaffen willst. Jede Zutat hat ihre typischen individuellen Eigenschaften und bereichert deine magische Mischung um ihre Einzigartigkeit. Beschäftige dich auch mit der Korrespondenztabelle in Anhang 1, um die speziellen Eigenschaften der einzelnen Zutaten kennenzulernen.

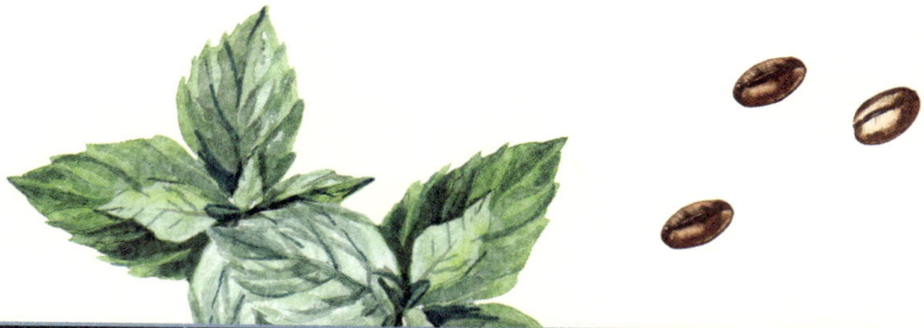

ÄTHERISCHE ÖLE	PFLANZEN	KRISTALLE
Angelikawurzel	Cilantro	Blaugebänderter Achat
Balsamtanne	Gardenie	Citrin
Basilikum	Heidekraut	Howlith
Fenchel	Kaffee	Rosenquarz
Hemlocktanne	Koriander	Sodalith
Jasmin	Lavendel	Unakit
Kamille	Mariengrass	
Palmarosa	Myrrhe	
Rose	Nelke	
Ylang-Ylang	Olivenblatt	
Ysop	Passionsblume	
Zedernholz	Pfefferminze	
Zitronengras	Rose	
	Senfsamen	

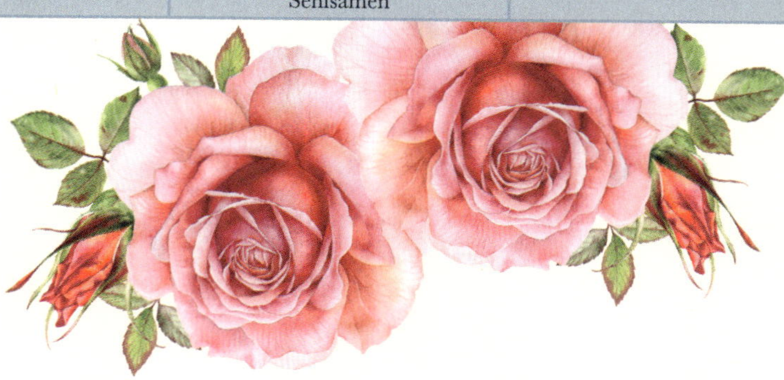

Blütenbad und Körperöl für Geduld

Meiner Meinung nach gehen Hoffnung und Schönheit Hand in Hand. Das Leben mag sich manchmal schrecklich, zehrend und überfordernd anfühlen, doch ein schönes Lied oder Bild, ein gemeinsamer Augenblick oder Kunst kann uns zu Tränen rühren und das Licht in unsere Seele zurückkehren lassen. Dieses Körperöl soll dich mit seiner Schönheit beglücken, dich fordern und dir mit seinen Kräutern und Ölen eine Verstärkung von Geduld, Hoffnung und Licht gewähren.

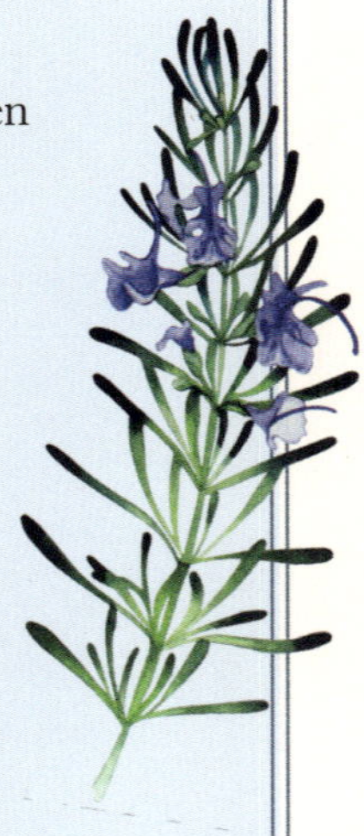

- 1 Sträußchen frische oder getrocknete Nelkenblüten
- Getrocknete oder frische Borretschblüten
- Optional: 1 kleiner Aquamarin
- Optional: 1 kleiner Rosenquarz
- 11 Tropfen ätherisches Hemlocktannenöl
- 5 Tropfen ätherisches Geranienöl
- 4 Tropfen ätherisches Lavendelöl
- 1 Tropfen ätherisches Gewürznelkenöl
- 1 Tropfen ätherisches Basilikumöl
- 1 Tropfen ätherisches Pfefferminzöl
- 1 Vitamin-E-Kapsel
- 240 ml fraktioniertes Kokosöl

Spüle die Blüten in frischem Wasser und lass sie anschließend vollständig trocknen. Wenn du getrocknete Blumen verwendest, dann entfällt dieser Schritt. Lege den Aquamarin und den Rosenquarz in einen möglichst durchsichtigen Glasbehälter deiner Wahl und füge Blüten hinzu, bis du die erforderliche Füllmenge und das gewünschte Aussehen erreicht hast.

Vermische die ätherischen Öle, das Öl aus der Vitaminkapsel und das Kokosöl gut in einer Schüssel. Gieße das Ölgemisch in den Glasbehälter mit den Blüten und Kristallen, verschließe ihn sorgfältig und schüttele ihn eine Weile vorsichtig. Gib mehr Öl hinzu, falls der Behälter noch nicht voll ist. Verwende die Mischung wie ein traditionelles Körper- oder Badeöl und fördere damit deine Geduld und Hoffnung.

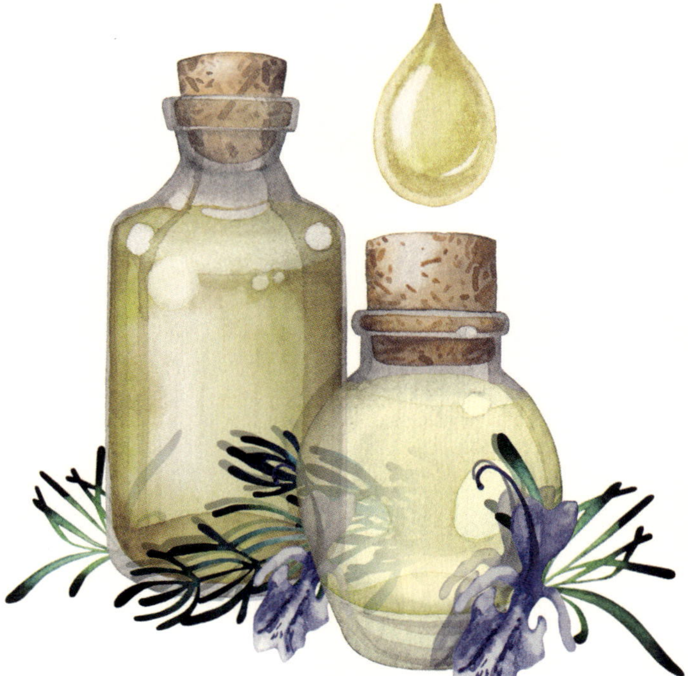

Räucherwerk für die Erneuerung von Hoffnung

Ich glaube fast, dies ist mein allerliebstes Räucherwerk. Seine Energie ist so süß und förderlich, genau das, was man während des zunehmenden Dreiviertelmonds braucht, wenn man sein Vorhaben nahezu zum Abschluss gebracht hat, aber sich dennoch etwas entmutigt fühlt und vielleicht dazu bereit, noch auf den letzten Metern aufzugeben. Veilchen verleihen dieser Mischung eine besondere Note. Ich finde, sie verkörpern Liebe und Heilung fast genauso überzeugend wie Rosen.

- 1 EL Kopalharz
- 1 EL getrockneter Mehliger Salbei
- 1 EL Rosenblütenblätter
- 2 TL getrocknete Wacholderbeeren
- 1 EL getrocknete Veilchen
- 1 EL getrocknete Osmanthus
- 1 EL getrocknete Weißdornblätter und -blüten

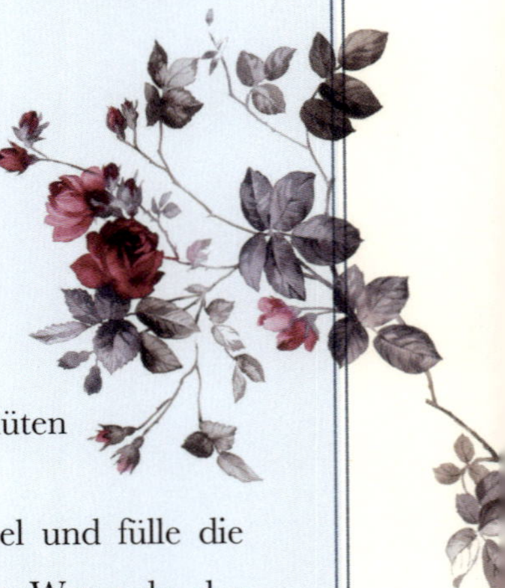

Vermische alle Zutaten in einer großen Schüssel und fülle die Mischung danach in einen luftdichten Behälter. Wenn du das Räucherwerk nutzen willst, dann entzünde eine Holzkohletablette und warte, bis sie zu knistern beginnt und sich orange verfärbt, anschließend lege sie in einem gut durchlüfteten Raum auf einen feuerfesten Teller. Verteile eine oder zwei Prisen des Räucherwerks auf der Tablette; beim Verbrennen wird sich Rauch entwickeln. Gestatte es dem Räucherwerk, langsam anzubrennen und füge eine weitere Prise hinzu, falls du den Rauch neu anfachen möchtest.

Aromadiffusermischung für Sanftheit

Ich gebe es zu, ich neige dazu, mir trotz meines spirituellen Trainings immerfort Sorgen zu machen; vielleicht liegt es an meinem Sonnenzeichen Skorpion! Außerdem bin ich oft ruhelos und aggressiv; das habe ich wohl meinem Mars im Widder zu verdanken! Es erübrigt sich zu sagen, dass ich immer Sanftheit zu erreichen versuche, aber für gewöhnlich damit scheitere, es sei denn, ich lass diese Aromadiffusermischung meinen Raum durchdringen. Der Duft ist äußerst feminin und weich, sodass man sich kaum aufregen kann, wenn man ihn riecht. Außerdem verwende ich diese Mischung gerne an Selbstfürsorgetagen, weil sie mich daran erinnert, einen Gang herunterzuschalten; sie macht mich darauf aufmerksam, dass alles vorübergeht.

- 8 Tropfen ätherisches Geranienöl
- 6 Tropfen ätherisches Sandelholzöl
- 2 Tropfen ätherisches Angelikawurzelöl
- 2 Tropfen reines ätherisches Rosenöl
- 1 Tropfen reines ätherisches Jasminöl

Gib die ätherischen Öle in eine Flasche mit Tropfer, falls du eine solche verwendest. Schüttele den Inhalt sorgfältig und bewahre das Gefäß an einem dunklen Ort, weit fort von direkter Sonneneinstrahlung auf. Gib die Mischung in deinen Aromadiffuser und folge dabei den Angaben des Herstellers.

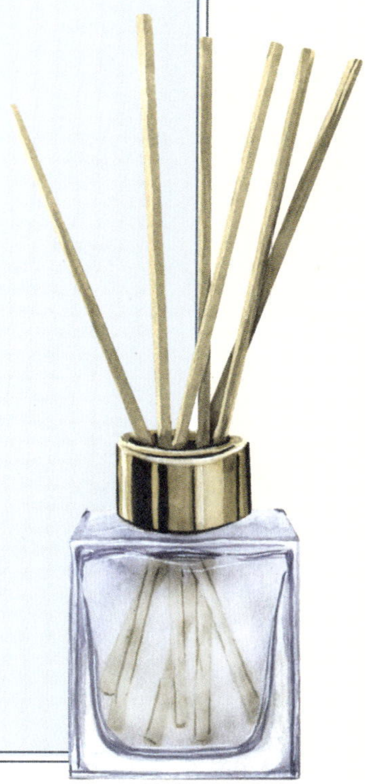

Mein Tipp: Betreibe einen Aromadiffuser im Hintergrund, wenn du gerade einer einfachen, monotonen Tätigkeit nachgehst, um den Kopf freizubekommen. Meine liebsten einfachen Aktivitäten sind Puzzeln und zu Häkeln. Sie zwingen mich zur Konzentration und lenken meinen Geist von den Sorgen und Schwierigkeiten ab, für die ich gerade keine Lösung habe.

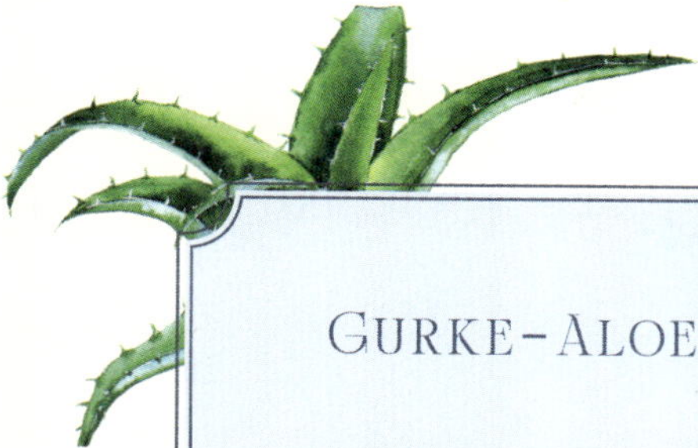

Gurke-Aloe-Vera-Reinigungswasser

Ich habe außerordentlich trockene Haut. Einerseits bedeutet dies, dass ich kaum je Problemen mit Akne hatte, doch andererseits ist meine Haut oft schuppig und juckt – jedenfalls war es so, bis ich aufhörte, trocknende Seifen mit hohem Sulfatanteil zu verwenden. Ich ging dazu über, selbst Reiniger auf Wasserbasis herzustellen und das hat meiner Haut wunderbar geholfen. Achte lediglich darauf, dein Gesicht, bevor du das Reinigungswasser nutzt, mit einem Tuch von Make-up zu befreien, falls du am Tag welches getragen hast.

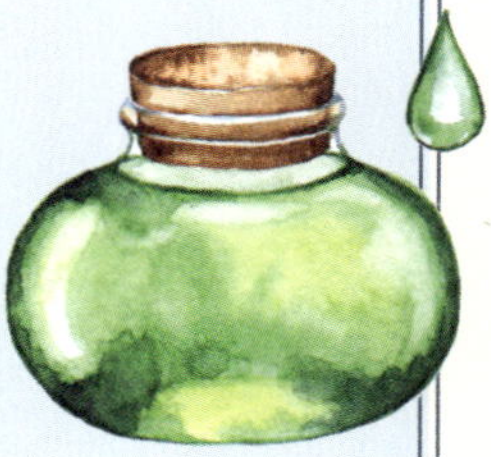

- 60 ml Mondwasser (siehe Seite **40**)
- 60 ml Aloe-Vera-Wasser
- 60 ml Gurken-Hydrosol
- 60 ml pflanzliches Glyzerin
- 60 ml Zaubernusswasser
- 5 Tropfen ätherisches Palmarosaöl
- 5 Tropfen ätherisches Kamillenöl

Gib alle Bestandteile in eine keimfrei gemachte Quetschflasche. Schüttele gut vor der Verwendung. Drücke eine großzügige Menge auf einen Wattebausch. Wische mit der einen Seite über dein Gesicht und nutze die andere, um deine Augen und Lippen vorsichtig abzutupfen. Spüle mit warmem Wasser nach und beende die Prozedur mit deiner Lieblingsfeuchtigkeitscreme.

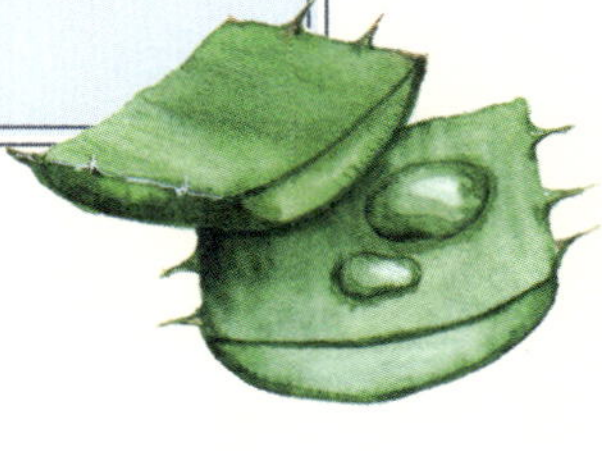

Erfrischendes Infused Water

Ich finde, Schönheit gehört zur Selbstfürsorge, und essbare Blüten verschönern alles, sogar langweiliges Wasser. Im Laufe der letzten Jahre konnte ich feststellen, dass sich meine Stimmung immer dann hebt, wenn ich mich einen Tag lang in der einfachen Freude an schönen Dingen sonne, wie etwa an diesem leicht umzusetzenden Rezept, das noch durch Zitronen und Gurkenscheiben aufgewertet wird.

- Rosenquarz
- ½ Gurke, in Scheiben geschnitten
- 1 Zitrone, in Scheiben geschnitten
- 1–2 Rosmarinzweige
- Essbare Blüten

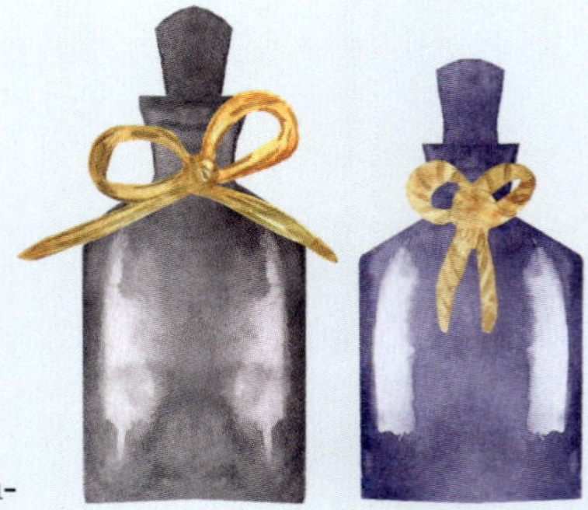

Fülle den Rosenquarz, die Gurken- und Zitronenscheiben sowie den Rosmarin in einen großen Krug und gieße dann mit Wasser auf. Stelle den Krug über Nacht oder für mehrere Stunden in den Kühlschrank. Ergänze als Letztes die essbaren Blüten als Schmuck und sorge an einem Tag der Selbstfürsorge mit dem Getränk dafür, dass dein Körper ausreichend Flüssigkeit erhält.

Mein Tipp: Stelle Eiswürfel mit essbaren Blüten her und bewahre sie im Tiefkühlfach auf, statt die Blüten direkt in den Krug zu legen.

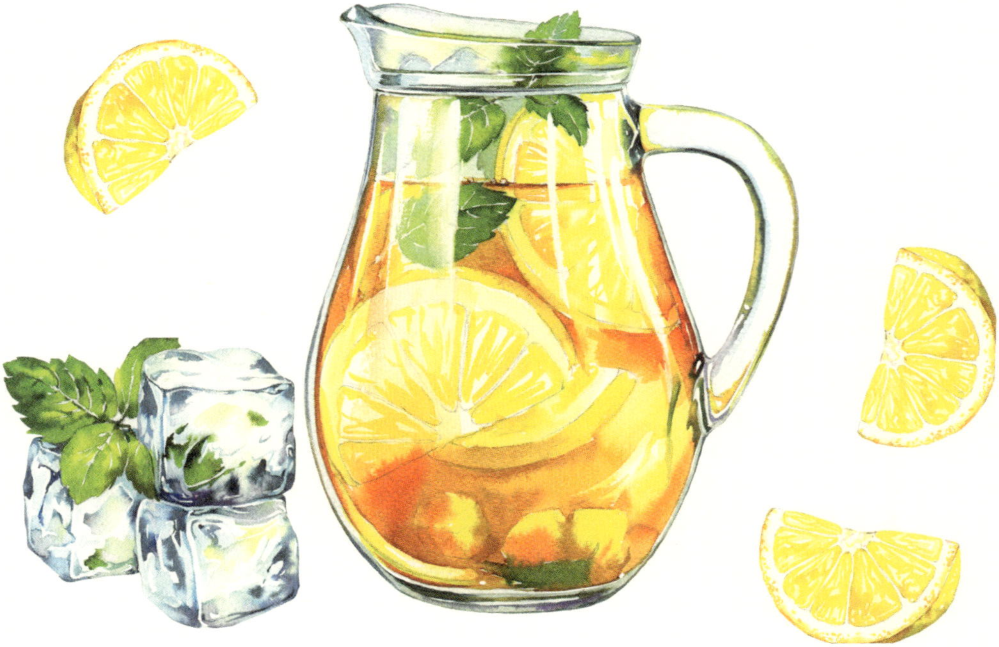

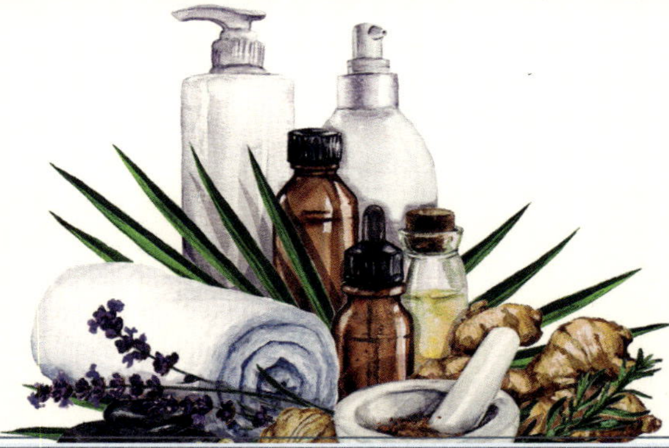

Morgenbad für die Seelenpflege

Ein Morgenbad kann sich recht ausschweifend anfühlen, und gerade deshalb finde ich, dass es ideal geeignet ist, um einen Tag der Selbstfürsorge damit zu beginnen. Du brichst entspannt in deinen Morgen auf und bist hoffentlich bereit, dich den Rest des Tages zu verwöhnen.

- 120 g Backnatron
- 180 g Milchpulver (siehe Mein Tipp auf der Folgeseite)
- ¼ TL Senfpulver
- 1 Grapefruit, in Scheiben geschnitten
- 8 Tropfen ätherisches Geranienöl
- 4 Tropfen reines ätherisches Jasminöl
- 1 Tropfen ätherisches Ysopöl
- Optional: 1 Sträußchen Nelken
- Optional: Weiße oder cremefarbene Kerzen
- Optional: Mondstein oder Bergkristall

Vermische Backnatron, Milchpulver, Senfpulver, Grapefruit und die ätherischen Öle mit dem Schneebesen in einer Schüssel. Fülle die Mischung in einen luftdicht verschließbaren Behälter und lagere ihn an einem dunklen Ort wie etwa in einem Schrank. Schmücke dein Badezimmer mit Nelken, Kerzen und Kristallen, vor allem aber das direkte Umfeld deiner Badewanne. Den Bergkristall kannst du auch in dein Badewasser legen, wenn du das magst. Entzünde die Kerzen und, wenn du willst, spiele sanfte Musik.

Lass ein Bad einlaufen und stelle die Temperatur so ein, dass du es 20 bis 30 Minuten lang genießen kannst. Zuletzt gib etwa eine Tasse von dem Badezusatz ins Wasser und verteile ihn mit den Händen, bevor du dich in die Wanne setzt. Entspanne dich im Bad und fördere in dir Hoffnung, Geduld und Seelenfrieden.

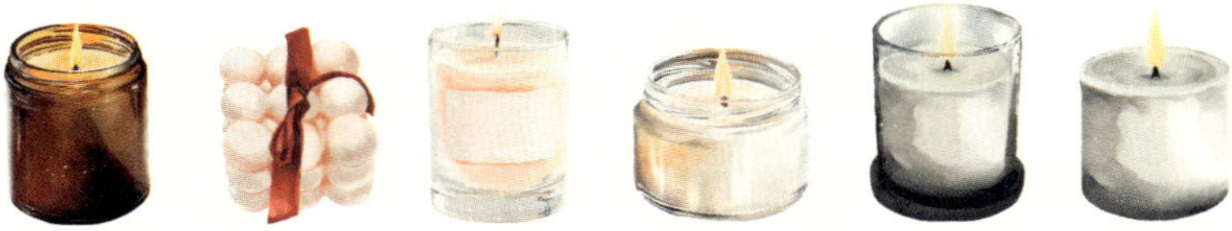

Mein Tipp: Es gibt verschiedene Arten von Milchpulver, auf die du zurückgreifen kannst, etwa auf der Basis von Kokosnuss oder Hafer, falls du keine tierischen Produkte verwenden willst. Falls du unter trockener Haut leidest, eignen sich Vollfettziegen- oder Buttermilchpulver. Ist deine Haut eher ölig, dann empfehle ich Milchpulver von entrahmter Milch.

EIN STILLES WOCHENENDE ZU HAUSE

Für mich ist Saubermachen eine gute Methode, um meinen Geist von stressigen Dingen abzulenken. Außerdem stelle ich fest, dass mein Umfeld chaotisch wird, wenn ich das Gefühl habe, überfordert zu sein. Wenn ich also nichts voranbringen kann, dann nehme ich mir einen Tag lang Zeit, um zu Hause Körper, Geist und Seele auszuruhen.

Nachfolgend teile ich mit dir die Schritte, die ich nutze, um mich energetisch wieder auf die Höhe zu bringen, meinen Geist von Sorgen und stressigen Ereignissen abzulenken und außerdem auch noch etwas ganzheitliche Selbstfürsorge unterzubringen.

Schritt 1: Bereite am Vorabend das erfrischende Infused Water zu (siehe Seite **136**) und stelle es in den Kühlschrank.

Schritt 2: Spiele erhebende, wohltuende oder energetisch reinigende Musik. (Siehe Bonusmaterial auf Seite **299**, um Zugang zu den Links meiner bevorzugten Hintergrundmusik auf YouTube zu erhalten.)

Schritt 3: Nutze einen Aromadiffuser, um den Duft deiner liebsten Mischung aus ätherischen Ölen in deiner Wohnung zu verbreiten; in diesem Buch findest du eine große Auswahl an geeigneten Mischungen. Entzünde Kerzen oder Räucherwerk, wenn du

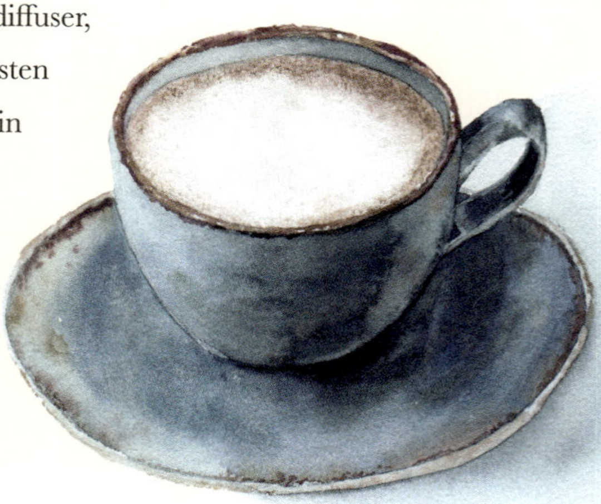

magst, setze einen Simmertopf auf oder verteile in jedem Raum ein oder zwei Sprühstöße deines bevorzugten Ritualsprays.

Schritt 4: Bereite dir ein Morgenbad für die Seelenpflege (siehe Seite **138**).

Schritt 5: Reinige dein Gesicht mit dem Gurken-Aloe-Vera-Wasser (siehe Seite **135**), während du die Wanne einlaufen lässt.

Scritt 6: Bürste deinen Körper mit einer Trockenbürste ab. Beginne hierzu bei den Füßen und arbeite dich weiter hoch, immer zum Herzen hin. Bürste dann deinen Nacken und die Schultern ab, auch hier immer Richtung Herz.

Schritt 7: Massiere das Körperöl für Geduld (siehe Seite **130**) in deine Haut ein und lass dich vorsichtig in der Wanne nieder. Genieße für 20 Minuten dein Bad und trockne dich dann ab, wobei du deine Haut etwas feucht bleiben lässt.

Schritt 8: Zuletzt trägst du eine Feuchtigkeitscreme auf und ziehst Kleidung an und Hausschuhe, die so bequem sind, dass du sie den ganzen Tag tragen kannst.

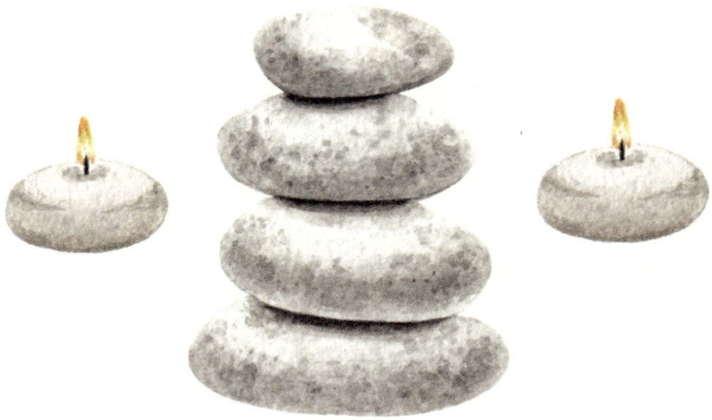

NÄHRHAFTE SPEISEN ZUBEREITEN

Ich bezeichne diese Mahlzeiten als »bescheidenes Essen«, denn sie sind einfach, nährstoffreich, bestehen aus unverarbeiteten Zutaten und verschaffen deinem Köper eine Pause von schwereren Mahlzeiten. Außerdem sind die Speisen leicht zuzubereiten, damit du nicht zu viel Zeit mit dem Kochen verbringen musst.

HERZHAFTES PORRIDGE MIT ZIEGENKÄSE UND AVOCADO

Das Rezept mag sich wie eine ungewöhnliche Kombination anhören, doch es wertet das eher langweilige Porridge auf und verwandelt es in eine wunderbar cremige und sättigende Speise. Außerdem enthält es Eiweiß und gesunde Fette, eine darüber ausgedrückte Limette rundet den Geschmack ab. Hier die Zutaten:

- 240 ml Wasser
- 50 g Haferflocken
- 1 Avocado, in Scheiben geschnitten oder gewürfelt
- 30 g Ziegenkäse
- Salz und Pfeffer nach Geschmack

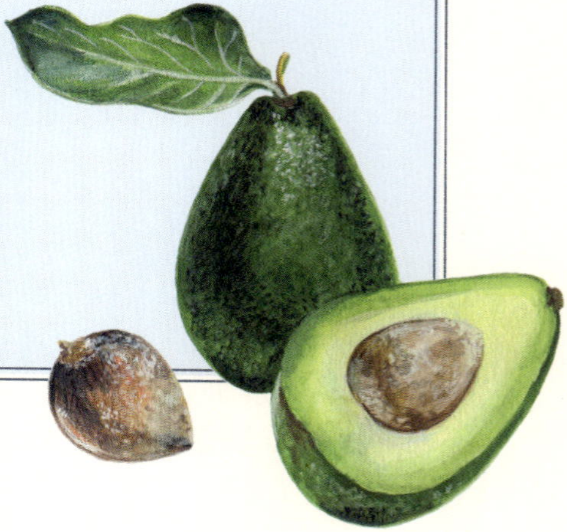

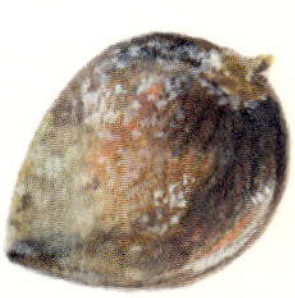

Ananas-Zimt-Smoothie

Als Kind nahm mich mein Vater öfter zu einem Hamburger-Imbiss mit, der auch Ananas-Malz-Shakes im Angebot hatte. Diese waren ein wahrhaft dekadenter Genuss, doch enthielten sie sehr viel Zucker. Heute gibt es den Burgerstand leider nicht mehr. Zwar ist meine Taille dankbar dafür, aber ab und an sehne ich mich nach diesem einzigartigen Geschmack zurück. Deshalb habe ich mir einen Smoothie einfallen lassen, der ähnlich schmeckt, aber sehr viel gesünder ist. Er eignet sich ideal als Mittagsmahlzeit an einem Selbstfürsorgetag. Kombiniere diese Zutaten in einem Mixer:

- 200 g gewürfelte Ananas
- 120 ml Ananassaft
- ½ Banane
- 1 EL Zimtwurzel
- 240 ml Hafermilch
- 200 g Eiswürfel

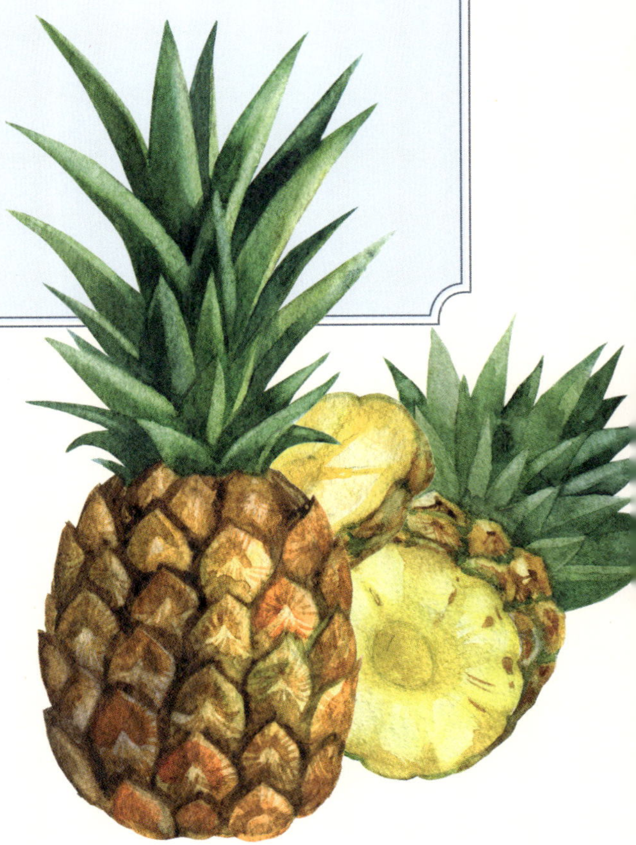

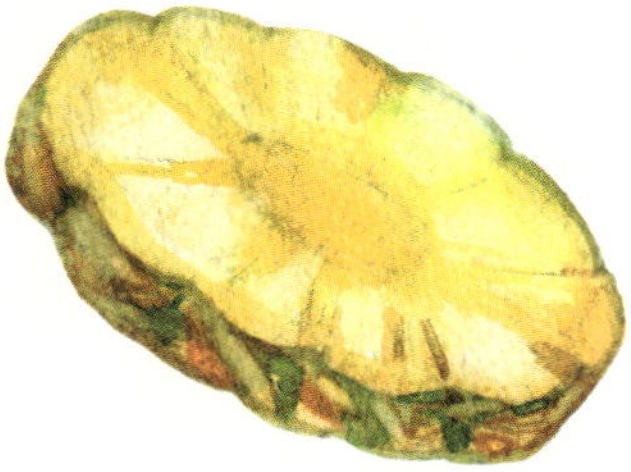

Kohlsalat mit Erdbeeren, Pekannüssen und gegrilltem Steak

Dieses Gericht wähle ich, wenn ich etwas Gesundes, Frisches und Nahrhaftes brauche, das aber dennoch Genuss verspricht. Kohl schmeckt mir persönlich unendlich viel besser als alle Salatsorten, und frische Erdbeeren sorgen für eine süße, fröhliche Note. Ich mag ein einfaches gegrilltes Steak mit Salz, Pfeffer und Butter. Natürlich kann man auch etwas Gesünderes wie Olivenöl oder Margarine verwenden, aber dann schmeckt es nicht ganz so gut.

Vinaigrette:

- 60 ml Balsamicoessig
- 2 EL Honig
- 2 TL Dijonsenf
- 1 Knoblauchzehe, zerquetscht
- Salz und Pfeffer nach Geschmack
- 60 ml Olivenöl

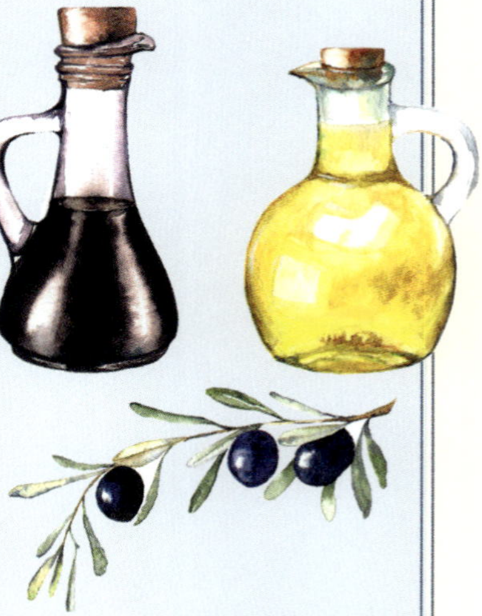

Steak:

- 120 g Steak, Zwischenrippenstreifen oder Lende
- Salz und Pfeffer nach Geschmack
- 2 EL Butter

Salat:

- 1 Bund Kohl (mir schmeckt besonders Schwarzkohl, alternativ Grünkohl oder Wirsing)
- 1 EL Olivenöl
- Erdbeeren, in Scheiben geschnitten
- Pekannüsse, halbiert
- Parmesan, gerieben

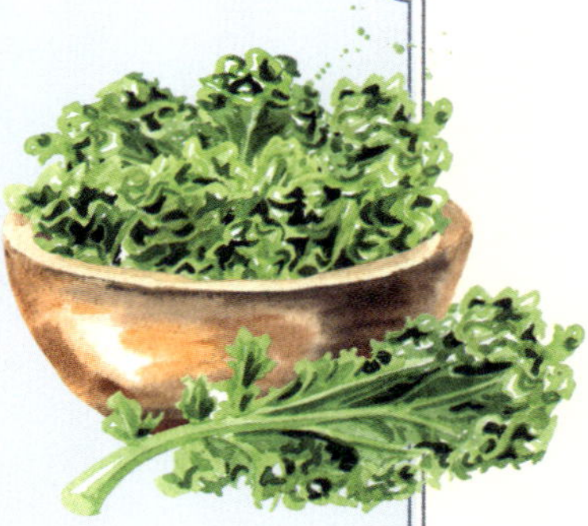

Verquirle die Vinaigrettezutaten außer dem Olivenöl, bis alles gut vermischt ist. Erst dann lässt du unter ständigem Rühren das Olivenöl langsam einträufeln. Schmecke ab und würze, falls erforderlich, nach. Dieses Dressing kann man in einem Schraubgefäß im Kühlschrank gut mehrere Monate lang aufbewahren. Vor jeder Verwendung gut schütteln.

Würze beide Seiten des Steaks mit Salz und Pfeffer. Zerlasse die Hälfte der Butter in eine Bratpfanne bei mittlerer bis geringer Hitze, dann lege das Steak hinein und brate es fünf Minuten. Füge den Rest der Butter hinzu und löffle, sobald sie flüssig ist, etwas davon über das Steak. Wende das Steak und gare es von der anderen Seite weitere fünf Minuten. Schalte dann auf starke Hitze und brate das Fleisch, bis es bräunt und eine Kruste bildet, etwa eine Minute pro Seite. Nimm das Steak aus der Pfanne und lass es mindestens 10 Minuten lang auf einem Teller ruhen, bevor du es in Streifen schneidest.

Hacke den Kohl in lange Streifen und massiere ihn mit dem Olivenöl, um ihn weicher zu machen. Arrangiere den Kohl mit den Erdbeeren, den Pekannüssen und dem Parmesan auf einem Teller, lege das Steak darauf und beträufle alles mit der Balsamico-Vinaigrette.

WIDME DICH DEM, WAS AUF DEM ABSTELLGLEIS GELANDET IST

Wenn du die Hoffnung verloren hast oder sich einfach kein Fortschritt einstellen will, dann ist es manchmal das Beste, sich auf andere Gedanken zu bringen. Eine voll gestellte Wohnung ist nicht selten ein Hinweis auf einen übervollen Geist. Da ist Aufräumen eine hervorragende Methode, um sich zu beschäftigen und zugleich etwas auf der To-do-Liste abzuhaken. Sei nicht überrascht, wenn nach einem produktiven Aufräumtag deine kreativen Säfte wieder zu fließen beginnen. Probiere einige der nachfolgenden Vorschläge zum Saubermachen aus oder lass dir eigene Methoden einfallen, um deinen Geist an deinem nächsten stillen Wochenende beschäftigt zu halten:

- Wasche deine Kleidung.
- Sortiere und beantworte deine Mails von Familienangehörigen und Freunden.
- Räume den Kühlschrank und Geschirrschränke aus, um sie sauber zu machen.
- Putze die Fenster mit Fensterbänken, Laibungen und Stürzen, und wenn du schon dabei bist, auch gleich noch die Rahmen der Bilder, die bei dir hängen.
- Reinige die Flächen unter deinen Möbelstücken.
- Kämpfe dich durch liegen gebliebene Papiere.
- Wasche Vorhänge, Kissenbezüge und Decken.
- Beende oder beginne die Onlinekurse, die du bereits bezahlt oder die du gebucht hast.
- Spende alte Kleidung, die du nicht mehr trägst.

- Entferne das Unkraut aus deinem Garten.
- Geh kleinere Reparaturen in deiner Wohnung an.

ENERGETISCHE REINIGUNG

Öffne so viele Türen und Fenster wie möglich, um negative Energie abfließen zu lassen. Anderenfalls verschiebst du sie nur von einer Ecke in die nächste. Um deine Räume von negativen Energien zu befreien, beginne in der östlichsten Ecke und arbeite dich von dort aus im Uhrzeigersinn durch deine Wohnung. Achte auch bei den einzelnen Räumen darauf, immer im Osten anzufangen – der Himmelsrichtung der Neuanfänge.

Wenn du sprühst oder räucherst oder eine andere deiner Meinung nach angemessene Reinigungsmethode verwendest, dann teile der geistigen Welt dabei mit, was du erwartest. Du kannst um die Beseitigung negativer Energien bitten oder um eine sichere, behagliche Umgebung oder um Frieden und Lebensfreude. Du musst lediglich Sorge tragen, dass deine Intentionen eindeutig sind. Nimm dir in den Ecken, in denen fremde Energien auftreten oder in denen sich die Energie abgestanden anfühlt, extra viel Zeit. Arbeite dich durch jedes Zimmer und vergiss nicht, den Geistern für die Reinigung und den Schutz deines Umfelds zu danken, bevor du den Prozess beendest. Fahre solange fort, bis du deine ganze Wohnung gereinigt hast.

> *Mein Tipp*: Blättere zu Seite **154**, um zum Rezept für das Rauch-Reinigungsbündel mit Harz zu gelangen.

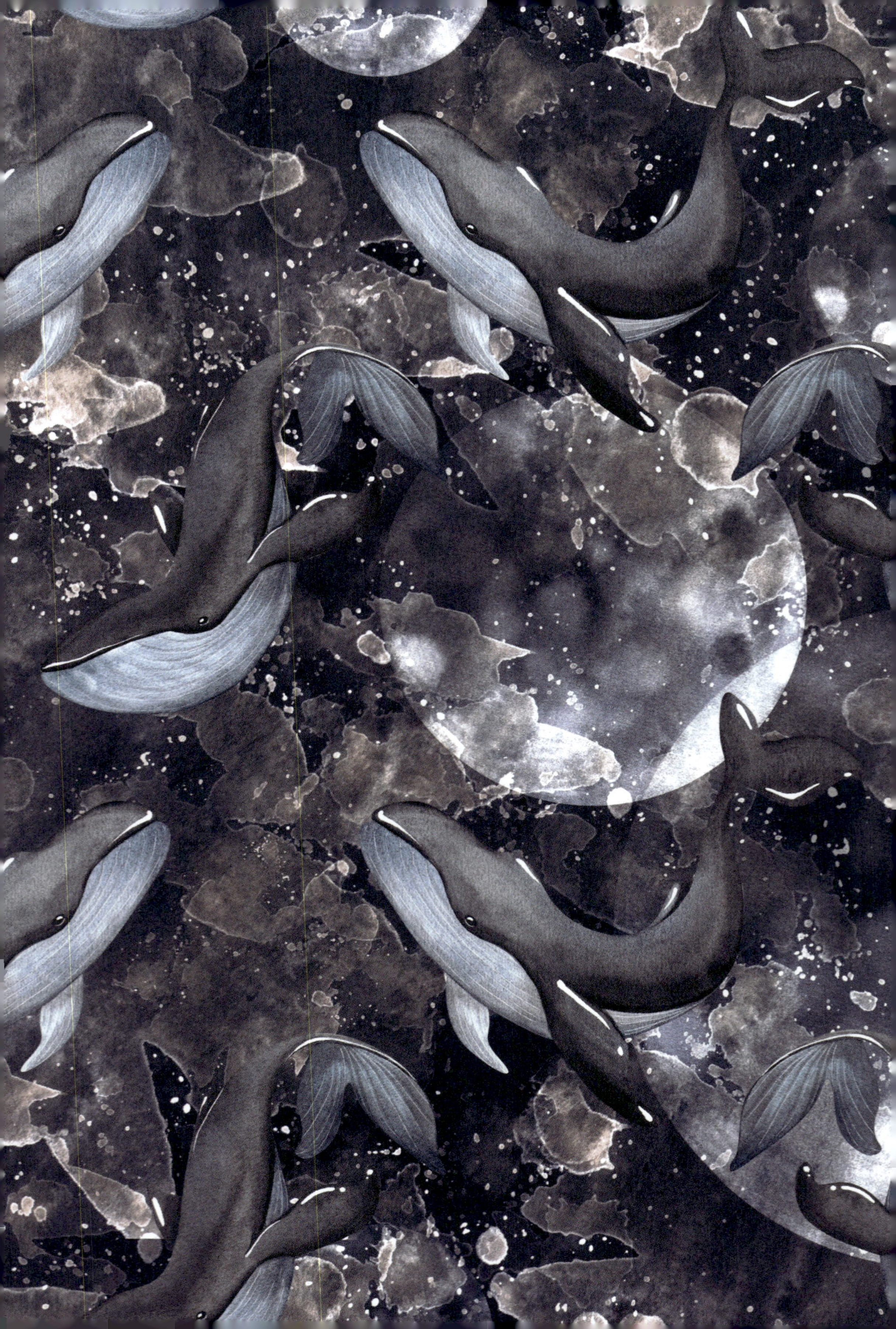

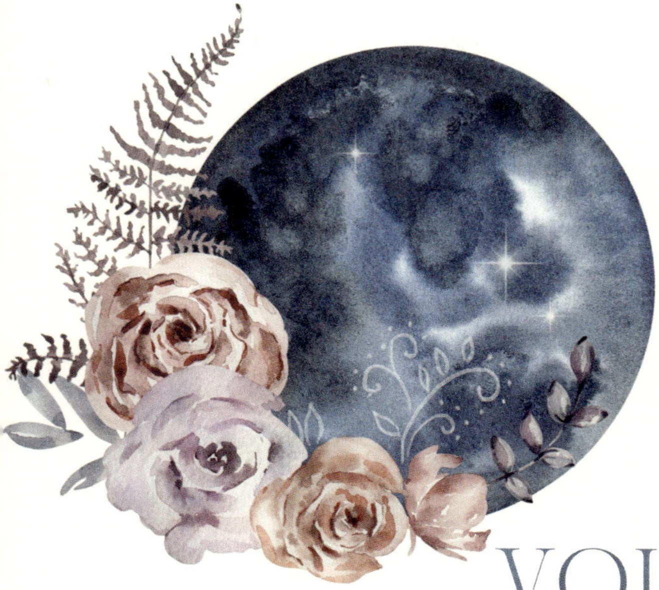

KAPITEL 9:

VOLLMOND

Der Vollmond kennzeichnet den Moment, an dem sich deine Intention im Idealfall manifestiert hat. Aber auch wenn dein Manifestationsprozess noch nicht zu einem guten Abschluss gekommen ist, kannst du den Zeitpunkt nutzen, um deinen bisherigen Erfolg zu feiern, auch wenn es vielleicht nur ein paar Schrittchen sind oder du nur ein kleines Zwischenziel erreicht hast. In diesem Kapitel habe ich Rezepte für Zaubermittel und Speisen zusammengetragen, die das von dir Erreichte ins rechte Licht rücken. Nur allzu leicht übersieht man bisherige Errungenschaften, wenn auf der Liste der Ziele noch viele Häkchen fehlen.

KLARHEIT

Zuerst und vor allem geht es beim Vollmond um Licht. Nutze die Phase, um dir Klarheit darüber zu verschaffen, wie weit du schon gekommen bist und welchen Weg du noch zurücklegen musst. Nicht zuletzt kannst du mit deiner neu gewonnenen Klarheit dein Vorankommen feiern, auch wenn du bisher nur einen Schritt geschafft hast. Ich finde, jeder Schritt hin zu deinem Ziel ist ein Gewinn. Lege Wert darauf, deinen Erfolg mit den Menschen, die dich lieben und denen du wichtig bist, zu teilen – am besten auf deiner eigenen Vollmond-Party, für die du in diesem Kapitel Rezepte und Anleitungen findest.

VOLLMOND-KORRESPONDENZEN

Im Anschluss folgt eine Liste von Zutaten, die auf die Energie des Vollmonds ausgerichtet sind und die du als Ausgangspunkt nutzen kannst, wenn du deine eigenen Rezepturen für die Mondapotheke schaffen willst. Jede Zutat hat ihre typischen individuellen Eigenschaften und bereichert deine magische Mischung um ihre Einzigartigkeit. Beschäftige dich auch mit der Korrespondenztabelle in Anhang 1, um die speziellen Eigenschaften der einzelnen Zutaten kennenzulernen.

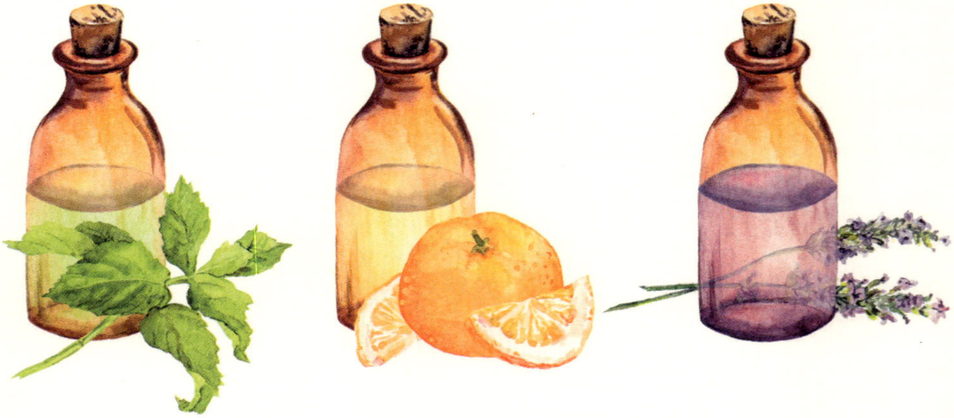

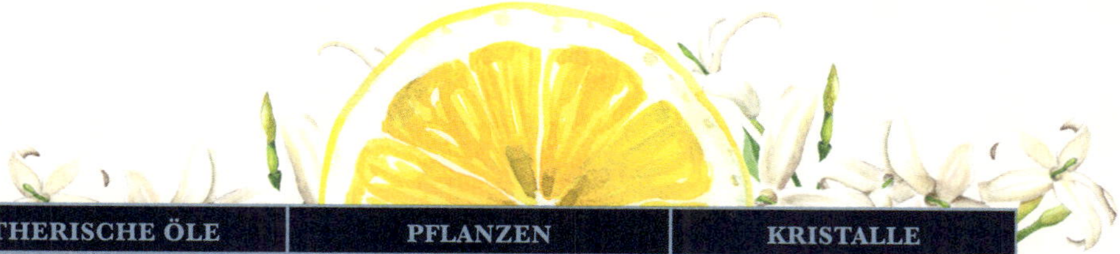

ÄTHERISCHE ÖLE	PFLANZEN	KRISTALLE
Grüne Minze	Aloe	Anhydrit
Jasmin	Angelikawurzel	Bergkristall
Kamille	Jasmin	Moldavit
Lavendel	Orange	weißer oder cremefarbener
Majoran	Pfefferminze	Mondstein
Muskatellersalbei	Silberweidenrinde	Selenit
Neroli	Zedernblatt	
Rose	Zitrone	
Rosmarin		
Sandelholz		
Thymian		
Weihrauch		
Ylang-Ylang		
Ysop		
Zedernholz		
Zitrone		

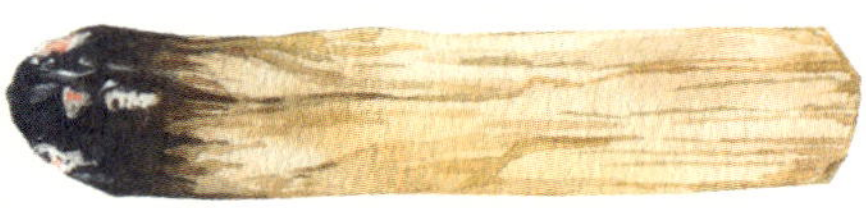

MOND-PARTY: ZUSAMMENKUNFT DER DANKBARKEIT

In einer vollkommenen Welt haben sich die Vorhaben, die du dir bei Neumond auf die Fahne geschrieben hast, bis zum nächsten Vollmond erfüllt. Was könnte angemessener sein, als dies in der Familie oder im Freundeskreis gebührend zu feiern? Lade deine Lieben zu dir ein und bitte sie, ihre Lieblingskristalle mitzubringen, um sie mit der Energie deines Erfolgs und mit Dankbarkeit aufzuladen, während ihr gemeinsam im Licht des Vollmonds speist. Hier die Schritte für eine einzigartige lunare Zusammenkunft.

Schritt 1: Lade deine Freunde zu dir ein und bitte sie, ihre Lieblingskristalle mitzubringen.

Schritt 2: Als Vorbereitung auf dein Fest, stelle das Vollmond-Spray für Klarheit her (siehe rechts) sowie Schälchen für die Mond-Aufladung und -Reinigung (siehe Seite **155**) als kleine Gastgeschenke. Wähle draußen einen schönen Platz aus, der groß genug für dich und deine Gäste ist, und stelle dort Tische und Stühle auf. Dekoriere den Tisch mit Stoffen, Blumen, Kräutern, Kerzen und anderen Gegenständen, die dir Freude bereiten, wobei du natürlich genug Platz lässt für Servierteller. Decke für jeden Gast gesondert ein und dekoriere jeden Platz mit einem Sprühfläschchen und einer Plakette.

Schritt 3: Entzünde unmittelbar vor dem Eintreffen deiner Gäste das Rauch-Reinigungsbündel mit Harz (siehe Seite **154**) und lege es in eine Tonschale, die du so platzierst, dass deine Gäste sie gut riechen können, sich aber nicht von der Rauchentwicklung gestört fühlen. Entzünde weitere Bündel im Verlauf der Feier, falls du es für erforderlich hältst.

Richte deine Gerichte – zum Beispiel Mozzarella mit gelben Tomaten und lilablättrigem Basilikum, Gebackener Zitrus-Heilbutt, Zitronen-Baiser-Törtchen und die Zutaten für die Mondmilch-Cream-Soda – auf dem Tisch zwischen den Dekorationen an. Vergiss nicht, kleine Schalen mit Beilagen, zusätzlichen Saucen sowie Salz und Pfeffer für deine Gäste bereitzuhalten, wie auch ausreichend Tüten, damit deine Gäste ihre Geschenke mit nach Hause nehmen können.

Sobald deine Gäste eintreffen, bitte sie, ihre Kristalle zum Aufladen auf den Teller neben ihrem Namensschild zu legen. Die Kristalle werden sich mit der Energie deiner Feier im Licht des Mondes aufladen.

Vollmond-Spray für Klarheit

Nur wenige Zutaten repräsentieren den Mond besser als Jasmin, Zitrone und Rose. Gemeinsam entwickeln sie außerdem einen unwiderstehlichen Duft. Weihrauch ist ebenfalls eine gute Wahl für den Vollmond und fügt der ansonsten eher einfachen Mischung etwas Tiefe und Komplexität hinzu.

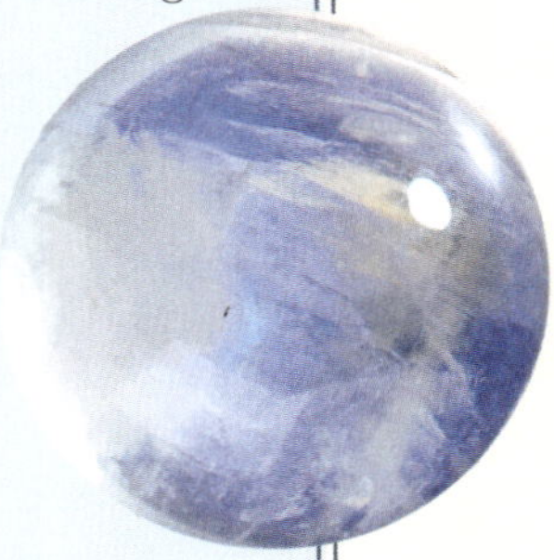

- 120 ml Mond-Wasser (siehe Seite **40**)
- 25 Tropfen reines ätherisches Jasminöl
- 50 Tropfen ätherisches Zitronenöl
- Ein paar Tropfen ätherisches Weihrauchöl
- 1 EL Rosentinktur oder Rosenwasser

Fülle ein 120-Milliliter-Fläschchen mit den genannten Zutaten. Schraube einen Sprühkopf auf und lagere den Behälter geschützt vor direkter Sonneneinstrahlung. Lass die Inhaltstoffe sich wenigstens einen ganzen Tag lang verbinden. Vor jeder Verwendung gut schütteln. Das Spray bleibt bis zu einem Jahr frisch.

Rauch-Reinigungsbündel mit Harz

Dieses Räucherbündel gleich den traditionellen Salbeibündeln, doch befindet sich in seinem Inneren außerdem Harz. Erstmals habe ich diese Bündel als Gastgeschenk angefertigt, und sie kamen bei meinen Gästen sehr gut an. Stelle entweder lauter gleiche Bündel her oder solche aus unterschiedlichem Pflanzenmaterial und lass deine Gäste dann intuitiv wählen, damit sie herausfinden können, welches Pflanzenmaterial sie am meisten brauchen.

- Frische, duftende Blätter wie zum Beispiel Salbei
- 1–2 EL Kräuter oder Zweige pro Bündel (ich verwende Lavendel und Rosmarin)
- Harz (ich verwende Weihrauch)
- Zwirn

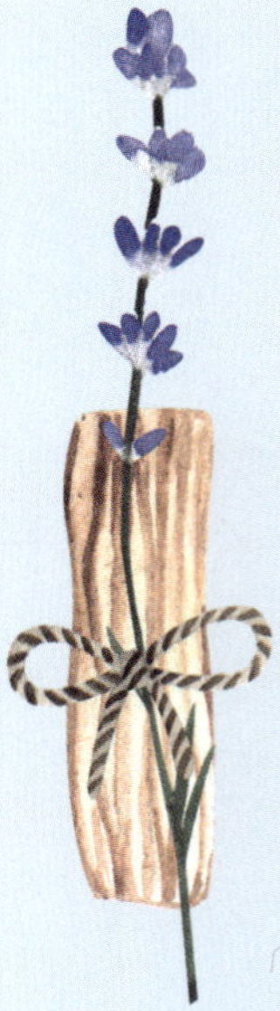

Wähle aromatische Kräuter mit großen Blättern wie Salbei oder Eukalyptus und lass sie etwas trocknen. Breite die Blätter flach aus, sodass sie ein Rechteck von etwa 4 mal 8 Zentimetern ergeben; die lange Seite sollte zu dir zeigen. Verteile die übrigen Kräuter und das Harz der Länge nach auf den Blättern.

Rolle die Blätter mit den Kräutern und dem Harz der Länge nach zu einem festen Bündel zusammen. Binde den Zwirn am unteren Ende der Rolle fest. Mit dem langen Zwirnende umwickelst du das Bündel bis nach oben und dann kreuzweise wieder zurück bis nach unten, wo du beide Enden zusammenknotest. Achte darauf, dass alles fest zusammengezurrt ist.

Damit das Bündel gut trocknen kann, sollte es am besten an einer Schnur hängen. Nach ein paar Wochen ist das Bündel gebrauchsfertig und du kannst es nach Bedarf und wie ein traditionelles Salbeibündel anzünden.

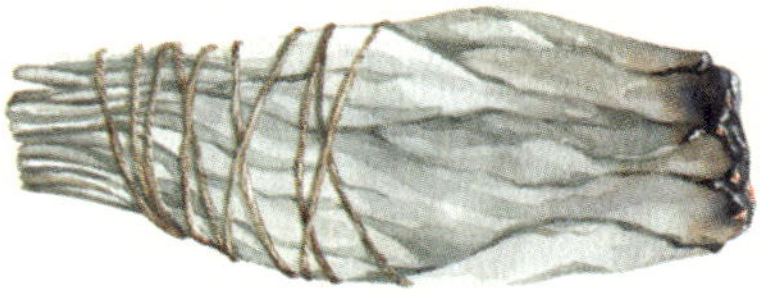

Schälchen für die Mond-Aufladung und -Reinigung

Man kann vergleichbare Schmuckschälchen natürlich auch kaufen, aber sie selbst herzustellen macht Spaß und gestattet es dir, sie in Größe, Form und Ausschmückung deinen persönlichen Bedürfnissen anzupassen. Bereite sie als Gastgeschenk für die große Mond-Party vor, die ich auf Seite **151** beschreibe. Du hast die Möglichkeit, jede Plakette eigens für die Person zu verzieren, die sie erhalten soll. So sehen deine Gäste, wie viel Liebe und Wertschätzung du für sie empfindest.

- Lufttrocknender Ton
- Nudelholz
- Kleiner Teller oder Schale
- Scharfes Messer
- Pinsel
- Acrylfarben

Forme aus dem Ton eine große Kugel, dann nutze das Nudelholz, um den Ton etwa fünf Millimeter dick auszurollen. Nutze einen kleinen Teller als Vorlage, um mit dem Messer eine runde Scheibe auszuschneiden. Schneide mithilfe des Tellers so viele Scheiben aus, wie du benötigst. Lege die Scheiben über umgedrehte Schalen, damit sie Tiefe erhalten, und lass sie über Nacht trocknen.

Male die Schalen so an, wie es dir gefällt. Du könntest auch Stempel oder die Serviettentechnik nutzen, um unterschiedliche Designs zu erhalten.

Holunderblüten-Zitronen-Kamille-Basissirup

Holunderblüten und Zitrone sind eine einnehmende Kombination. Um Kamille wird sie ergänzt, weil das Kraut mit Erfolg, Wohlstandswachstum und Frieden korrespondiert.

Verwende den Sirup, um Wasser etwas Geschmack zu geben, oder in Cocktails oder aber, um die Mondmilch-Cream-Soda herzustellen.

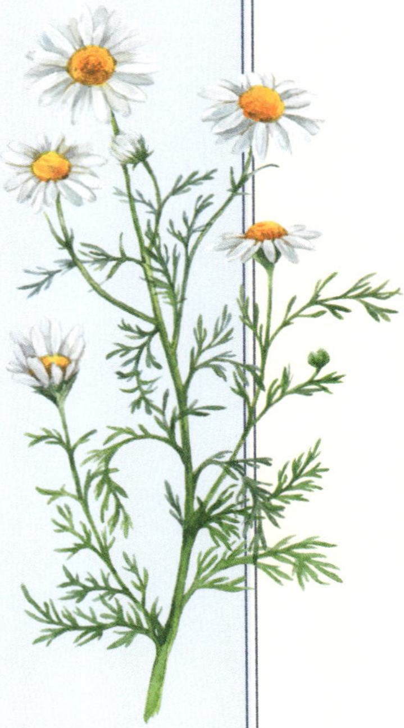

- 1 EL getrocknete Holunderblüten
- 1 Zitrone, in Scheiben geschnitten
- 1 EL getrocknete Kamille
- 220 g Zucker
- 240 ml Wasser
- Optional: gelbe Lebensmittelfarbe

Fülle alle Zutaten außer der Lebensmittelfarbe in einen Topf und erhitze sie auf mittlerer Flamme, bis sich der Zucker auflöst. Nimm den Topf vom Herd und lass den Sirup ziehen und abkühlen. Gieße ihn durch ein Sieb und ergänze dann, wenn gewünscht, die Lebensmittelfarbe.

Mondmilch-Cream-Soda

Dieses Rezept macht mich besonders glücklich, denn es verbindet zwei meiner liebsten Getränke: Italien Cream Soda und Mondmilch. Ich finde, Maca-Pulver sorgt dafür, dass alles noch cremiger schmeckt, deshalb füge ich es fast allen milchbasierten Getränken hinzu und es scheint mir daher auch hier zu passen. Da niemand warme Mondmilch auf einer Party mit sich herumtragen will, fand ich die Brausevariante ideal, um diesen wohltuenden Drink noch ansprechender zu machen.

- 3 EL Holunderblüten-Zitronen-Kamille-Basissirup
- 240 ml Mineralwasser mit Zitronengeschmack
- 1 TL Maca-Pulver
- 2 EL Half-and-Half (siehe nachfolgender Tipp)
- Schlagsahne, geschlagen

Fülle Gläser mit den Eiswürfeln und dem Basissirup und dann zu drei Vierteln mit Mineralwasser auf. Mische in einem anderen Behälter Maca-Pulver und Half-and-Half mit einem Milchaufschäumer. Verteile die Mischung auf die Gläser. Du musst nicht umrühren, da die Half-and-Half ohnehin von allein nach unten sinkt. Gib zuletzt die gewünschte Menge geschlagene Sahne hinzu und streue eine Prise Maca-Pulver als Deko darüber. Serviere mit einem Papierstrohhalm und einem langem Löffel. Das Getränk schmeckte auch großartig, als ich den Basissirup durch Holunderblütenlikör ersetzte.

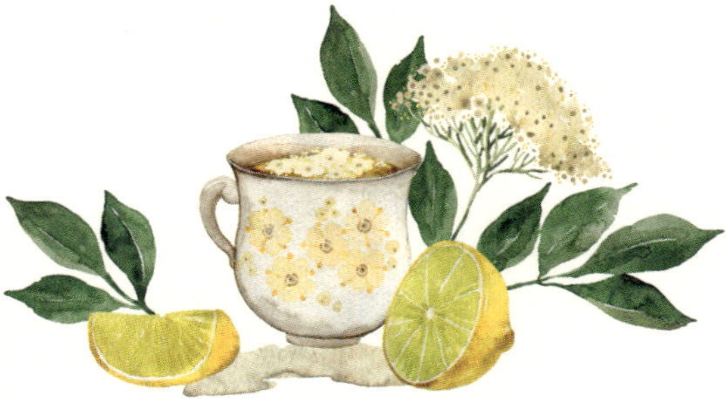

Mein Tipp: Half-and-Half ist ein amerikanisches Milchprodukt, das Vollmilch und Sahne im Verhältnis von 3:1 mischt. Als vegane Alternative können Hafer-, Soja- oder Kokosnusssahne bzw. -milch dienen.

DAS MOND-MENÜ

MOZZARELLA MIT GELBEN TOMATEN UND LILABLÄTTRIGEM BASILIKUM

Hier kommt eine verbesserte Variante eines alten Klassikers. Bei Mozzarellascheiben muss man automatisch an den Vollmond denken, umso mehr eignet sich der Käse für eine Vollmond-Party. Gelbe Tomaten gefallen mir am besten, weil sie mir etwas leuchtender und frischer vorkommen als rote Tomaten – außerdem erinnert ihre Farbe mehr an Mondlicht.

- 480 ml weißer Balsamicoessig
- 1 EL Olivenöl
- 340 g Mozzarella, in Scheiben geschnitten
- 3–4 große gelbe Tomaten
- 1 Handvoll lilafarbige Basilikumblätter, ohne Stiele
- Salz und Pfeffer nach Geschmack

Lass den Essig in einem Topf aufkochen und dann bei reduzierter Hitze 20 Minuten kochen. Die Flüssigkeit sollte danach dicker und erheblich reduziert sein. Nimm den Topf vom Herd und lass den Inhalt abkühlen. Sobald abgekühlt, vermische den reduzierten Essig mit dem Olivenöl und stelle den Topf beiseite.

Arrangiere die Tomaten- und Mozzarellascheiben auf einer Servierplatte und verteile darauf das Basilikum. Du kannst die Basilikumblätter auch zwischen den Tomaten- und Mozzarellascheiben »festklemmen«. Verteile die Essig-Öl-Mischung gleichmäßig darüber und würze nach Wunsch mit Salz und Pfeffer. Guten Appetit!

Gebackener Zitrus-Heilbutt

Dieses schnell und leicht zuzubereitende Rezept eignet sich hervorragend für eine Dinnerparty unter freiem Himmel. Das Gericht ist frisch und trotzdem nahrhaft und benötigt nur wenig Vorbereitung. Ich kombiniere es gerne mit Baby-Karotten und kleinen Kartoffeln aus dem Ofen.

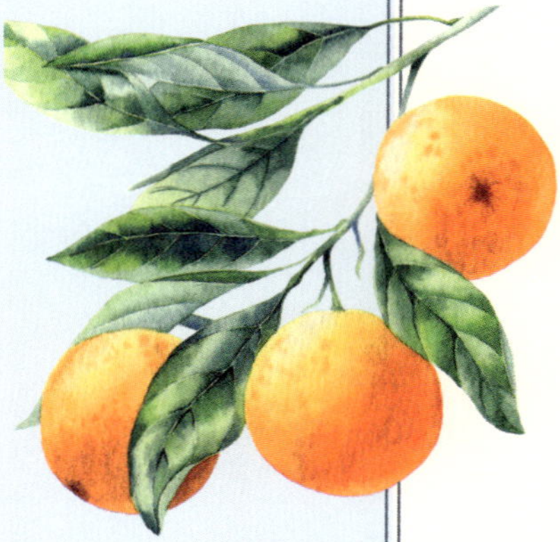

- 4 Heilbuttfilets
- Trockener Weißwein
- 2 TL Olivenöl
- Salz und Pfeffer nach Geschmack
- 1 Zitrone, in Scheiben geschnitten
- 1 Limette, in Scheiben geschnitten
- 1 Orange, in Scheiben geschnitten

Ofen vorheizen auf 200 Grad Celsius.

Bereite eine ausreichend große Backform vor, indem du sie mit Alufolie auskleidest und anschließend einfettest. Gieße etwas Wein in die Form und lege dann die Filets nebeneinander hinein. Beträufele sie mit Olivenöl und würze sie mit Salz und Pfeffer.

Verteile die Zitrusfrüchte rings um die Filets, decke alles mit einem weiteren Stück Alufolie ab und schiebe es für 15 bis 20 Minuten in den Backofen. Übergieße den fertigen Fisch vor dem Servieren mit etwas Garsaft.

Zitronen-Baiser-Törtchen

Ich esse nicht so gerne Früchte oder Torten. Mir ist klar, dass versteht nicht jeder, aber so ist es nun einmal. Zitronen-Baiser-Törtchen allerdings mag ich sehr, und diese Sorte bedeutet mir besonders viel. Es ist das Rezept meiner Großmutter, und als meine Mutter es mir nach ihrem Tod gab, fiel mir auf, wie sehr sich ihre und meine Handschrift ähneln. Tatsächlich gleichen sie einander so stark, dass ich erst glaubte, ich selbst hätte das Rezept aufgeschrieben. Es ist außerdem das einzige Zitronen-Curd, das mir je gelungen ist, und es hat sehr viele Versuche gegeben. Da ich daran arbeite, mich als Expertin für eine spirituelle Lebensführung zu manifestieren – ;-) – macht es mich traurig, mir vorzustellen, ich könnte je eine Fernsehshow haben oder ein richtiges Kochbuch veröffentlichen ohne meine Großmutter an meiner Seite. Aber immerhin kann ich mit ihrem Rezept etwas von ihr weitergeben.

- Mürbeteig, entweder selbst gemacht oder fertig gekauft
- 220 g Zucker + 6 EL extra
- 60 g Speisestärke
- Prise Salz
- 360 ml kaltes Wasser
- 3 Eier, getrennt und in Raumtemperatur
- 60 ml Zitronensaft
- Schale 1 Zitrone, gerieben
- 1 EL ungesalzene Butter

Heize den Ofen auf 180 Grad Celsius vor. Rolle den Teig aus und schneide mit einer Form oder dem Teigrad runde

Scheiben aus. Drücke die Teigscheiben in die einzelnen Vertiefungen einer Muffinbackform und fülle sie mit getrockneten Erbsen oder Reis. Bedecke sie mit Backpapier und backe sie für 10 bis 15 Minuten. Hole die Form aus dem Ofen und lass die Törtchen in der Form auskühlen.

Vermische in einem mittelgroßen Topf Zucker, Speisestärke und Salz. Rühre langsam das Wasser unter und rühre so lange weiter, bis du eine glatte Masse erhältst. Bringe sie auf mittlerer Hitze zum Kochen und lass sie fünf Minuten lang unter ständigem Rühren einreduzieren. Nimm den Topf vom Herd und rühre eine kleine Menge der Mischung in das Eigelb, danach gib das Eigelb zu der Mischung in den Topf. Koche das Gemisch unter ständigem Rühren einmal auf und lass es dann ca. eine Minute lang kochen. Nimm den Topf vom Herd und füge den Zitronensaft, die Zitronenschale (1 TL behältst du zurück) und Butter hinzu und rühre, bis du eine glatte Mischung erhältst. Sobald das Zitronen-Curd abgekühlt ist, löffelst du es in die gebackenen Törtchen.

Schlage das Eiweiß mit den restlichen Zitronenschalen mit dem elektrischen Schneebesen auf, bis es steif zu werden beginnt, dann lass langsam den Zucker einrieseln, während du weiter mit dem Handrührer arbeitest, bis sich der Zucker aufgelöst hat. Fülle die Baisermasse vorsichtig in einen Spritzbeutel und spritze sie auf die Törtchen oder verteile sie einfach bis zum Rand mit dem Löffel.

Schieb die Törtchen noch in der Muffinform in den Backofen und backe sie 12 bis 15 Minuten, bis die Baisermasse einen zarten braun-gelben Farbton annimmt. Dann nimm sie aus dem Ofen und lass sie abkühlen.

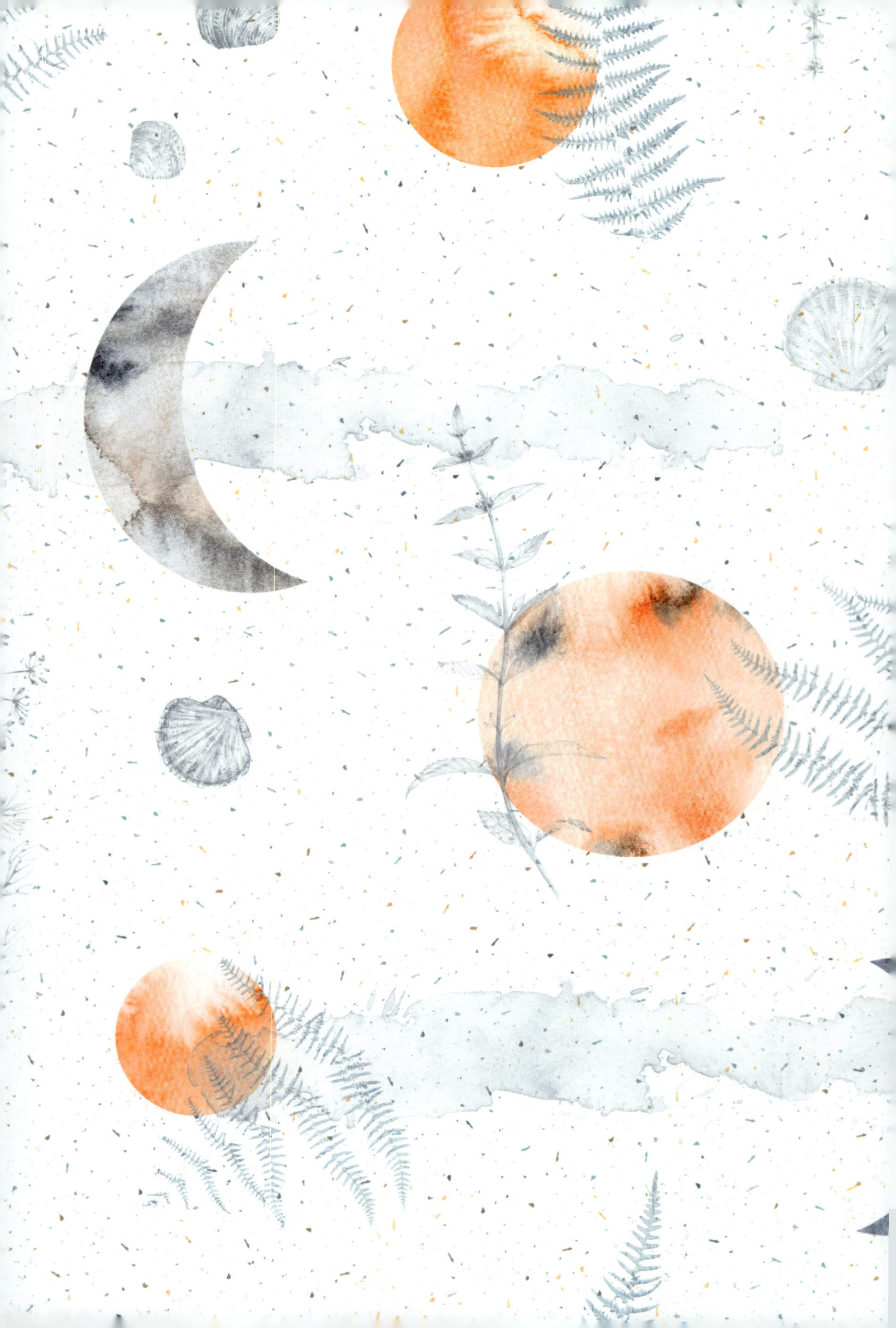

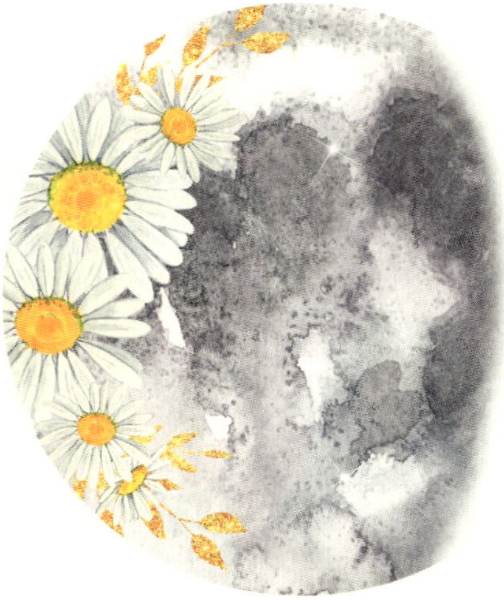

KAPITEL 10:

ABNEHMENDER DREIVIERTELMOND

Der abnehmende Dreiviertelmond ermuntert zu Selbstmitgefühl, Nachdenken und Dankbarkeit. Er stellt einen guten Zeitpunkt dar, um deine Fortschritte zu bewerten und deine Ziele neu zu überdenken. Die Rezepturen und Übungen in diesem Kapitel beseitigen jegliche negative Energien, die möglicherweise Versagensgefühle in dir oder zu langsames Vorankommen auslösen. Sie helfen dir, deinen Geist und Körper zu entspannen und fördern insbesondere deine Selbstliebe.

REFLEXION

Eine regelmäßige Selbstreflexions-Praxis bringt dich ab von dich selbst herabsetzenden Gedanken. Sie dient der Klarheit und ermöglicht Erkenntnisse, die für die Konkretisierung der nächsten Schritte notwendig sind. Du erhältst die Chance, deinen Geist zu öffnen, damit du von deinen Erfolgen und Misserfolgen lernen kannst und die erlangten Informationen auf förderliche Weise zu nutzen, wenn mit dem nachfolgenden Mondzyklus wieder die Zeit für die Umsetzung von Intentionen kommt. Außerdem gibt dir der abnehmende Dreiviertelmond die Gelegenheit, deinen Geist zu erneuern, indem du feststellst, was nicht funktioniert und deshalb losgelassen werden sollte.

KORRESPONDENZEN DES ABNEHMENDEN DREIVIERTELMONDS

Im Anschluss folgt eine Liste von Zutaten, die auf die Energie des abnehmenden Dreiviertelmonds ausgerichtet sind und die du als Ausgangspunkt nutzen kannst, wenn du deine eigenen Rezepturen für die Mondapotheke schaffen willst. Jede Zutat hat ihre typischen individuellen Eigenschaften und bereichert deine magische Mischung um ihre Einzigartigkeit. Beschäftige dich auch mit der Korrespondenztabelle in Anhang 1, um die speziellen Eigenschaften der einzelnen Zutaten kennenzulernen.

ÄTHERISCHE ÖLE	PFLANZEN	KRISTALLE
Amyris	Mohnsamen	Amazonit
Baldrian	Moos	Bergkristall
Eukalyptus	Pfefferminze	Fluorit
Fenchel	Safran	Jaspis
Kiefer	Sternanis	Lepidolith
Majoran	Veilchenwurzel	
Rosmarin		
Salbei		
Tannennadeln		
Thymian		
Wacholder		
Ysop		

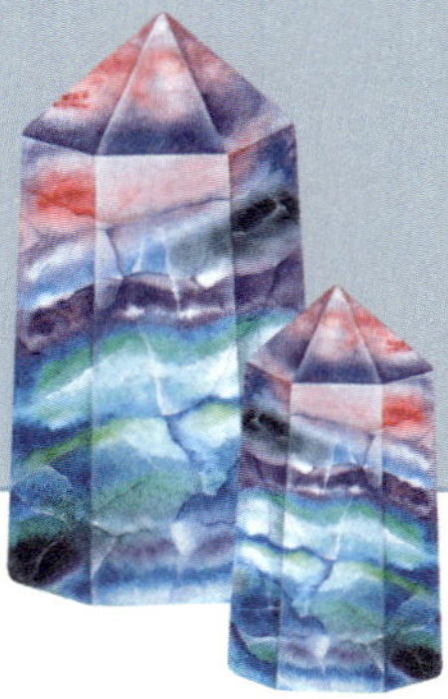

JOURNALING-RITUAL

Hier folgt ein Ritual, das dich darin unterstützt, dich zu entspannen, deinen Geist zu klären und dich mit deinem inneren Selbst zu verbinden. Sobald das erledigt ist, kannst du dich selbst mit Journaling-Impulsen dazu anregen, deine Vergangenheit sowie deinen Körper besser zu verstehen und Ziele für deine Zukunft festzulegen. Dieses Ritual eignet sich ideal für die Zeit des abnehmenden Dreiviertelmonds, tatsächlich ist es aber jederzeit hilfreich, insbesondere dann, wenn es dir an Klarheit mangelt.

Schritt 1: Bad für Klarheit und Reflexion: Beginne mit entspannender Selbstfürsorge, um den Tag von dir abzuwaschen und Platz für Ruhe zu schaffen. Die dazugehörige Rezeptur findest du auf Seite **177**.

Schritt 2: Mondmilch für Selbstreflexion: Bereite dir zum Stressabbau dieses beruhigende Getränk und trinke es, während des Journalings. Das Rezept findest du auf Seite **176**.

Schritt 3: Aroma: Erfülle deinen Raum mit einer entspannenden Mischung ätherischer Öle, die eigens für das Journaling zusammengestellt wurde und Klarheit, Selbstreflexion und Frieden fördert. Die Anweisungen für die Mischung findest du auf Seite **178**.

Schritt 4: der richtige Rahmen: Erfülle deinen Ritualraum mit Heilung und präpariere deine Hilfsmittel, um das Beste aus deiner Selbstreflexion zu machen. Unterstützung bieten die nachfolgenden Kristalle, denen die Förderung von Klarheit nachgesagt wird:

- Amazonit
- Amethyst
- Fluorit
- Hämatit
- Quarz
- Turmalin

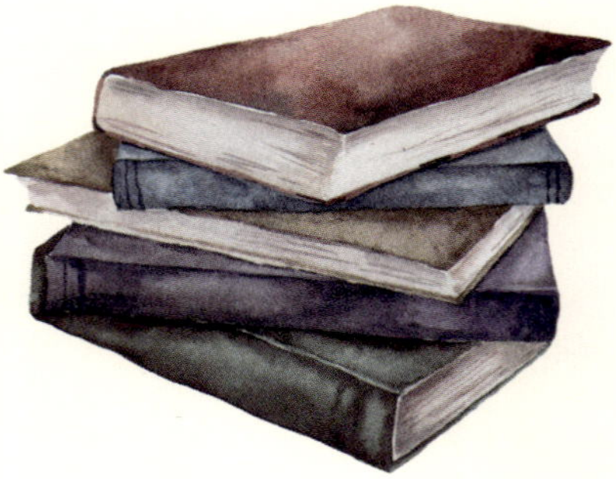

Ich führe ein eigenes Journal, das ausschließlich meiner Selbstreflexion und der spirituellen Führung, die ich erhalte, vorbehalten ist. Es ist verziert mit Dingen, die für mich Intuition, Berufung und Hoffnung auf die Zukunft darstellen. Ich bewahre es auf meinem Altar auf, damit ich es bei Zeremonien und Ritualen wie diesem sofort zur Hand habe. Gleich daneben liegt ein besonderer Stift, der, zur Stärkung meiner Intuition, mit blauer Tinte schreibt und in ein Stück Sari-Seide gewickelt ist, dessen Farben von Blau bis Lila reichen. Eigens dem Zweck geweihte Werkzeuge zu nutzen, verleihen dem gesamten Prozess etwas Heiliges und helfen, das Spirituelle vom Alltäglichen zu separieren.

Kerzen schaffen ein besinnlicheres Licht. In Ritualen nutze ich sie gerne, um Voraussetzungen für eine beruhigte Umgebung herzustellen und ein wenig zusätzlichen Duft einzubringen. Der Sinn von Ritualen besteht darin, einen besonderen räumlichen und zeitlichen Rahmen zu erzeugen, in dem du dich dir und deinem Wachstum widmen kannst, also halte dich mit dem Luxus nicht zurück.

Mein Tipp: Verstärkend wirkt es, wenn du dem Wachs deiner Kerzen noch ein paar passende Kristallsplitter beigibst, die den Raum mit ihrer heilenden Energie erfüllen.

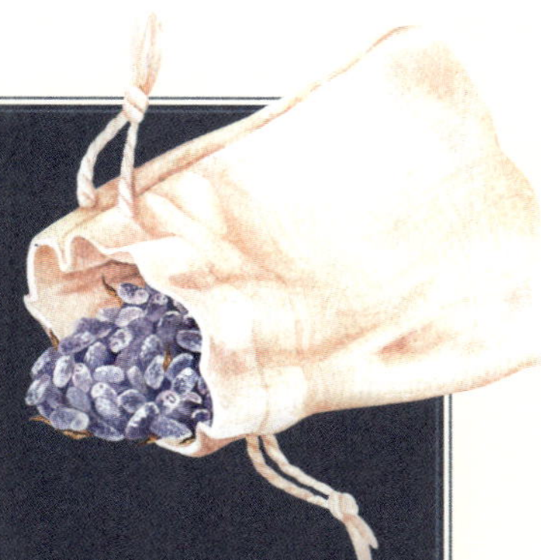

Schritt 5: zusätzliche Wohltaten: Überlege, ob du dein Ritual um die nachfolgenden Elemente bereichern möchtest, damit dein Raum und das Ritual selbst noch ein wenig magischer werden:

- Musik: Es gibt ein grenzenloses Angebot von Musik auf YouTube, um die Schwingungen anzuheben, Frieden zu fördern, die Aura zu reinigen und eigentlich für jede Intention, die dir nur einfallen könnte. Erfahre auf Seite **299**, wie du Zugang zu einer Liste meiner persönlichen Favoriten erhältst.
- Pflanzen: Sogar Zimmerpflanzen haben heilende Eigenschaften, und

wenn sie sonst nichts erreichen, dann reinigen sie auf jeden Fall die Atemluft. Probiere verschiedene Pflanzen aus, um herauszufinden, welche dir am besten gefallen. Ich selbst mag am liebsten Geigenfeige.

- Atemübungen: Bewusstes Atmen in Form von bestimmten Übungen helfen, Nervosität zu reduzieren und deinen Geist ins Gleichgewicht zu bringen, und fördern einen besseren Fokus.
- Bequeme Kleidung: Du möchtest dich in keiner Weise eingeengt und möglichst entspannt fühlen. Wähle die Kleidung, in der du am liebsten faulenzt, oder reserviere passende Outfits eigens für rituelle Zwecke.
- Keine Geräte: Nutze ganz altmodisch Stift und Papier. Mit technischen Geräten riskierst du Ablenkung. Schalte auch dein Handy aus.

Schritt 6: Schutzraum der Selbstreflexion: Bevor du dich ans Journaling machst, nutze diese Übung, um deinen Ritualraum energetisch vom Alltäglichen zu abzugrenzen.

Es ist wichtig, sich aus dem Alltag zu lösen, bevor man sich meditativer, ritueller Arbeit widmet. Hier gibt es verschiedene Weg, aber mir ist es am liebsten, einen Schutzraum zu visualisieren oder Licht, das mich einhüllt. Ein solches Verfahren gestattet es dir, deine Probleme für einen Moment zu vergessen. Sobald du in deinem Schutzraum bist, sollte dein Geist frei und auf dich fokussiert sein und dir damit den Raum geben, den du für die Selbstreflexion brauchst.

Schließe deine Augen und stelle dir vor, dass sich alle deine Sorgen in einem Karton befinden. Sieh vor deinem inneren Auge, wie du diesen Karton fortwirfst, ohne dich darum zu kümmern, wo er landet. Mit noch immer geschlossenen

Augen bringst du ein Licht hervor, dass in einer Blase von deinem Herzen ausgeht und dich ganz und gar einhüllt. In dieser Blase sorgt ein warmes Glühen für Besänftigung und Ruhe. Die Außenwand der Blase besteht aus einem Spiegel, der jegliche unerwünschte Energie reflektiert und dorthin zurücksendet, wo sie herkommt. Falls irgendwelche deiner Sorgen aus dem Karton zu dir gelangen wollen, prallen auch sie an dem Spiegel ab.

Schritt 7: Führungsgebet: Sprich das Führungsgebet von Seite **174**.

Schritt 8: Selbstliebebriefe: Journalingfragen oder -anregungen können Impulse sein, die dir helfen, dich und deine Reise mit größerer Klarheit und mehr Verständnis zu sehen. Die Selbstliebebriefe funktionieren ähnlich und gestatten es dir außerdem, dein wahres Selbst aus den Teilen herauszulösen, die du als zerbrochen, leer oder blockierend empfindest. Auf diese Weise kannst du klar reflektieren und von einer Position ausgehen, in der du intuitiv weißt, was du tun und wie du denken sollst. Genau an diesen Platz, in dein inneres Selbst nämlich, solltest du dich begeben, wenn du an deine Hoffnungen, Träume, Bedürfnisse und Wünsche denkst. Du musst die Briefe nicht alle auf einmal schreiben, tatsächlich wäre das gar nicht empfehlenswert. Beim und durch das Schreiben kann einiges in Bewegung geraten, und du brauchst zwischendurch Zeit, um es zu verarbeiten, damit du dich nicht überfordert fühlst.

Brief an dein vergangenes Selbst: An welchen Teil deiner Vergangenheit du schreiben willst, bleibt dir überlassen, doch hier folgen ein paar Vorschläge. Du kannst an dein zwanzigjähriges Selbst schreiben und von all den Dingen sprechen, von denen du dir gewünscht hättest, du hättest sie damals schon gewusst. Oder du verfasst einen Brief an einen Teil von dir, den du nicht magst, vielleicht an die Person, die damals in der Schule so abgelenkt war oder zu viel Alkohol getrunken hat. Übe keine Selbstzensur, aber zeige auch ein wenig Mitgefühl. Schreibe an dein vergangenes Selbst und teile ihm alles mit, von dem du dir wünschst, jemand hätte es dir damals gesagt. Sei dieser Mensch, den du damals in deinem Leben gebraucht hättest und unterstütze den Teil von dir, der damals Hilfe benötigt hätte.

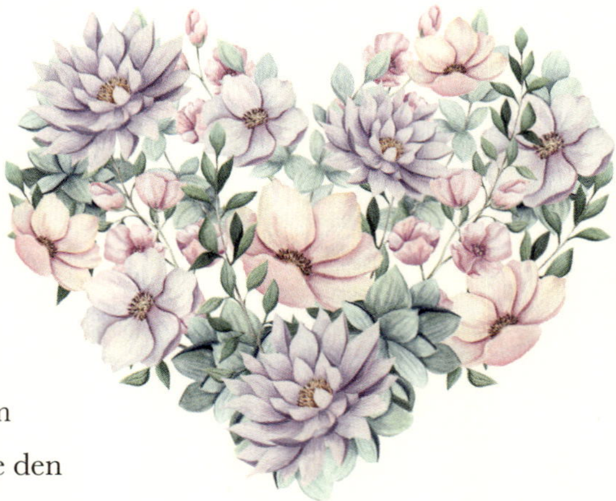

Brief an deinen Körper: Schreibe deinem Körper und teile ihm mit, wie du dich mit ihm fühlst. Der Brief kann positiv oder negativ ausfallen, solange er aufrichtig ist. Beispielsweise könntest du eine Entschuldigung dafür formulieren, falls du ihn schlecht behandelst oder vernachlässigt hast. Oder du findest die Worte für einen Liebesbrief und sprichst darin über alles, was du an deinem Körper magst. Oder du verpflichtest dich, in Zukunft besser auf ihn und deine Selbstfürsorge zu achten.

Brief deines zukünftigen Selbst an dein heutiges: Beschreibe alles, was du erreicht hast, die Menschen, denen du begegnet bist, neue Beziehungen und alte, die sich weiterentwickelt haben, und Orte, an denen du warst. Berichte von dem Zuhause, in dem du lebst, oder von der Art, wie du dich kleidest. Du kannst auch thematisieren, wie du dich fühlst, und wie sich deine Persönlichkeit im Laufe der Jahre verändert hat.

Brief an dein zukünftiges Selbst: In diesem Brief kannst du über deine Werten und Überzeugungen sprechen. Er dient der Anbindung an deine Grundwerte und soll dein zukünftiges Selbst an die Dinge erinnern, die wichtig sind.

Wenn du beispielsweise im Begriff bist, ein Unternehmen zu gründen, dann könntest du dein zukünftiges Selbst als CEO einer erfolgreichen Firma ansprechen. Vielleicht willst du die Gründe für die Gründung des Unternehmens thematisieren, was du dir erhofft hast und für wen du diese Arbeit auf dich nimmst. Schreibe über die Gefühle, die du bei deinem ersten Verkauf oder beim Erlangen deines ersten Kunden hattest. Wenn du fertig bist mit deinem Brief, unterschreibe und datiere ihn und platziere ihn an einer Stelle, auf die dein Blick regelmäßig fällt. Lies ihn dann, wenn du eine Erinnerung daran brauchst, wer du bist.

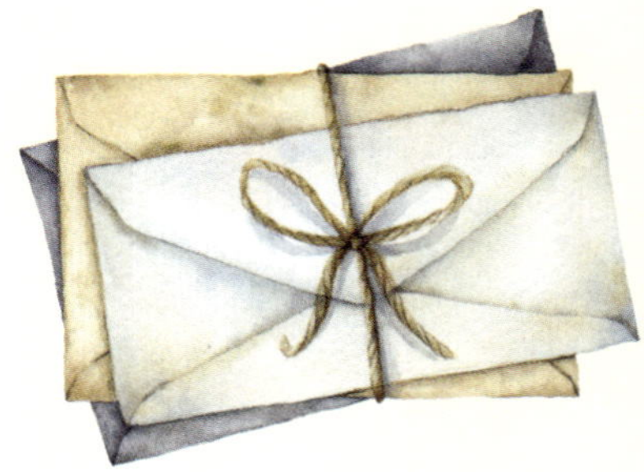

Schritt 9: Abschlussgebet: Sprich ein Gebet, mit dem du dein Ritual beschließt (siehe Seite **175**).

Schritt 10: Schließe die Augen und visualisiere, wie das Licht zurück in deinen Herzraum gezogen wird. Diese Methode kannst du außerdem nutzen, falls du dich jemals schutzlos fühlst, eine persönliche Distanzzone brauchst oder dich energetisch vor anderen schützen willst.

FÜHRUNGSGEBET

Sprich diese Gebet vor deinem Journaling:

Höheres Selbst, demütig bitte ich um den Mut, die Liebe und die Weisheit, die ich brauche, um mich selbst in all meiner Pracht und meinen Weg kennenzulernen. Ich will mein Bestes tun, um die Führung zu ehren, die heute durch mich fließt.

ABSCHLUSSGEBET

Sprich am Ende deines Rituals:

Höheres Selbst, ich danke dir für die Führung, die du mir hast zuteilwerden lassen. Ich verspreche, dass wir wieder zusammenkommen, damit ich dich weiterhin in jeder mir möglichen Weise unterstützen kann. So sei es.

Mondmilch für Selbstreflexion

Dies ist eines meiner liebsten Beruhigungsgetränke – nicht nur vor dem Journaling, sondern immer dann, wenn ich ein Gefühl von Frieden in mir fördern will. Moringa und Mucuna unterstützen spirituelles Wohlergehen und hoch schwingende Glückseligkeit, während Hericium ideal ist für Gedächtnis, Konzentration und Stressreduktion.

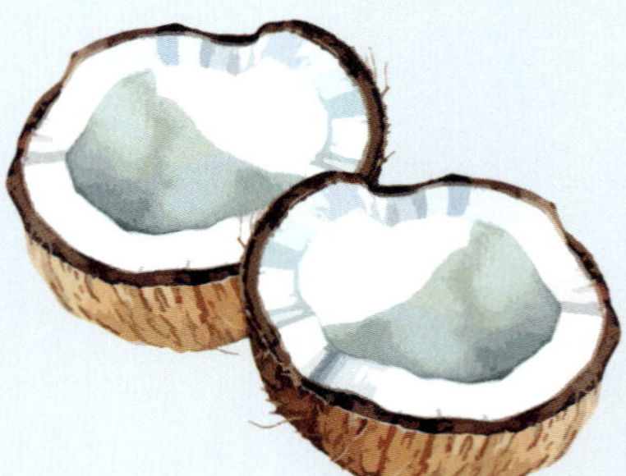

- 1 TL Moringa-Pulver
- ½ TL Hericium-Pulver
- ½ TL Maca-Pulver
- ½ TL Mucuna-Pulver
- 2 EL warmes Wasser
- 240 ml Mandelmilch oder eine andere Milch auf Pflanzenbasis
- 1 EL Kokosbutter
- Kokoszucker, nach Belieben

Verrühre Moringa-, Hericium-, Maca- und Mucuma-Pulver mit dem Wasser. Erwärme die Milch vorsichtig in einem Topf; sie sollte nicht kochen. Zerlasse darin, sobald sie warm ist, die Kokosbutter. Nimm den Topf vom Herd und rühre vorsichtig die Moringa-Mischung sowie den Kokoszucker ein. Gieße das Getränk in deinen Lieblingsbecher und trinke während des Journalings genussvoll davon.

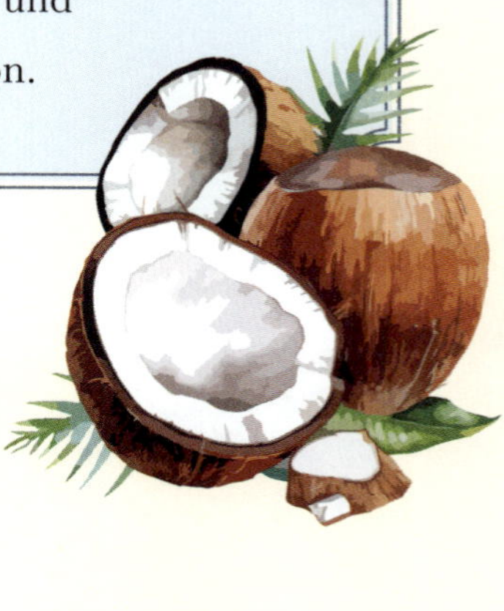

Ätherische Ölmischung für das Journaling

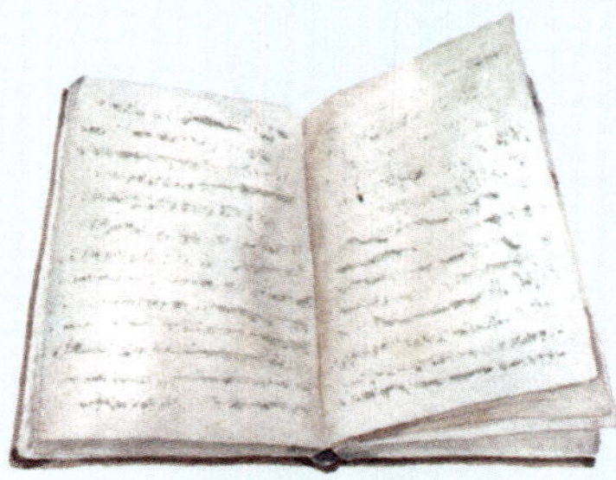

Mit dieser Mischung aus ätherischen Ölen kannst du die Schwingungen in deinem Raum rein halten, denn sie wurde eigens zusammengestellt, um Selbstreflexion und Klarheit zu fördern. Immer, wenn du über deinen Fortschritt und deine Ziele nachdenkst, kannst du diese Mischung in deinem Diffuser nutzen:

- 8 Tropfen ätherisches Weihrauchöl
- 5 Tropfen ätherisches Muskatellersalbeiöl
- 8 Tropfen ätherisches Majoranöl
- 19 Tropfen ätherisches Mandarinenöl

Fülle die Öle in ein Fläschchen mit einem Tropfverschluss. Verschüttele den Inhalt sorgfältig und bewahre die Mischung an einem dunklen Ort auf. Gib, den Anweisungen des Herstellers folgend, die erforderliche Menge in deinen Diffuser.

Stärkungsmittel für Klarheit und Reflexion

Dieses Stärkungsmittel unterstützt dein Bad und hilft dir, zu entspannen, negative Energie auszuräumen und ein tieferes Verständnis für dich und deine Umstände zu fördern. Über jüngste Erfolge und Misserfolge kann man am besten nachdenken, wenn man gelassen ist, damit man sich selbst mitfühlend, aber auch ehrlich sehen kann.

- 3–4 Rosmarinzweige
- 2 Sternanisschoten
- 4 Gewürznelken
- 240 ml Branntwein oder Rum
- 2 TL Glyzerin
- 2 EL flüssige Castile-Seife
- 2 EL ätherisches Virginia-Zedernholz-Öl
- 1 TL ätherisches Kiefernöl

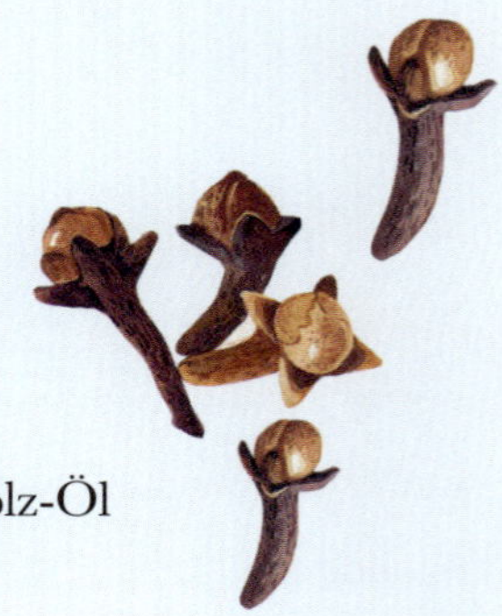

Gib Rosmarinzweige, Sternanis und Gewürznelken in eine 240-Milliliter-Flasche mit entsprechend weitem Hals oder zerbrich die Sternanisschoten. Vermische Branntwein, Glyzerin, Seife und ätherische Öle in einem zweiten Gefäß, schraube es zu und schüttle vorsichtig, um alles zu vermischen. Dann bewahre es für drei bis vier Tage an einem dunklen Ort auf und schüttle regelmäßig. Die Mischung kann allein oder als Bestandteil des nächsten Rezepts verwendet werden. Gib einen Esslöffel der Mischung in heißes Badewasser und vermische mit der Hand.

Bad für Klarheit und Reflexion

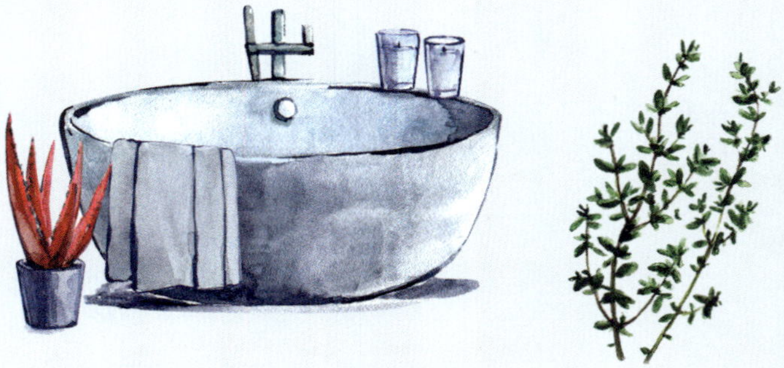

- 2 EL frischer Thymian
- 240 g Milchpulver (oder Kokosmilchpulver als vegane Alternative)
- 1 EL Stärkungsmittel für Klarheit und Reflexion (vorhergehendes Rezept)

Bringe 960 ml Wasser zum Kochen und nimm es dann vom Herd. Füge den Thymian hinzu, verschließe den Topf und lass die Flüssigkeit 20 Minuten ziehen. Gieße die Mischung durch ein Sieb in eine Schüssel und ergänze dann das Milchpulver und das Stärkungsmittel.

Lass dir eine Wanne ein, sorge für eine angenehme Temperatur. Gieße die Milchmischung ins Bad und steige hinein. Entspanne dich 20 bis 30 Minuten im Wasser. Atme beim Baden bewusst den Duft ein und stelle dir vor, wie er dich durchdringt und alle blockierte Energie auflöst.

Trockne dich nach dem Bad ab und creme dich ein. Wenn du willst, kannst du im Anschluss das Journaling-Ritual machen (siehe Seite **167f**).

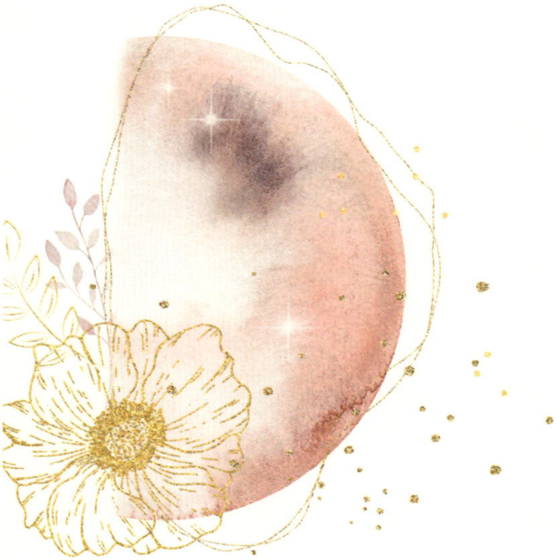

KAPITEL 11:

ABNEHMENDER HALBMOND

Der abnehmende Halbmond ist Lunas Methode, um dich mit deinem »Gepäck« zu konfrontieren, damit du dich schließlich davon befreien und Platz für das Neue schaffen kannst, was der nächste Neumond mit sich bringen mag. Dies ist eine der schwierigeren Mondphasen, denn sie verlangt große Bereitschaft zur Wahrheit, Mut und den Willen, Veränderungen zum eigenen Wohl auf sich zu nehmen. In diesem Kapitel stehen dir eine Reihe von Rezepten zur Verfügung, mit deren Hilfe du energetische Blockaden auflösen kannst. Außerdem biete ich dir erdende Zaubermittel an, damit du deine Trauergefühle bewältigen kannst, die oft im Zusammenhang mit dem Loslassen auftreten.

BEFREIUNG

Eine Reise ohne Opfer gibt es nicht. Es kommt vor, dass sich jemand, etwas oder sogar dein aufregendster Traum zwischen dich und dein persönliches Wachstum stellt. Das bedeutet nicht, dass mit ihnen oder mit dir etwas nicht stimmt oder dass du die falschen Entscheidungen getroffen hast. Es läuft einfach darauf hinaus, dass du dir entwachsen bist und ausprobierst, zu wem du wirst. Möglicherweise befreist du dich von toxischen Bindungen und Verhaltensweisen, oder du gibst ein Ziel zum Wohle eines anderen auf oder schüttelst einfach einen besonders schweren Tag ab. Versuche »Befreiung« nicht nur im Sinne von gut oder schlecht zu sehen oder dass es zwangsläufig etwas Physisches sein muss. Es gibt viele verschiedene Möglichkeiten, um sich aus alten Energieschichten zu lösen.

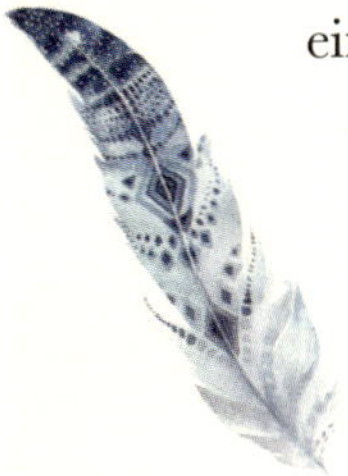

Du weißt nicht, was du abwerfen sollst? Sieh nach in Kapitel 10: Abnehmender Dreiviertelmond und nutze das Ritual zur Selbstreflexion.

ERDUNG

Man braucht viel Energie, um sich von etwas zu befreien. Du musst dich mit der Sache oder der Person konfrontieren, von der du dich lösen sollst und diese anerkennen. Neben den damit verbundenen Emotionen ist da dann noch die Trauer um die Lücke, die in deinem Leben entsteht. Der abnehmende Halbmond kann herausfordernde Gefühle auslösen und deine Lebenskraft aufbrauchen. Deshalb ist Erdung in dieser Phase so wichtig. Mit der Erdung, die gelegentlich auch als Verwurzelung oder Zentrierung bezeichnet wird, verankerst du

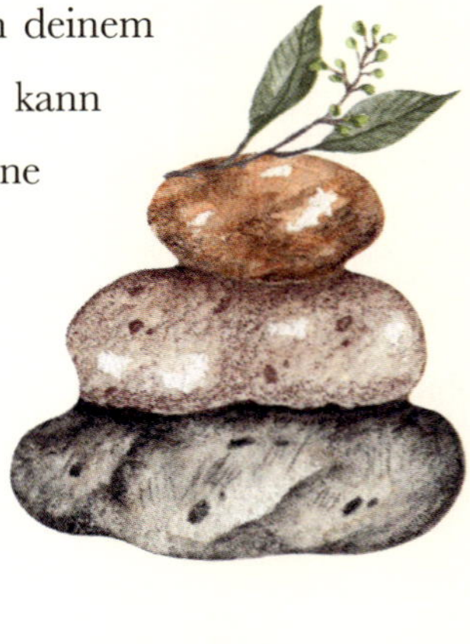

deine Energie und gibst dir etwas, an dem du dich festhalten kannst, wenn sich die Welt um dich her in chaotischer Weise dreht. Die Erdung ist das Angenehme, auf das du dich verlassen kannst, ohne dass du dir Sorgen darüber machen musst, dass es dir zwischen den Fingern hindurchgleiten könnte.

Rituale wirken von Natur aus erdend, aber du kannst ihre zentrierende Wirkung noch vergrößern, indem du dich auf Zutaten konzentrierst, die deinen Geist stärken und Gefühle von Stabilität und Unterstützung wecken.

KORRESPONDENZEN DES ABNEHMENDEN HALBMONDS

Im Anschluss folgt eine Liste von Zutaten, die auf die Energie des abnehmenden Halbmonds ausgerichtet sind und die du als Ausgangspunkt nutzen kannst, wenn du deine eigenen Rezepturen für die Mondapotheke schaffen willst. Jede Zutat hat ihre typischen individuellen Eigenschaften und bereichert deine magische Mischung um ihre Einzigartigkeit. Beschäftige dich auch mit der Korrespondenztabelle in Anhang 1, um die speziellen Eigenschaften der einzelnen Zutaten kennenzulernen.

ÄTHERISCHE ÖLE	PFLANZEN	KRISTALLE
Benzoe	Angelikawurzel	Amethyst
Fichte	Estragon	Aquamarin
Gewürznelke	Gerste	gelber Fluorit
Ingwer	Kaffee	Hämatit
Lavendel	Meersalz	Rauchquarz
Patschuli	Patschuli	schwarzer Turmalin
Pfefferminze	Salbei	
Rosmarin	Kiefernnadeln	
Salbei		
Sandelholz		
Tannennadeln		
Teebaum		
Thymian		
Wacholder		
Zedernholz		
Zypresse		

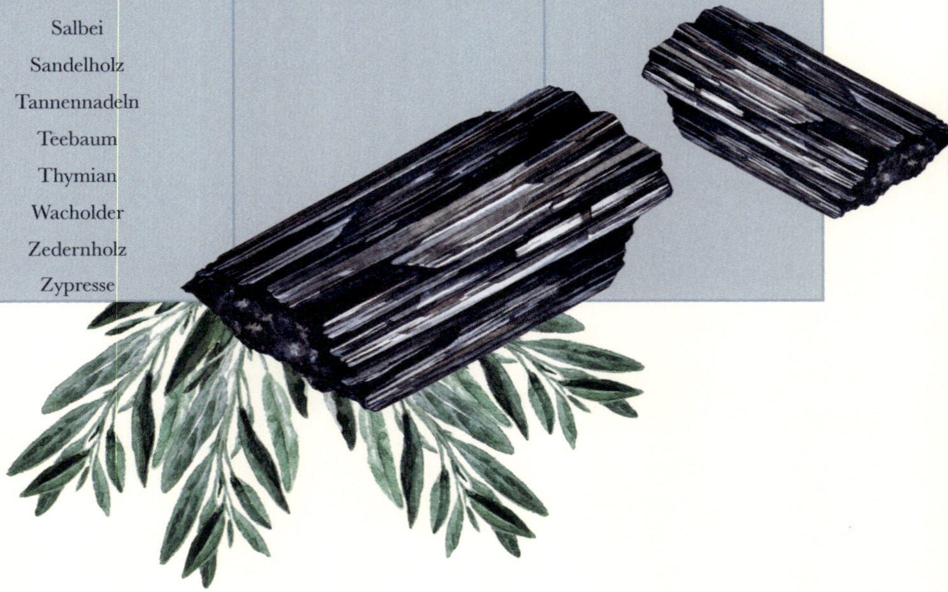

Räucher-Ritual zum Loslassen

Das letzte Viertel des vollständigen Mondzyklus verschafft dir die ausgezeichnete Gelegenheit, Dinge loszulassen, die sich mit deinem Leben nicht mehr länger in Übereinstimmung befinden. Dieses Ritual bietet eine Befreiung in zweierlei Hinsicht. Einerseits verbrennst du, was dir nicht mehr länger dient und andererseits reibst du vorsichtig ab, was nicht (mehr) zu dir gehört und spülst es fort. Visualisierung ist ein wunderbares Hilfsmittel, doch der physische Akt der Häutung sorgt dafür, dass sich diese spirituelle Befreiung noch konkreter und realer anfühlt, vor allem dann, wenn du versuchst, dich von etwas loszumachen, das dich schon seit langem ausbremst. Stelle dir vor, du würdest nach einer Trennung Andenken wegwerfen: Etwas physisch zu entfernen, gibt dir das Gefühl der Freiheit, nach einem Neustart neu anfangen zu können.

Wiederhole das Ritual während des abnehmenden Halbmonds so häufig, wie es dir erforderlich erscheint, und bis du wahrnimmst, dass du dich vollständig von dem befreit hast, was du nicht mehr mitschleppen möchtest. Für dieses Ritual brauchst du:

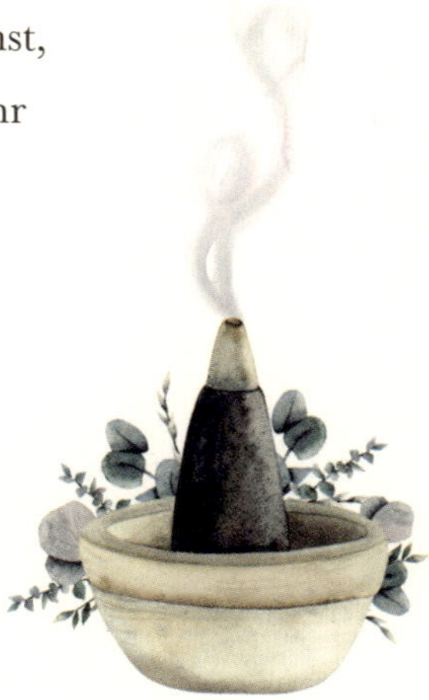

- Das Räucherwerk zum Loslassen (siehe Seite **188**)
- Das befreiende Körperpeeling (siehe Seite **191**)
- Die Körperlotion für Erdung (siehe Seite **195**)
- Das erdende Spray (siehe Seite **192**)
- 1 Lorbeerblatt

Schritt 1: Bereite alles gemäß den Rezepten zu, die du für dieses Ritual brauchst.

Schritt 2: Lass ein heißes Bad ein oder bereite ein entsprechendes Duschbad vor.

Schritt 3: Zünde eine Holzkohletablette an und lege sie in deinem Badezimmer auf einen feuerfesten Teller. Verstreue ein oder zwei Prisen des Räucherwerks zum Loslassen darüber, es wird sofort anfangen zu brennen und zu rauchen. Schreibe das, was du loslassen willst, auf ein Lorbeerblatt und lege es auf das brennende Räucherwerk. Lass es von allein herunterbrennen oder, falls du möchtest, dass sich die Rauchentwicklung während deines Bades fortsetzt, füge noch einmal eine Prise Räucherwerk hinzu.

Schritt 4: Denke über das nach, was du auf das Lorbeerblatt geschrieben hast. Mache dir bewusst, ob sich irgendein Bereich deines Körpers angespannt anfühlt oder sich sonst irgendwie bemerkbar macht, wenn du dich mit der Thematik beschäftigst.

Schritt 5: Massiere das befreiende Körperpeeling ein und konzentriere dich dabei auf die Bereiche deines Körpers, in denen du etwas gespürt hast, während du über die Thematik nachgedacht hast.

Schritt 6: Spüle das Körperpeeling ab und verwende darauf so viel Zeit wie nötig, damit dich das warme Wasser entspannt und beruhigt.

Schritt 7: Trockne dich mit einem weichen Badetuch ab, wobei du einen Hauch von Feuchtigkeit auf der Haut zurücklässt. Massiere anschließend die Körperlotion für Erdung in deine Haut ein und sei besonders sorgfältig bei der unteren Körperhälfte und den Füßen.

Schritt 8: Möglicherweise fühlst du dich nach diesem Räucherritual zum Loslassen ein wenig erschöpft oder müde, vor allem dann, wenn du dich von einer Sache oder Person befreit hast, die lange Zeit Bestandteil deines Lebens war. Verwende in den nächsten paar Tagen das erdende Spray und nebele deinen Raum immer dann ein, wenn du dich irgendwie verunsichert fühlst.

Mein Tipp: Beschränke dich nicht allein auf Dinge, die sich negativ anfühlen. Vielleicht möchtest du ein überholtes Ziel freisetzen, um Platz für ein neues zu schaffen, dich von der Bindung an ein Zuhause befreien, bevor du umziehst, oder dich von einem geliebten Menschen verabschieden, der gestorben ist, und dieser Person deine guten Wünsche und Gebete mit auf den Weg für seine nächste Reise geben.

Räucherwerk zum Loslassen

Es heißt, dein Wunsch wird wahr, wenn du ihn auf ein Lorbeerblatt schreibst und es verbrennst. Das Anliegen, etwas oder jemanden aus deinem Leben zu verbannen, ist gleichfalls ein Wunsch, auf den sich diese Praxis anwenden lässt.

- 2 EL Drachenblutharz
- 1 EL gemahlenes Kaffeepulver
- 1 EL getrocknete Kamillenblüten
- 2 TL getrocknete Salbeiblätter
- 1 TL getrocknete Schwarznessel
- 1 TL getrocknete Patschuliblätter
- 1 TL getrocknete Angelikawurzel
- Lorbeerblätter

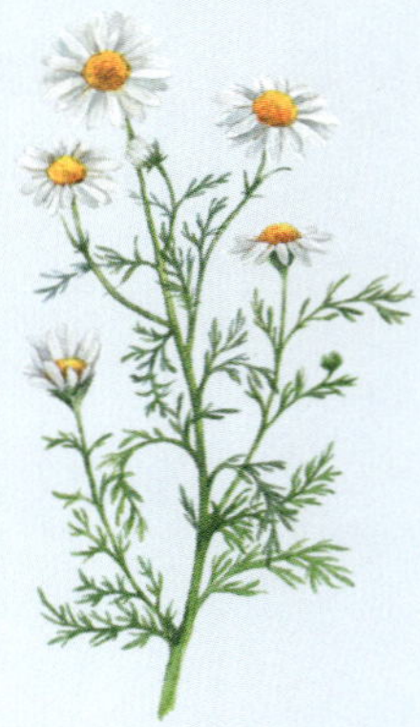

Vermische alle Zutaten außer den Lorbeerblättern in einer großen Schüssel und fülle sie anschließend zur Lagerung in einen luftdicht verschließbaren Behälter. Zünde eine Holzkohletablette an und warte, bis die Funken über die Tablette gewandert sind und sie gleichmäßig orange glüht, dann lege sie in einem gut belüfteten Raum auf eine feuerfeste Unterlage. Verteile ein oder zwei Prisen Räucherwerk auf der Tablette – mit dem Brennen beginnt die Rauchentwicklung.

Schreibe das, wovon du dich befreien willst, auf ein Lorbeerblatt. Es braucht nicht viel zu sein, ein einzelnes Wort oder auch nur ein Symbol reicht, um das zu verkörpern,was du aus deinem Leben vertreiben willst. Lege das beschriebene Lorbeerblatt auf die glimmende Holzkohle und beobachte, wie es verbrennt. Lass das Räucherwerk vollständig verbrennen oder füge eine weitere Prise hinzu, falls du die Rauchentwicklung noch einmal neu beleben willst.

Ätherisches Drachenblut-Majoran-Öl

Sehr gut gefällt es mir, Zutaten in ätherischen Ölen einzuweichen, so, wie man Pflanzenteile in Alkohol ziehen lassen würde, um eine Tinktur herzustellen. Besonders würzige Pflanzenteile wie Harze, Vanilleschoten, Gewürze und sogar frische Blüten bereichern ätherische Öle um eine wunderbare Komplexität und können auch einer Zutat zu einem großen Auftritt verhelfen, die eigentlich zu teuer ist, um sie als ätherisches Öl zu kaufen, oder die es als ätherisches Öl gar nicht gibt.

- 1 TL Drachenblutharz
- 60 ml ätherisches Majoranöl
- Optional, aber empfohlen: 1 TL Wodka

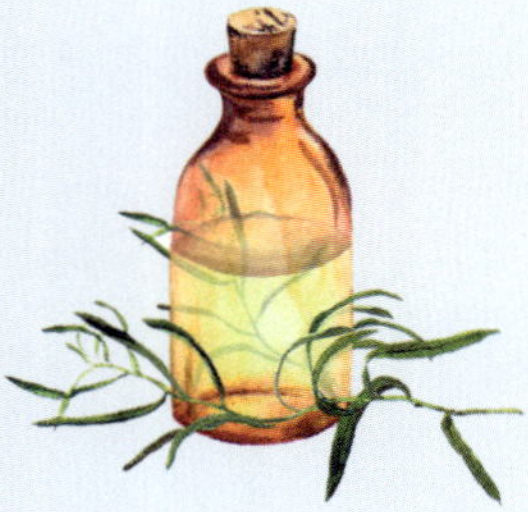

Gib alle Zutaten in ein kleines Schraubglas und lass die Mischung über Nacht ziehen. Gieße den Inhalt durch ein Sieb in eine braune Tropfflasche und beschrifte sie entsprechend. Lass das Drachenblutharz auf einem Stück Küchenpapier trocknen und nutze es zum Räuchern; du musst es nicht wegwerfen.

Befreiendes Körperpeeling

Ein Körperpeeling mit etwas Immateriellen zu verbinden, von dem du dich befreien möchtest, gehört zu den besten Methoden, um die Energie der Befreiung zu einem Bestandteil der alltäglichen Selbstfürsorge zu machen. Dieses Peeling ist eine Allzweckbasis für die Freisetzung jeglicher Intention. Mache dir einfach bewusst, wovon du dich befreien willst, bevor du das Pflegemittel anwendest, und stelle dir vor, wie du sanft »abrubbelst«, was dir nicht mehr länger nützt, während du deinen Körper massierst.

- 170 g Kokoszucker
- 50 g Salz
- 9 Tropfen ätherisches Drachenblut-Majoran-Öl
- 1 TL fein gemahlene Schwarzteeblätter
- 1 TL Vanilleextrakt
- 120 ml Traubenkernöl

Verquirle in einer Schüssel energisch den Zucker mit dem Salz und dem Drachenblut-Majoran-Öl und füge danach die übrigen Zutaten hinzu. Löffele die Mischung in einen luftdicht verschließbaren Behälter. Für die Anwendung massierst du eine kleine Menge in die noch feuchte Haut, wobei du kreisförmige Bewegungen gegen den Uhrzeigersinn machst. Anschließend spülst du das Peeling mit Wasser ab. Brauche das Peeling innerhalb von sechs bis acht Wochen auf. Du musst es nicht im Kühlschrank aufbewahren.

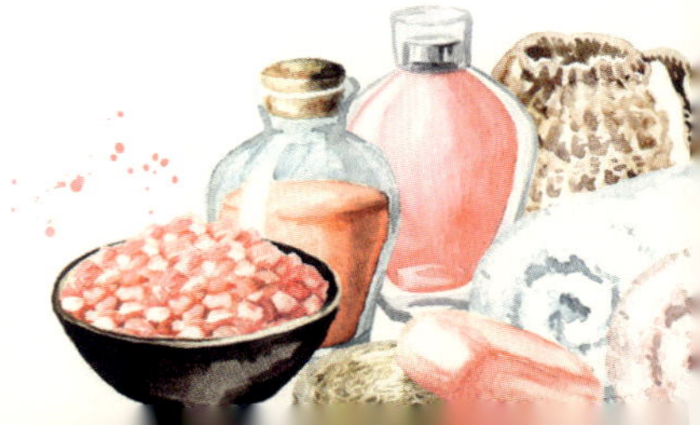

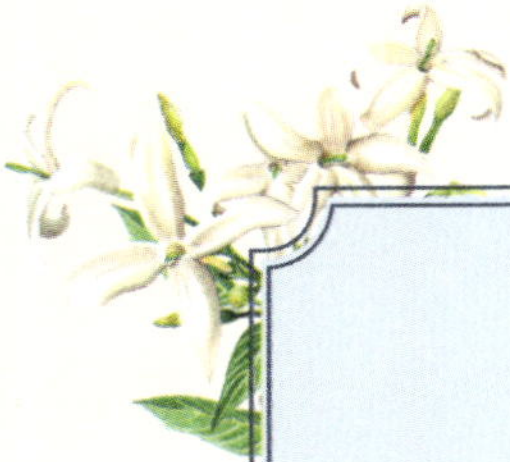

Erdendes Spray

Loslassen ist ein wichtiger Teil der spirituellen Reise, aber möglicherweise ist viel Energie notwendig, bis man sich von den Dingen, an denen man lange festgehalten hat, befreien kann. Dieses erdende Spray wird dir helfen, dich nach Ritualen zu stabilisieren, oder wenn du dich labil und aus dem Gleichgewicht fühlst, oder meinst, eher durch das Leben zu taumeln, statt richtig präsent zu sein. Als Vorbereitung für das Spray musst du eine Tinktur herstellen, die zwei bis vier Wochen ruhen soll, bevor sie bereit ist zur Anwendung oder Weiterverarbeitung. Doch sobald du diese angefertigt hast, kannst du das Spray immer wieder frisch mischen.

Für die Tinktur:

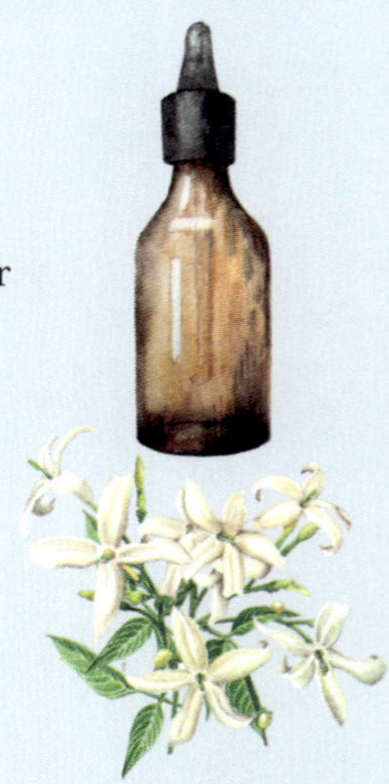

- Satz von Grüntee oder Kaffee
- 240-ml-Schraubglas, fest verschließbar
- Wodka
- Wachspapier
- Passiertuch oder Kaffeefilter
- Braunes Sprühfläschchen

Für das Spray:

- Granatsplitter
- 8 Tropfen ätherisches Muskatellersalbeiöl
- 11 Tropfen ätherisches Guadalupe-Zypressenöl
- 12 Tropfen ätherisches Jasminöl
- 19 Tropfen ätherisches Lavendelblättriger-Salbei-Öl
- 200 ml destilliertes Wasser

Zur Herstellung der Tinktur füllst du das Schraubglas mit dem Grüntee- beziehungsweise dem Kaffeesatz, wobei du die oberen 2,5 Zentimeter frei lässt. Bedecke das Pflanzenmaterial mit dem Wodka und achte darauf, dass oben noch immer etwas Platz frei bleibt. Lege das Wachspapier auf das Glas und schraube den Deckel darüber fest zu. Schüttele den Behälter, um die Zutaten sorgfältig zu vermischen. Ergänze Wodka, falls du die Pflanzenteile gründlicher abdecken musst.

Beschrifte ein Etikett für das Glas mit dem Namen des Inhalts und dem Abfülldatum und stelle es an einen dunklen Ort. Schüttle das Glas zwei Wochen lang jeden Tag. Je länger die Mischung ruht, umso wirksamer wird sie sein. Seihe den Inhalt durch ein Passiertuch oder einen Kaffeefilter und drücke so viel Öl aus wie möglich. Kompostiere das Pflanzenmaterial. Lagere die Tinktur in der braunen Glasflasche, beschriftet mit Namen und Datum, und bewahre sie an einem dunklen, kühlen Ort auf.

Um das Spray herzustellen, gib eine Handvoll Granatsplitter in eine Sprühflasche. Fülle sie dann mit dem ätherischen Öl, Wasser und zwei Teelöffeln der Tinktur auf. Befestige die Sprühvorrichtung auf dem Behälter und bewahre sie an einem vor Sonnenlicht geschützten Ort auf. Gestatte es der Formel, sich wenigstens einen Tag lang zu verbinden. Schüttele das Fläschchen sorgfältig vor jeder Verwendung und versprühe den Inhalt nach Bedarf. Das Spray bleibt bis zu ein Jahr lang frisch.

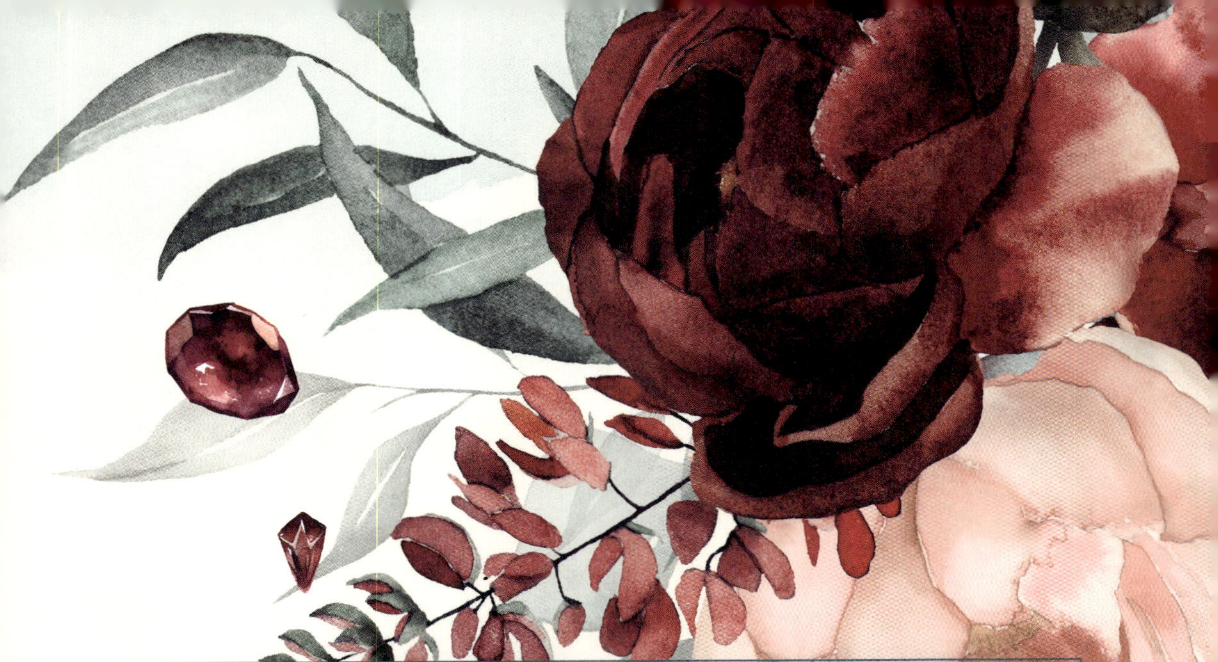

Mein Tipp: Granat wird manchmal als der »Krisenstein« bezeichnet, weil er die Fähigkeit hat, Harmonie und Kraft während schwieriger Zeiten zu spenden. Außerdem erneuert er Hoffnung, Mut und ein Gefühl von Ruhe.

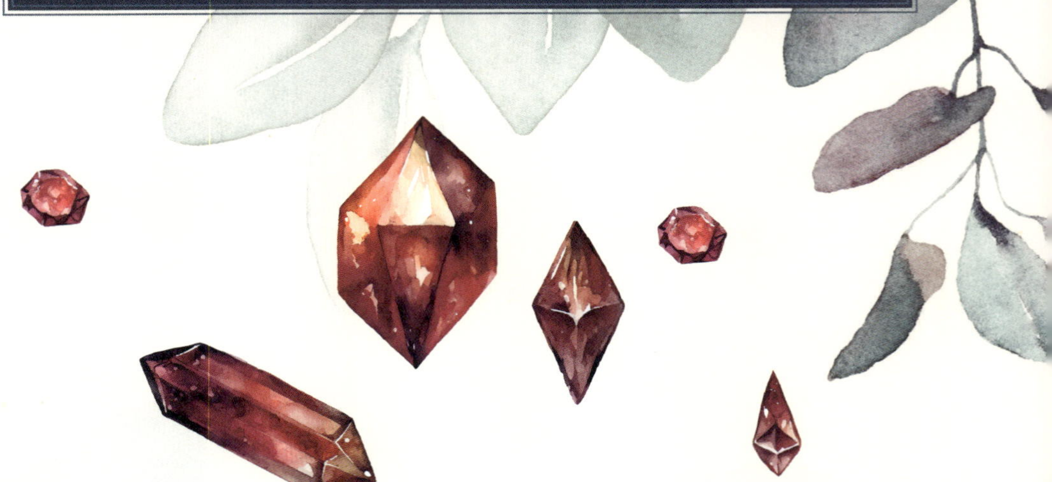

Körperlotion für Erdung

Selbst emulgierte Körperlotionen anzufertigen, hört sich zunächst wie eine Herausforderung an, doch mit ein bisschen Übung kann man viel Spaß dabei haben. Außerdem hat man dann die Möglichkeit, die Schichten des Zaubermittels nach den eigenen Bedürfnissen anzulegen. Bereichere das Wasser, lass verschiedene Pflanzenbestandteile in ätherischen Ölen ziehen und experimentiere unbedingt mit den Düften.

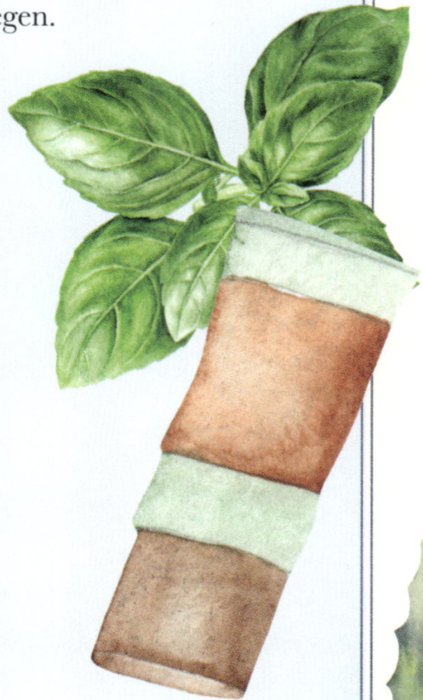

- 120 ml Aloe-Vera-Wasser
- 1 TL pflanzliches Glyzerin
- 60 ml Einfacher Ölaufguss (siehe Seite **250**) mit Salbei und Kokosöl
- 2 EL Stearinsäure
- 1 TL Emulgierwachs
- 1 TL Vitamin-E-Öl
- 40 Tropfen ätherisches Virginia-Zedernholz-Öl
- 20 Tropfen ätherisches Rosmarinöl

Gib das Aloe-Vera-Wasser in einen gläsernen Messbecher und stelle ihn in ein 5 bis 10 Zentimeter tiefes Wasserbad. Erhitze den Inhalt des Messbechers auf eine Temperatur von 70 Grad Celsius, nimm den Topf vom Herd und rühre sofort das Glyzerin unter.

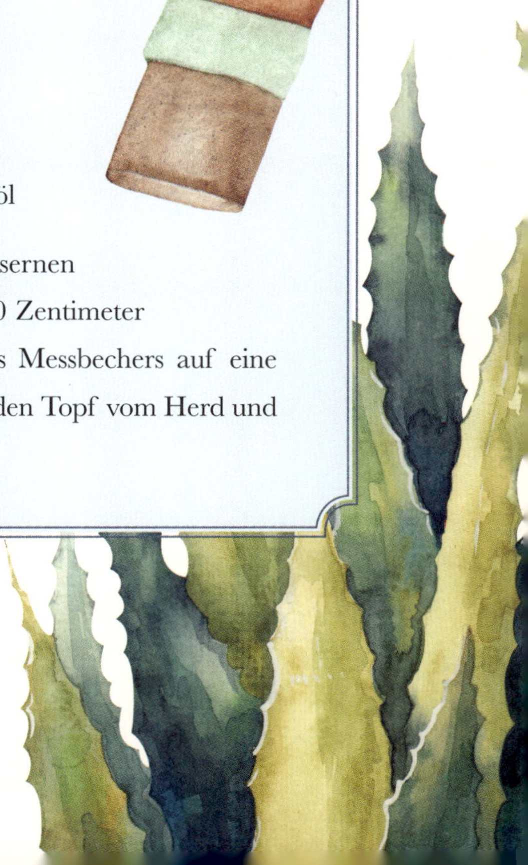

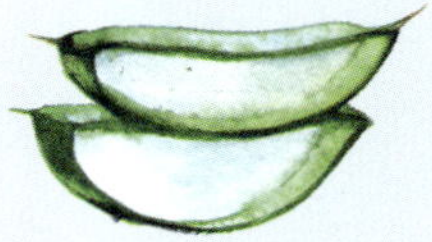

Mische Ölaufguss, Stearinsäure und Wachs in einem weiteren gläsernen Messbecher und stelle ihn gleichfalls in ein Wasserbad. Erhitze die Mischung auf 70 Grad Celsius und nimm sie dann sofort vom Herd. Der Inhalt beider Messbecher darf höchstens drei bis vier Grad voneinander abweichen.

Gieße das Ölgemisch in eine hitzebeständige Schüssel und mixe mit dem Handrührgerät. Gib langsam das Aloe-Vera-Wasser hinzu und mixe, bis alles auf 48 Grad Celsius abgekühlt ist. Ergänze das Vitamin-E-Öl und die ätherischen Öle und mische gründlich. Fülle die entstandene Lotion in einen sauberen Glasbehälter um und bewahre sie bis zu 15 Tage im Kühlschrank auf.

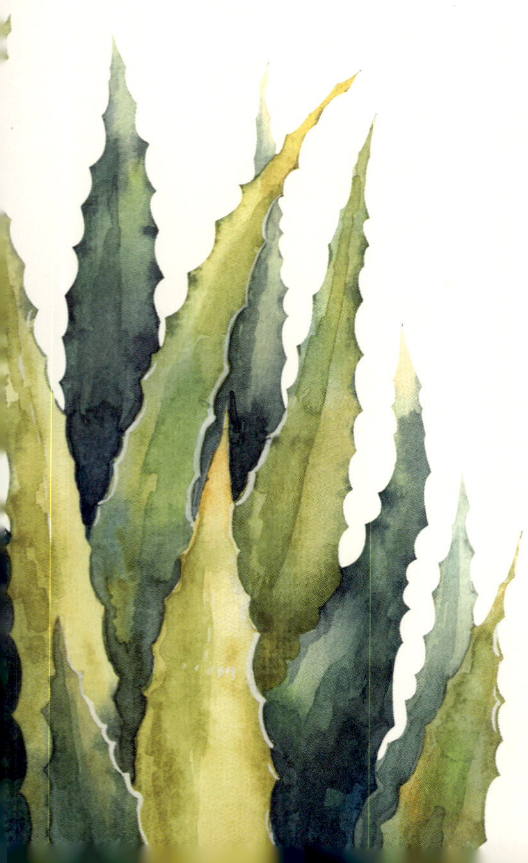

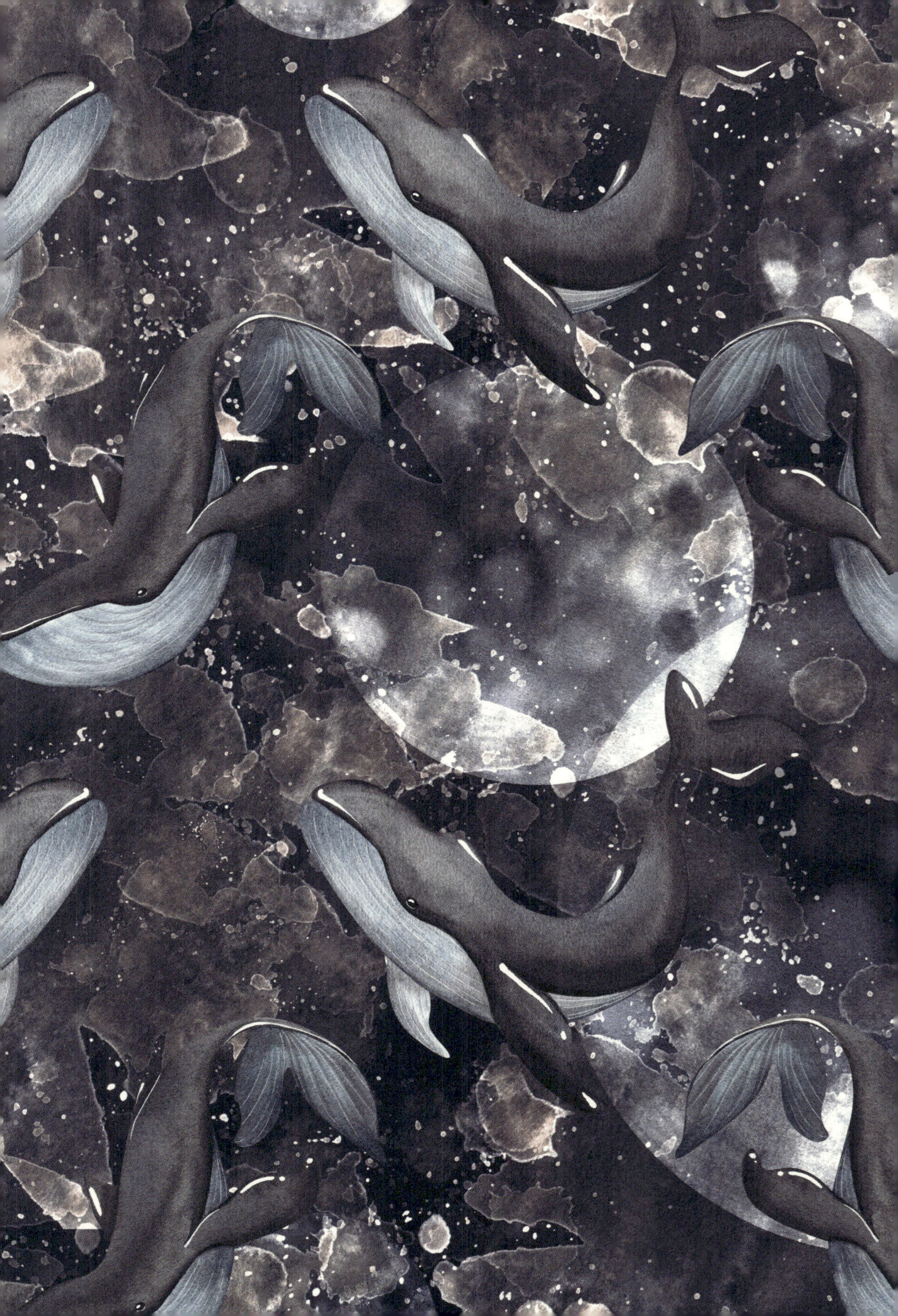

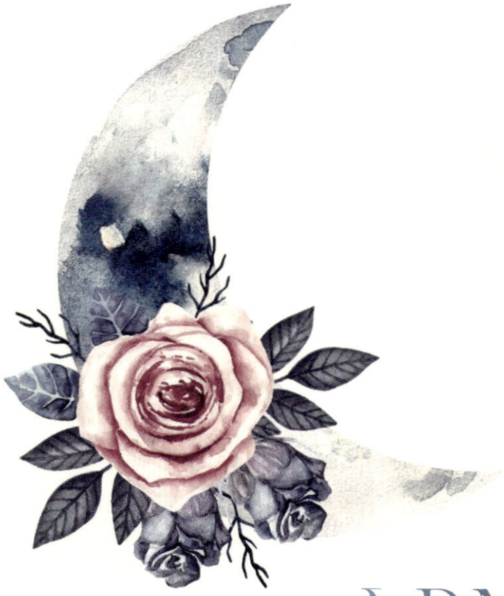

KAPITEL 12:

ABNEHMENDE MONDSICHEL

Mit der abnehmenden Mondsichel erhältst du die letzte Chance, um deine Energie zurückzusetzen, bevor der Mondzyklus von Neuem beginnt und der Neumond die Dinge wieder in Bewegung setzt. Passive Perioden sind erforderlich, damit dein Geist sich zwischen der hektischen Suche nach den richtigen Intentionen und der Ausarbeitung von Plänen zu ihrer Umsetzung zur Ruhe kommen kann.

RUHEPAUSE

Ruhepausen mindern den Druck, den du möglicherweise spürst, weil du Ergebnisse sehen willst. Man kann leicht in einen Sog geraten, in dem man meint, Intentionen produzieren und von einem Ziel zum nächsten springen zu müssen, ohne sich dazwischen entsprechende Pausen zu gönnen. Wenn man spirituelle Führung sucht, kann es frustrierend sein, wenn man glaubt, sie nicht im gewünschten Maß zu erhalten. Sorgfältig auf sich zu achten, ist ebenso wichtig wie eine gute Verbindung zu deinen Geistführern, die Ausarbeitung von Ritualen oder das Entwickeln von Intentionen. Deshalb nutze ich die Phase der abnehmenden Mondsichel gerne, um mich ausschließlich auf meine Selbstfürsorge zu konzentrieren.

KORRESPONDENZEN DER ABNEHMENDEN MONDSICHEL

Im Anschluss folgt eine Liste von Zutaten, die auf die Energie der abnehmenden Mondsichel ausgerichtet sind und die du als Ausgangspunkt nutzen kannst, wenn du deine eigenen Rezepturen für die Mondapotheke schaffen willst. Jede Zutat hat ihre typischen individuellen Eigenschaften und bereichert deine magische Mischung um ihre Einzigartigkeit. Beschäftige dich auch mit der Korrespondenztabelle in Anhang 1, um die speziellen Eigenschaften der einzelnen Zutaten kennenzulernen.

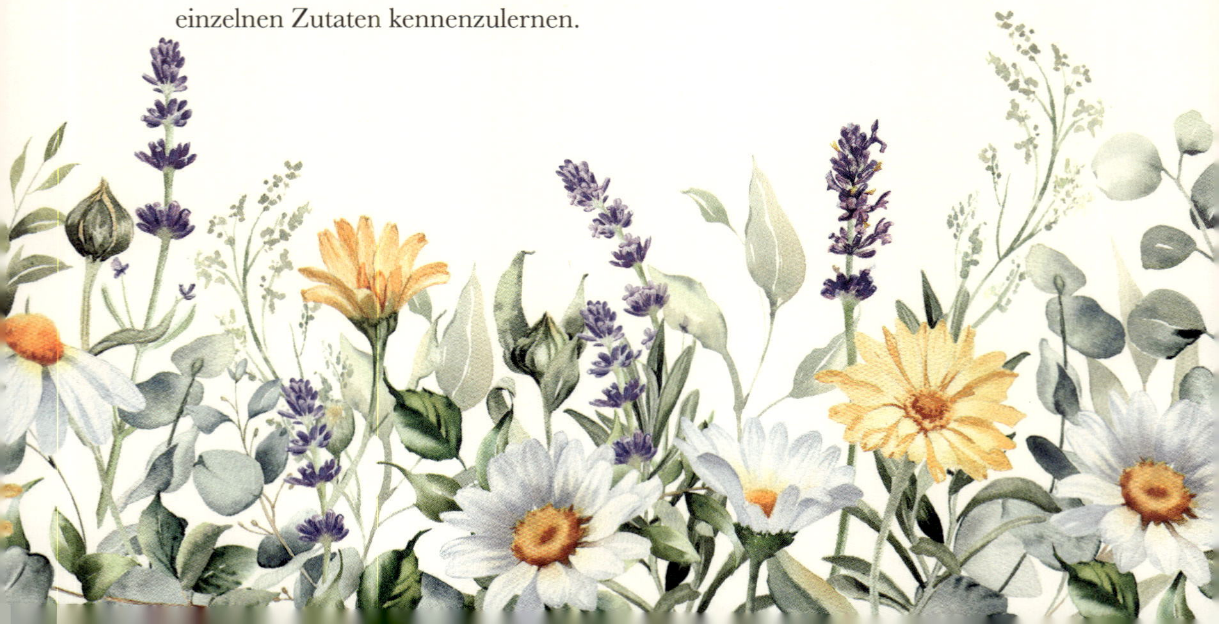

ÄTHERISCHE ÖLE	PFLANZEN	KRISTALLE
Bergamotte	Lavendel	Amethyst
Fichte	Lilie	Heliotrop
Kümmel	Nelke	Howlith
Lavendel	Olivenblatt	blauer Kalzit
Majoran	Orange	Lepidolith
Muskatnuss	Ringelblume	Sodalith
Orange	Schwarznessel	
Petitgrain	Thymian	
Rosmarin		
Wacholder		
Weihrauch		
Zitronenmelisse		
Zypresse		

Stärkendes Zubettgehritual

Ich habe für mich dieses Zubettgehritual 2022 eingeführt, als ich eine schwere Zeit des Loslassens durchlief, die erforderlich war, damit ich neues Wachstum willkommen heißen konnte. Diese Lebensphase kostete mich sehr viel Kraft. Ich erlebte mich beim Zubettgehen als angespannt und fühlte mich beim Aufwachen am Morgen nicht ausgeruht. Ich entwickelte dieses Ritual, um meinen Geist zu entspannen und mich einem erholsamen Schlaf zuzuführen. Der entscheidende Punkt besteht darin, dass man dem Ritual Zeit widmet. Anfangs willst du vielleicht andere Dinge tun, jedenfalls ging es mir so, aber dieser Akt der Selbstfürsorge war entscheidend für mich, um zu einer besseren Schlafqualität zu finden. Außerdem fühlte ich mich seither auch während des Tages weniger gestresst und viel besser vorbereitet, als der Stein wieder ins Rollen kam.

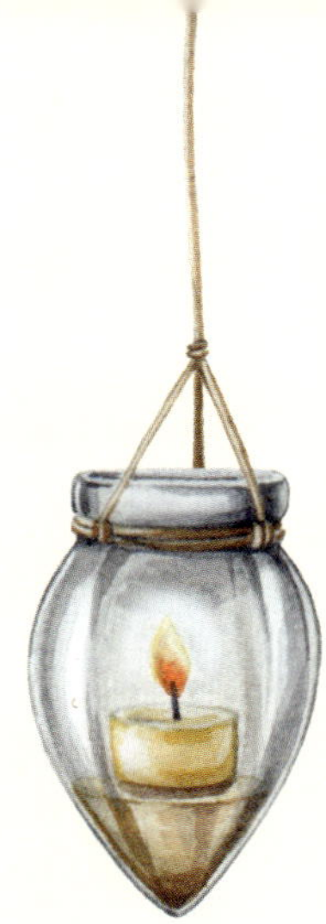

- Kühlende Augenmaske (siehe Seite **205**)
- Kerzen deiner Wahl
- Me-Time-Diffuser-Mischung (siehe Seite **204**)
- Flache Schale
- Eiswürfel
- Sauberer Waschlappen
- Beruhigende Nachtlotion (siehe Seite **207**)

Schritt 1: Bereite schon morgens den Tee für die Augenmaske zu und lass ihn abkühlen. Bewahre ihn bis zum Gebrauch im Kühlschrank auf.

Schritt 2: Bringe dich in die richtige Stimmung, indem du Kerzen anzündest und das elektrische Licht löschst oder dimmst. Befülle einen Aromadiffuser mit der Me-Time-Mischung, stelle ihn in deiner Nähe auf und betreibe ihn im Dauermodus. Sorge für entspannende Musik; siehe hierzu das Bonusmaterial auf Seite **299**, um Zugang zu meiner Me-Time-Spotify-Playlist zu erhalten.

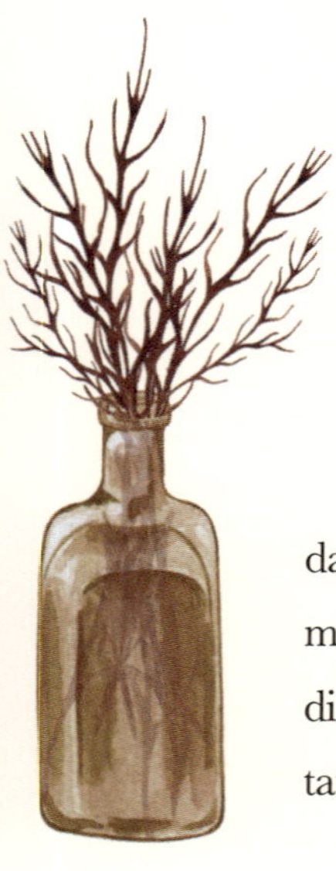

Schritt 3: Gieße den Augenmaskentee in die flache Schale und füge ein paar Eiswürfel hinzu, um die Mischung kalt zu halten. Falte einen Waschlappen so, dass er zur Gänze in die Schale passt und lass ihn sich vollsaugen. Sorge für eine bequeme Sitzposition oder lege dich hin, falls du das vorziehst. Stelle einen Timer auf 20 Minuten. Wringe den Waschlappen aus und lege ihn über deine Augen. Drücke ihn dabei vorsichtig an, damit er deinen Gesichtskonturen gut folgt. Entspanne mit dem Waschlappen über deinen Augen, bis der Wecker klingelt. Falls er dir zwischenzeitlich zu warm wird, kannst du ihn erneut in die Mischung tauchen, auswringen und wieder auflegen. Entsorge am Ende den Tee.

Schritt 4: Mache die folgenden Dehnübungen, während du auf deinem Bett sitzt.

- Happy-Baby-Pose
- Schmetterlingsdehnung
- Kerze
- Knöchelkreisen
- Sitzende Vorbeuge
- Knie zur Brust ziehen
- Schultern heben und senken
- Haltung des Kindes

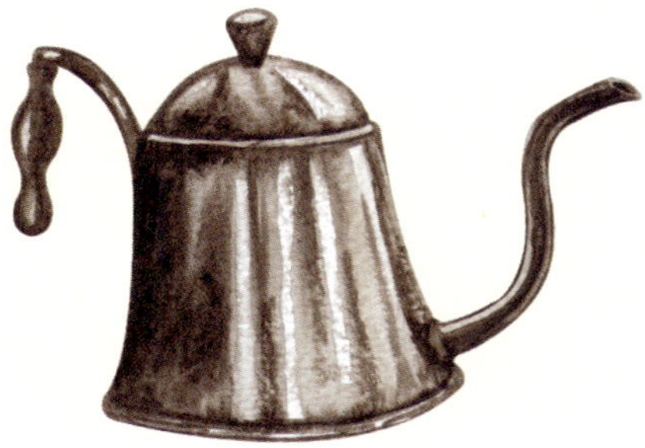

Schritt 5: Massiere die beruhigende Nachtlotion in deine Füße und Hände, in Brust und Nacken ein. Halte deine Hände vor die Nase und hole dreimal tief Luft. Schlüpfe dann unter die Bettdecke.

Schritt 6: Gute Nacht und gute Erholung!

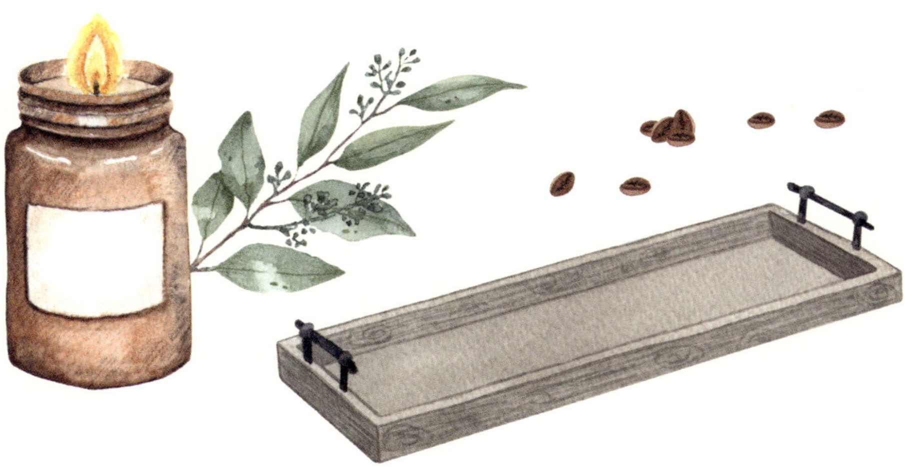

Me-Time-Diffuser-Mischung

Ich finde, Selbstfürsorge sollte alle Sinne ansprechen, vor allem aber den Geruchssinn, denn ein gut duftender Raum leistet einen großen Beitrag, wenn man inneren Frieden sucht. Wenn ich zu Hause bin, dann läuft mein Aromadiffuser den ganzen Tag und immer, wenn meine Nase einen Dufthauch auffängt, erfasst ein Moment der Freude mein Herz. Es macht mir großen Spaß, mit Düften zu experimentieren, und manchmal probiere ich jeden Tag eine neue Mischung aus, aber die Me-Time-Diffuser-Mischung ist mein Favorit für gemächliche Tage.

- 5 Tropfen ätherisches Römische-Kamille-Öl
- 31 Tropfen ätherisches Bergamotteöl
- 14 Tropfen ätherisches Weihrauchöl
- Optional: Rhodochrositsplitter

Fülle die ätherischen Öle und die Rhodochrositsplitter in eine Tropfflasche, falls du eine solche verwendest. Verschüttele das Produkt gründlich und lagere es an einem dunklen Ort ohne direkte Sonneneinstrahlung. Gib die Mischung gemäß den Anweisungen des Herstellers in deinen Diffuser.

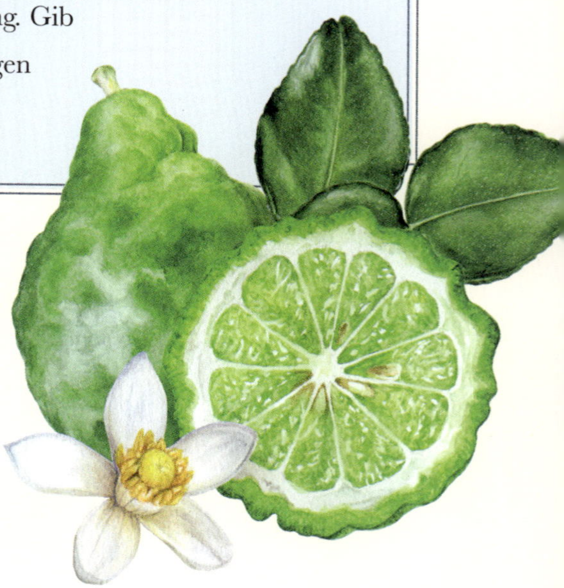

Kühlende Augenmaske

Müde Augen können dafür sorgen, dass du dich noch müder fühlst, als du es eigentlich bist. Bei der Selbstfürsorge fallen unsere Augen oft durch das Raster, doch es wird dich überraschen, wie viel besser du dich fühlst, sobald du deinen Augen etwas liebevolle Zuwendung widmest. Ich finde, dass die kühle Temperatur und die Minze auch für eine Verringerung dunkler Augenringe und geschwollener Augen sorgen, wenn man die Maske regelmäßig anwendet.

- 1 EL getrocknete Kamille
- 1 EL getrockneter Lavendel
- 1 EL getrocknete Pfefferminze
- 1 Teebeutel Grüntee
- 360 ml Wasser
- 36 Tropfen ätherisches Lavendelöl
- 8 Tropfen ätherisches Muskatellersalbeiöl
- 6 Tropfen ätherisches Geranienöl
- 2 Tropfen ätherisches Virginia-Zedernholz-Öl

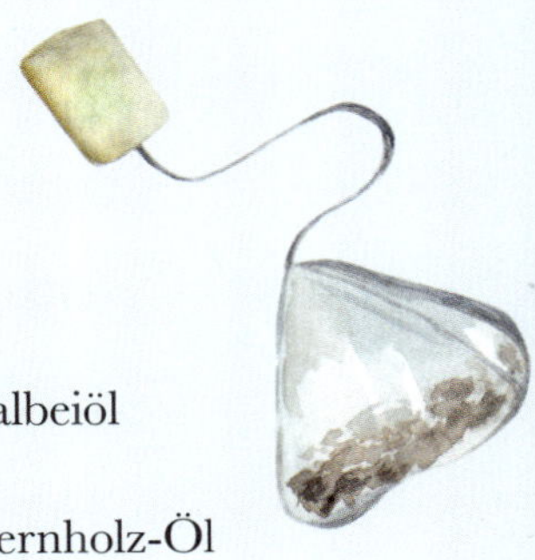

Gib die Kräuter und den Teebeutel in eine hitzebeständige Schüssel. Gieße kochendes Wasser darüber und lass den Tee 20 Minuten lang ziehen. Fülle anschließend die Flüssigkeit durch ein Sieb in ein Schraubglas und entsorge Teebeutel und Kräuter im Bio-Abfall oder auf dem Kompost. Lass den Sud abkühlen und bewahre ihn danach mindestens zwei Stunden im Kühlschrank auf, damit er, wenn du ihn verwenden willst, kühl genug ist.

Gib die ätherischen Öle in ein Tropffläschchen und schüttele es gründlich. Die Mischung ergibt genug für ca. 50 Anwendungen.

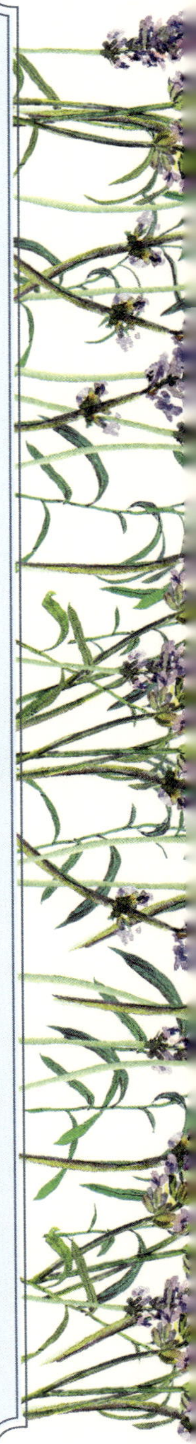

Gieße den Augenmaskentee in eine flache Schale und füge zwei Tropfen von der ätherischen Ölmischung sowie ein paar Eiswürfel hinzu, damit er kühl bleibt. Falte einen Waschlappen so, dass er zur Gänze in die Schale passt und lass ihn sich vollsaugen. Wringe ihn aus und lege ihn über deine Augen. Drücke ihn dabei vorsichtig an, damit er deinen gut Gesichtskonturen folgt. Entspanne etwa 20 Minuten, oder so lange du willst, mit dem Lappen auf deinen Augen. Falls er dir zwischenzeitlich zu warm wird, kannst du ihn erneut in die Mischung tauchen, auswringen und wieder auflegen. Entsorge am Ende den Tee.

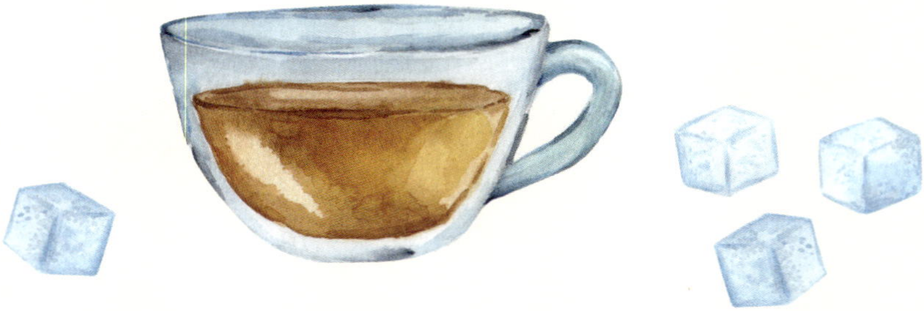

Mein Tipp: Du kannst den Augenmaskentee als Würfel einfrieren. Dann schmilzt er in der Anfangsphase deines Rituals und du verdünnst ihn nicht durch zusätzliche Eiswürfel mit Wasser.

Beruhigende Nachtlotion

Das mag sich albern anhören, aber ich kann nicht einschlafen, wenn ich trockene Hände oder Füße habe. Deshalb steht bei mir immer eine Körperlotion auf dem Nachttisch. Gleich daneben befindet sich mein Diffuser, in den ich eine beruhigende Abendmischung fülle, damit ich gut einschlafen kann. Die gleiche Mischung habe ich auch einer geruchlosen Lotion beigegeben, mit der ich am Abend vor dem Zubettgehen meine Haut einreibe. Ich rieche den Duft an meinen Händen, wenn ich mich hinlege und er wirkt Wunder, weil ich viel schneller einschlafe. Falls du gleichfalls Mühe damit hast, deinen Geist vor dem Schlafen zu beruhigen, probiere diese Lotion aus.

- 480 ml geruchlose Lotion
- 25 Tropfen ätherisches Lavendelöl
- 15 Tropfen ätherisches Römische-Kamille-Öl
- 4 Tropfen ätherisches Vetiveröl

Vermische in einer mittelgroßen Schüssel die Lotion mit den ätherischen Ölen. Löffele die Mischung mithilfe eines Trichters in eine Quetsch- oder Pumpflasche. Gib der Lotion immer wieder Zeit, nach unten zu rutschen. Verwende sie nach Bedarf, doch innerhalb eines Jahres.

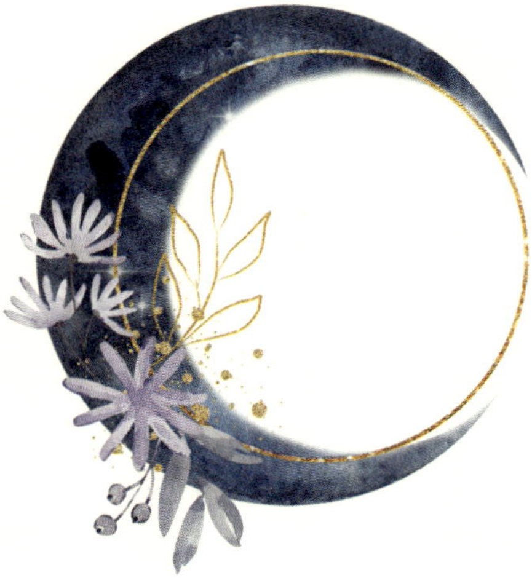

KAPITEL 13:

FINSTERNISSE

Mond- und Sonnenfinsternisse sind großartig anzusehen, unterbrechen sie doch unseren gewohnten Blick auf die Sonne und den Mond mit einer einzigartigen Vorführung. In spiritueller Hinsicht kann sich die Energie von Finsternissen in raschen und dramatischen Veränderungen, etwa dem Ende eines Zeitalters, manifestieren und uns zur Auseinandersetzung mit den steinigen Wegen, die oft mit Umwälzungen einhergehen, zwingen. Im Allgemeinen sind solche Veränderungen in deinem besten Interesse, doch das heißt nicht, dass sie eine angenehme Erfahrung sind. In diesem Kapitel biete ich dir eine Auswahl erdender und unterstützender Rezepturen an, die dir außerdem dabei helfen, die Lektionen im Zusammenhang mit Sonnen- und Mondfinsternissen zu verstehen.

MONDFINSTERNIS: PERSPEKTIVWECHSEL

Eine Mondfinsternis kann nur stattfinden, wenn die Erde genau auf einer Linie zwischen Sonne und Mond steht. Diese gesteigerte energetische Situation begünstigt dramatische Veränderungen von der Art, die dich aus dem Gleichgewicht bringt oder dich zwingt, die mit einer Situation zu befassen, die du bisher gemieden hast. Vermutlich wird die Wirkung einer Mondfinsternis nicht angenehm sein, doch im Allgemeinen verweist sie auf das Ende eines Umstands, der dich bisher daran gehindert hat, eine höhere Ebene des Erfolgs zu erreichen. Das Ereignis wird auf jeden Fall deine Perspektive verändern und dich ermutigen, deine Komfortzone zu verlassen und zu begreifen, dass es für dich eine neue, bessere Herangehensweise gibt, um deine Ziele zu erreichen.

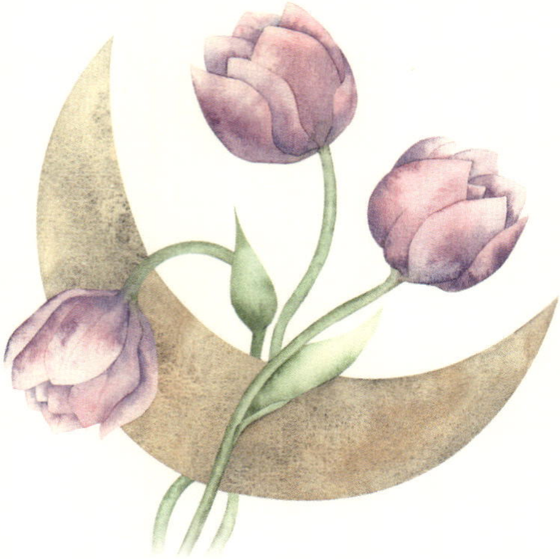

Die Wahrheit ist jedoch auch, dass Veränderungen oft schwer zu bewältigen und manchmal kaum zu akzeptieren sind. Die nachfolgenden Rezepturen unterstützen dich während dieser intensiven und rasanten Übergänge, über die du wahrscheinlich keine Kontrolle haben wirst. Mitten in irgendwelchen

Umwälzungen wirst du dich an das anpassen müssen, was dir vor die Füße geworfen wird, wozu du vermutlich einen Großteil deiner Kraft brauchst. Deshalb sind die Vorschläge in diesem Kapitel vor allem auf Erneuerung und den Wiederaufbau von Hoffnung ausgerichtet und auf die Wiedererlangung von Klarheit darüber, was kommt.

MONDFINSTERNIS-KORRESPONDENZEN

Im Anschluss folgt eine Liste von Zutaten, die auf die Energie der Mondfinsternis ausgerichtet sind und die du als Ausgangspunkt nutzen kannst, wenn du deine eigenen Rezepturen für die Mondapotheke schaffen willst. Jede Zutat hat ihre typischen individuellen Eigenschaften und bereichert deine magische Mischung um ihre Einzigartigkeit. Beschäftige dich auch mit der Korrespondenztabelle in Anhang 1, um die speziellen Eigenschaften der einzelnen Zutaten kennenzulernen.

ÄTHERISCHE ÖLE	PFLANZEN	KRISTALLE
Beifuß	Majoran	Hämatit
Fenchel	Pfefferminze	roter Jaspis
Hemlocktanne	Salbei	Mondstein
Katzenminze	Thymian	Rosenquarz
Koriander	Veilchen	Serpentin
Kümmel	Zaubernuss	
Cumin		
Muskatellersalbei		
Patschuli		
Petersilie		
Pfefferminze		
Salbei		
Tannennadel		
Teebaum		
Ylang-Ylang		
Ysop		
Zypresse		

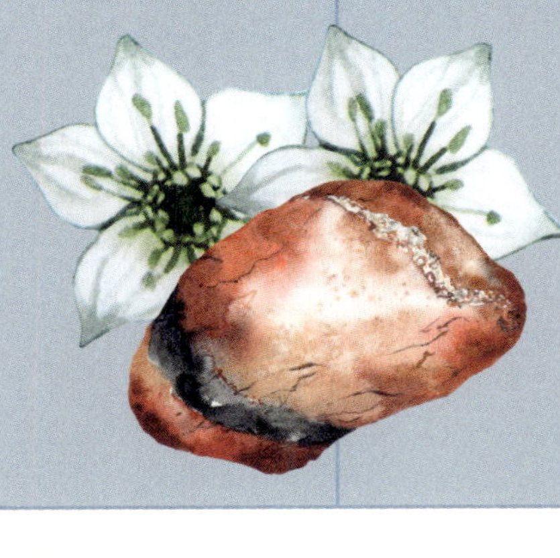

Duschritual für alltäglichen Stressabbau in schweren Zeiten

Unter der Dusche kann man wunderbar entspannen. Dort bist du ja ohnehin alleine, warum also nicht die Gelegenheit nutzen, um zu weinen und dich unbeobachtet, ohne Sorge und Angst vor Verurteilung für deine Gefühle, zu öffnen? Die Rezepte in diesem Kapitel und jene, die in diesem Ritual zur Anwendung kommen, sollen dich halten, stützen und auffangen, wenn du es mit schweren Zeiten zu tun hast. Ihre einzige Funktion besteht darin, dich sanft beim Spannungsabbau zu unterstützen oder beim Umgang mit den komplizierten Gefühlen, die dir vielleicht gerade zu schaffen machen. Das Ritual eignet sich für die Anwendung bei Tag oder bei Nacht und du kannst es so oft wiederholen, wie es dir sinnvoll erscheint. Auch den Zeitpunkt kannst du frei wählen und musst nicht auf eine Mondfinsternis warten.

- Aromamischungen für schwere Zeiten (siehe Seite **215**)
- Erfrischende Duschtablette (siehe Seite **217**)
- Shampoo für Unterstützung und Kraft (siehe Seite **218**)
- Haarspülung für Halt (siehe Seite **219**)
- Duschgel für Halt (siehe Seite **220**)

Schritt 1: Stelle einen Aromadiffuser dort in deinem Zuhause auf, wo du den größten Teil deines Tages verbringen willst und wo du die ausgewählte Mischung daraus riechen kannst, sobald du das Badezimmer verlässt. Spiele Musik, die nach deiner Dusche für eine beruhigende Atmosphäre sorgt. (Siehe das Bonusmaterial auf Seite **299**, um Zugang zu meiner Spotify-Playlist für schwere Zeiten zu erhalten.)

Schritt 2: Mache dich bereit zum Duschen und lege eine oder zwei Duschtabletten auf den Fußboden der Duschkabine, damit sie sich auflösen, sobald sie in Berührung mit dem warmen Wasser kommen. Nimm dir die Zeit, den Duft zu genießen.

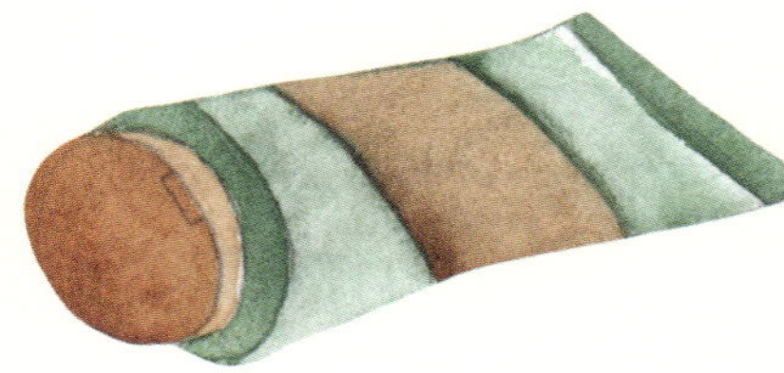

Schritt 3: Wasche deine Haare mit dem Shampoo und nutze die Haarspülung, dann spüle alles von oben nach unten fort.

Schritt 4: Wasche deinen Körper, während die Haarspülung auf deine Haare einwirkt, dann spüle alle Pflegemittel von oben nach unten ab.

Schritt 5: Lass die Tränen laufen, wenn dir danach ist! Nutze jetzt diesen unbeobachteten Moment und lass alles raus.

Schritt 6: Solange du noch unter der Dusche stehst oder auch nachdem du dich abgetrocknet hast, falls dir das lieber ist, mache drei tiefe, reinigende Atemzüge, um dich zu erfrischen, nachdem du deinen Emotionen freien Lauf gelassen hast.

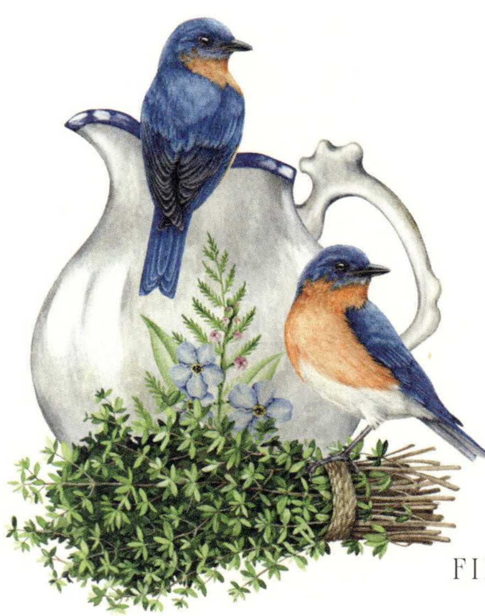

Thymiantinktur

Ich finde, Thymian wird als Küchengewürz missverstanden und ist in der Magie unterbewertet. Das ist schade, denn Thymian hat nicht nur eine hervorragende reinigende Wirkung, sondern unterstützt auch bei Trauer, fördert Wohlergehen und begünstigt Frieden.

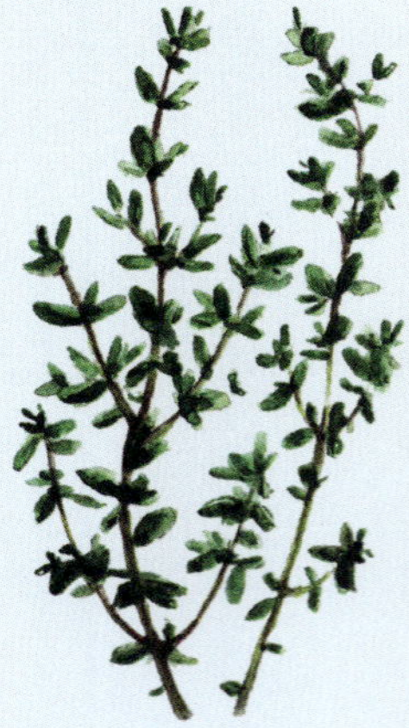

- 240-ml-Schraubglas, fest verschließbar
- Mehrere Thymianzweige
- Wodka
- Wachspapier
- Passiertuch oder Kaffeefilter
- Braune Tropfflasche

Lege die Thymianzweige in das Schraubglas und fülle es dann fast bis zum Rand mit Wodka auf. Lege das Wachspapier auf die Öffnung und schraube den Deckel fest zu. Schüttle das Glas, um die Inhaltsstoffe gleichmäßig zu verteilen und fülle Wodka nach, falls das Pflanzenmaterial noch nicht vollständig bedeckt ist.

Gib auf dem Etikett Namen und Datum an und stelle das Glas an einen dunklen Ort. Schüttle es zwei bis vier Wochen lang jeden Tag. Je länger das Glas steht, umso wirkungsvoller ist der Inhalt.

Gieße die Flüssigkeit durch das Passiertuch oder einen Kaffeefilter in die braune Tropfflasche. Das Pflanzenmaterial darf in den Bio-Müll oder auf den Kompost. Beschrifte das Fläschchen. Verwende Thymiantinktur in deinem Shampoo für Unterstützung und Kraft (siehe Seite **219**) und im Duschgel für Halt (siehe Seite **220**).

Aromamischungen für schwere Zeiten

Die nachfolgenden Mischungen eigenen sich ideal, um das durchzustehen, was ich »spirituelle Wüste« nenne, eine Phase, in der man sich verloren, verwirrt und abgeschnitten von spiritueller Führung fühlt. Sie helfen dir auf deinem Weg durch Herausforderung, Veränderung und Chaos, oder leisten einfach die energetische Unterstützung, die du brauchst, wenn du gerade mehr schultern musst, als du meinst, verkraften zu können. Jede Mischung hat eine eigene energetische Zielrichtung, doch sie alle verfügen über erdende und stärkende Elemente und fördern eine klare Sicht auf das Kommende.

Aromamischung für Frieden und Kraft

- 10 Tropfen ätherisches Dalmatinischer-Salbei-Öl
- 6 Tropfen ätherisches Rosmarinöl
- 3 Tropfen ätherisches Anisöl

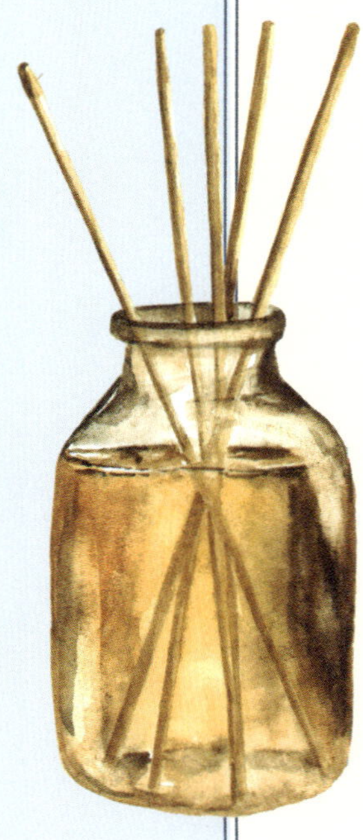

Aromamischung für die Bewältigung von Herausforderungen

- 7 Tropfen ätherisches Römische-Kamille-Öl
- 11 Tropfen ätherisches Lavendelöl
- 3 Tropfen ätherisches Hemlocktannenöl

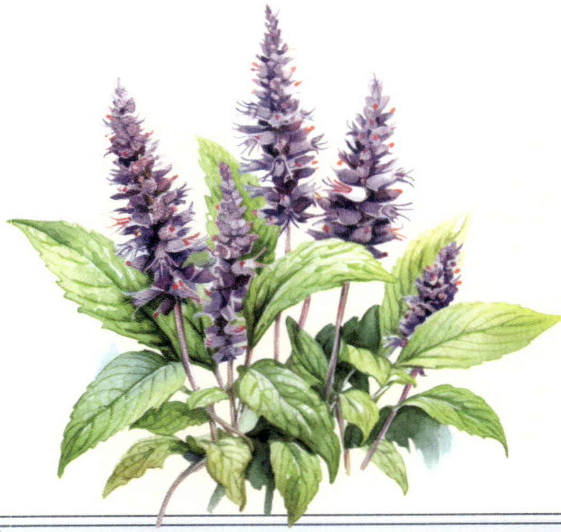

Aromamischung für emotionale Befreiung

- 9 Tropfen ätherisches Atlaszedernholzöl
- 9 Tropfen ätherisches Palmarosaöl
- 4 Tropfen ätherisches Rosmarinöl

Aromamischung für die Auflösung von Trauer in Körper, Geist und Seele

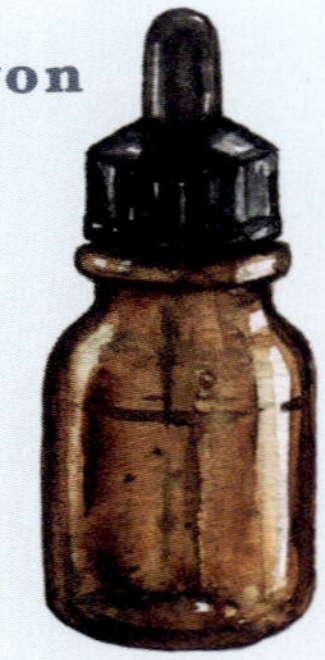

- 9 Tropfen ätherisches Muskatellersalbeiöl
- 7 Tropfen ätherisches Ysopöl
- 2 Tropfen ätherisches Myrteöl
- 11 Tropfen ätherisches Lavendelöl

Erfrischende Duschtablette

Diese Tabletten eignen sich ideal, um einer ansonsten langweiligen Dusche Duft und Belebung hinzuzufügen. Sie sind leicht herzustellen und wie fast alles in diesem Buch deinen individuellen Bedürfnissen anzupassen, indem du Kräuterbestandteile und ätherische Öle ersetzt.

- 120 g Backnatron
- 1 TL gemahlenes Kräuterpulver (ich verwende Majoranpulver)
- 60 ml Wasser
- Backofentaugliche Silikonform, etwa für kleine Muffins oder Eiswürfel
- Ätherische Ölmischung deiner Wahl (ich verwende die oben beschriebene Aromamischung für Frieden und Kraft)

Vermische gründlich Backnatron, Kräuterpulver und Wasser in einer Schüssel. Löffele die Masse in gleichen Mengen in die Vertiefungen, drücke sie an und sorge für eine geglättete Oberfläche. Backe sie etwa 15 Minuten bei 180 Grad Celsius im Backofen, bis sie die Tabletten fest sind. Nimm sie aus der Form und lass sie auf einem Teller abkühlen und trocknen.

Gib auf jede Tablette drei bis vier Tropfen der gewünschten Aromamischung und lass sie trocknen. Die Aufbewahrung sollte in einem luftdichten Behälter erfolgen. Für die Anwendung lege eine oder zwei Tabletten in die Duschwanne und genieße den Duft.

Shampoo für Unterstützung und Kraft

Thymian und Benediktenkraut sind hervorragend geeignet, um bei der Verarbeitung schwerer Emotionen wie Trauer zu helfen oder um mit dem unvermeidlichen Auf und Ab des Lebens fertig zu werden. Alle Veränderungen, auch die positiven, können eine echte energetische Herausforderung darstellen. Ersetze dein Alltagsshampoo durch dieses, wenn du dich gerade in einem Teufelskreis aus rasch aufeinander folgenden, dramatischen Veränderungen oder Übergängen befindest. Das Shampoo für Unterstützung und Kraft wirkt entlastend und belebt deinen Geist mit der Kraft und dem Mut, die du brauchst, um angesichts deiner Herausforderungen zu bestehen.

- 480 ml destilliertes Wasser
- 3 EL frische Salbeiblätter
- 1 EL getrocknetes Benediktenkraut
- 1 TL Thymiantinktur (siehe Seite **214**)
- 120 ml Castile-Seife mit Pfefferminzduft
- 20 Tropfen ätherisches Öl

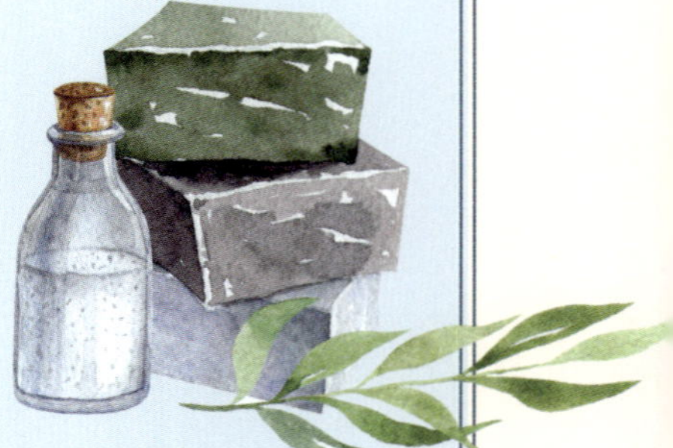

Bringe das destillierte Wasser in einem mittleren Topf zum Kochen und nimm es vom Herd. Gib die Salbeiblätter und das Benediktenkraut hinzu und decke den Topf mit einem Handtuch ab. Lass die Pflanzenteile ziehen, bis die Flüssigkeit vollständig abgekühlt ist. Gieße sie anschließend durch ein Sieb in eine Schüssel und entsorge die Pflanzenreste auf dem Kompost oder im Bio-Müll.

Ergänze die verbleibenden Zutaten und rühre mit einem Löffel oder Spatel um. Gieße die Seife langsam in eine Quetsch- oder Pumpflasche. Für die Anwendung drückst du das Shampoo direkt auf deine Kopfhaut und massierst es in deine Haare ein, beginnend bei den Wurzeln bis hinab zu den Spitzen. Dieses Haarwaschmittel schäumt nicht sehr stark; wenn du darauf Wert legst, kannst du mehr Shampoo verwenden. Spüle am Ende alle Seife sorgfältig aus und lass eine Behandlung mit der Haarspülung für Halt folgen.

Haarspülung für Halt

Diese Haarspülung ist einfach und hilfreich, genau das, was du brauchst, wenn du gerade schwere Zeiten durchmachst. Du benötigst höchstens fünf Minuten, um sie so herzustellen, wie es hier angegeben ist, doch kannst du in dem Jojobaöl zuvor natürlich auch noch Kräuter deiner Wahl ziehen lassen, wenn du es wünschst. Thymian und Veilchen stellen hier geeignete Varianten dar.

- 60 ml Jojobaöl
- 60 ml Aloe-Vera-Gel
- 20 Tropfen ätherisches Teebaumöl
- 20 Tropfen ätherisches Palmarosaöl
- 15 Tropfen ätherisches Basilikumöl
- 120 ml duftfreie Haarspülung

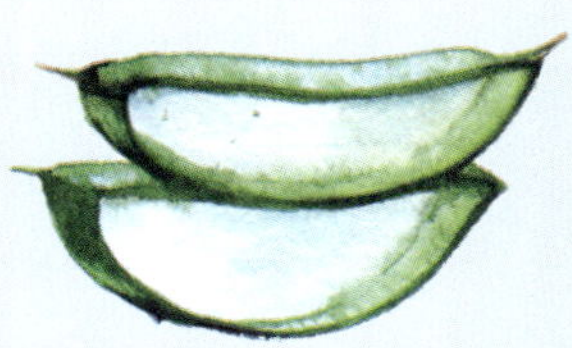

Vermische gründlich Öl, Gel und ätherische Öle in einer Schüssel. Füge die Haarspülung hinzu und mische noch einmal gründlich, bis du ein glattes Produkt erhältst. Massiere den Conditioner in das noch feuchte Haar ein und kämme es mit einem breitzackigen Kamm durch, um es zu entwirren. Belasse die Mischung mindestens 10 Minuten aber höchstens eine Stunde in deinem Haar. Spüle dein Haar zuletzt gründlich aus und style es nach deinen Vorstellungen.

Duschgel für Halt

Dieses Duschgel kombiniert Kraftpakete der spirituellen Reinigung: Pfefferminze, Duftendes Mariengras, Apfelessig und Thymian. Mir gefällt besonders, dass alle Zutaten wohlbekannt für ihre Fähigkeit sind, negative Energien aufzulösen. Dennoch ist ihre Wirkweise äußerst sanft, was insbesondere für das Duftende Mariengras gilt. Wenn einem das Leben zusetzt, dann braucht man manchmal handfeste Zuwendung, manchmal aber eben auch sanfte Fürsorge und Unterstützung. Dieses Duschgel gibt mir Letzteres. Es ist ausreichend stimulierend, damit ich mich erfrischt fühle, aber nicht so aggressiv – im energetischen Sinne – dass ich mich veranlasst sehen würde, schneller voranzukommen oder zu heilen, als es mir ohne Hilfe möglich scheint.

- 240 ml kochendes Wasser
- 240 ml Tee aus Duftendem Mariengras

- 240 ml Castile-Seife mit Pfefferminzduft
- 1 EL Apfelessig
- 1 TL Thymiantinktur (siehe Seite **214**)
- 20 Tropfen ätherisches Öl
- ½ TL Kokosöl

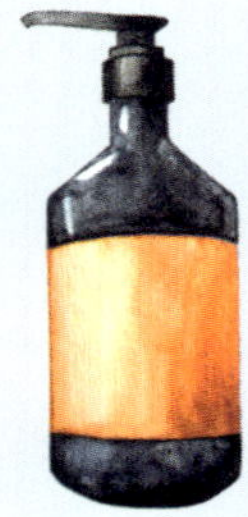

Braue einen Tee, indem du einen Esslöffel Duftendes Mariengras mit 240 ml kochendem Wasser aufgießt und es eine Viertelstunde ziehen lässt. Gieße anschließend die Flüssigkeit durch ein Sieb in eine Schüssel, gib die restlichen Zutaten hinzu und verrühre gründlich. Fülle das Duschgel in eine Quetsch- oder Pumpflasche und verwende es, wie du traditionelles Duschgel nutzen würdest. Mit der Zeit kann sich das Kokosöl vom restlichen Inhalt trennen, doch gründliches Schütteln stellt die Mischung wieder her. Im Kühlschrank kann man das Duschgel drei bis vier Wochen lang aufbewahren. Verwende es nicht weiter, falls du erhebliche Veränderungen bei Beschaffenheit und Geruch feststellst.

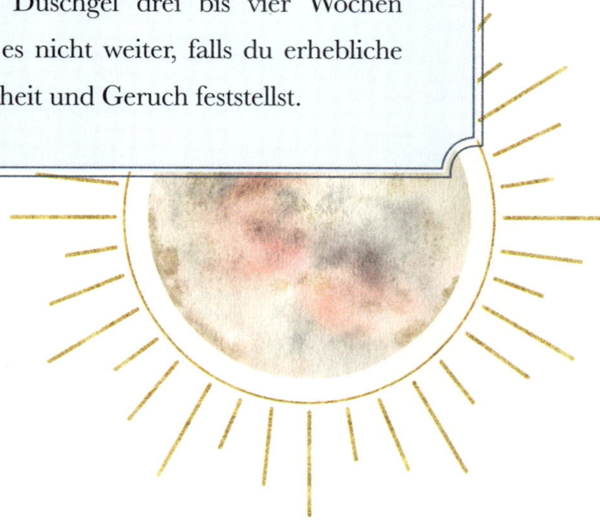

SONNENFINSTERNIS

Eine Sonnenfinsternis kann nur stattfinden, wenn der Mond auf einer Linie zwischen Erde und Sonne steht. Sie kennzeichnet eine Zeit des Neuanfangs und der Überwindung von Ereignissen der Vergangenheit, die dich bisher in deinem Vorankommen blockiert haben. Auf den nachfolgenden Seiten wirst du eine Auswahl an Rezepten finden, die dir helfen, hinter dir zu lassen, was zurückliegt, dich für deine Zukunft zu öffnen und deine persönliche Kraft zurückzuerlangen.

SONNENFINSTERNIS-KORRESPONDENZEN

Im Anschluss folgt eine Liste von Zutaten, die auf die Energie der Sonnenfinsternis ausgerichtet sind und die du als Ausgangspunkt nutzen kannst, wenn du deine eigenen Rezepturen für die Mondapotheke schaffen willst. Jede Zutat hat ihre typischen individuellen Eigenschaften und bereichert deine magische Mischung um ihre Einzigartigkeit. Beschäftige dich auch mit der Korrespondenztabelle in Anhang 1, um die speziellen Eigenschaften der einzelnen Zutaten kennenzulernen.

ÄTHERISCHE ÖLE	PFLANZEN	KRISTALLE
Angelika	Drachenblut	Granat
Basilikum	Gartenraute	roter Jaspis
Beifuß	Gewürznelke	Regenbogen-Mondstein
Benzoe	Johanniskraut	Rosenquarz
Gewürznelke	Königskerze	Topas
Katzenminze	Schwarzer Pfeffer	
Kiefer	Thymian	
Myrrhe	Wacholder	
Patschuli		
Pfeffer		
Rosmarin		
Vetiver		
Wacholder		

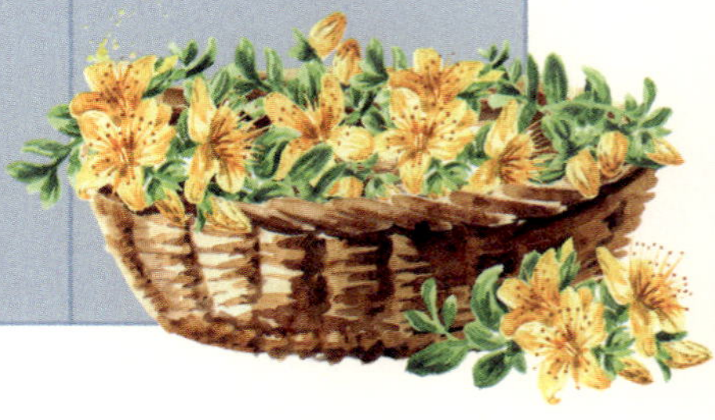

Abnabelungsritual

Dieses Ritual begleitet mich schon seit vielen Jahren und ich hatte mehrfach die Gelegenheit, es öffentlich vorzuführen. Es ist eines der wenigen, das ich nicht überarbeitet habe, denn mir schien es, so wie es ist, jederzeit perfekt zu funktionieren. Ich wähle dieses Ritual immer dann aus, wenn ich weiterziehen muss. Du weißt, wann du es brauchst: Dann, wenn du etwas wirklich hinter dir lassen willst, es sich aber ständig und neuerlich in deinen Kopf einschleicht. Das ist in der Regel ein Hinweis darauf, dass du energetisch weiterhin mit der Person, dem Ort oder der Situation verbunden bist, von der oder dem du dich befreien möchtest.

- Gepfefferte Citrin-Rosmarin-Handseife (siehe Seite **277**)
- Zwirn oder Schnur
- 1 weiße Kerze
- Solarplexus-Körperpeeling (siehe Seite **225**)

Wasche deine Hände – wenn du willst, auch deinen ganzen Körper – mit der Gepfefferten Citrin-Rosmarin-Handseife, um eine optimale, spirituell vorbereitende Reinigung zu erreichen.

Bereite deine »Nabelschnüre« vor, indem du für jede Person oder Situation, von der du dich abnabeln möchtest, ein ca. 25 Zentimeter langes Stück Band abschneidest. Wenn du willst, könntest du für jede Person oder Situation eine andere Farbe wählen, aber das ist nicht zwingend erforderlich. Wähle für deine Schnur eine Farbe, die bei Ablösung hilft, wie Rot, Weiß oder Blau.

Wenn du bereit bist, dann breite alle deine Hilfsmittel vor dir aus und ziehe deinen Kreis. Fasse alle Schnurstücke gleichzeitig und verbinde sie am Ende mit einem Knoten. Halte sie in deinen Händen und sprich die folgende Beschwörung laut aus:

Ich will in meinem Geist, Körper, Herzen und in meiner Seele alle Verbindungen zu [setze den oder die Namen ein] kappen. Ich zolle ihm/ihr/ihnen Anerkennung für die Rolle, die er/sie in meinem Leben gespielt hat/haben. Ich bin seiner/ihrer Energie entwachsen und benötige seine/ihre Lektionen nicht mehr. Ich nabele mich mit Liebe und Dankbarkeit von ihm/ihr/ihnen ab, um Platz zu schaffen für liebevollere Beziehungen.

Halte die Bänder in deiner rechten Hand. Gehe alle Bänder einzeln durch und nimm dir die Zeit, die negativen Gefühle zu reflektieren, die diese Person oder Situation in dir auslöst. Spüre diese Gefühle in aller Deutlichkeit, es ist wichtig, alles, wovon du dich befreien willst, im Detail anzusehen. Sobald du dir alles, was diese Person oder Situation betrifft, vergegenwärtigt hast, schneide das betreffende Band aus dem Bündel durch. Wiederhole den Vorgang für die übrigen Bänder, bis du alle abgeschnitten hast.

Entzünde die Bänder oder Schnüre eine nach der anderen an der Kerzenflamme und lege sie, noch brennend, auf einen feuerfesten Teller oder in eine entsprechende Schale. Zuletzt verbrennst du auch die übrigen, durch einen Knoten verbundenen Schnurenden. Während du die Bänder nacheinander verbrennst, sprichst du laut bei jeder die folgenden Worte aus:

Ich bin frei von allen Bindungen, die dieses Band für mich bedeutet. Ich vergebe der Person für alles Unrecht, das sie mir zugefügt hat, und gestatte es mir und ihr, auf jede Wiederannäherung zu verzichten. Ich habe jetzt den Raum, um etwas Neues in meinem Leben willkommen zu heißen, und ich rufe Geist auf, diesen Freiraum mit der Erfüllung meiner tiefsten Sehnsucht zu füllen. So sei es.

Nimm die Überreste der verbrannten Schnüre und die Asche und vergrabe sie irgendwo im Freien, wo ihre Energie in die Erde zurückkehren kann. Beende dieses Ritual, indem du dich mit dem Körperpeeling reinigst, damit jegliche Energiereste, die dich vielleicht neuerlich mit der Vergangenheit verbinden wollen, beseitigt sind.

Solarplexus-Körperpeeling

Dein Solarplexus-Chakra ist der Sitz deiner persönlichen Kraft, doch kann dieser Bereich auch blockiert sein. Dieses Körperpeeling soll dafür sorgen, dass deine Energie wieder in Fluss kommt und du dein Strahlen zurückgewinnst. Es enthält Zitrusbestandteile, die nicht nur gut sind, um dein Solarplexus-Chakra zu öffnen, sondern auch deine Haut von trockenen und schuppigen Ablagerungen befreien können, ohne sie zu verletzen. Nur direktes Sonnenlicht solltest du nach diesem Körperpeeling eine Weile vermeiden, da Zitronensäure die Haut manchmal sensibel auf Sonnenlicht reagieren lassen.

- 4 Tropfen ätherisches Bergamotteöl
- 4 Tropfen ätherisches Zitronenverbeneöl
- 4 Tropfe ätherisches Rosmarinöl
- 60 ml Sonnenblumenöl
- Abrieb einer Zitrone
- 1 EL Lein- oder Hanfsamenmehl
- 220 g Meersalz

Vermische die ätherischen Öle mit dem Sonnenblumenöl und stelle die Mischung beiseite. Wasche die Zitrone sorgfältig, bevor du die Schale abreibst, auch dann, wenn du eine Bio-Zitrone verwendest. Gib Zitronenschale, Lein- oder Hanfsamenmehl und Salz in eine saubere Schüssel und vermenge diese Zutaten sorgfältig. Gib die Ölmischung hinzu und verrühre alles mit einer Gabel zu einer gleichmäßigen Masse. Fülle das Peeling in einen verschließbaren

Behälter. Im Kühlschrank aufbewahrt bleibt die Mischung bis zu 2 Wochen lang frisch.

Für die Anwendung massiere kleine Mengen des Peelings kreisförmig und im Uhrzeigersinn in deine Haut. Beginne zunächst über deinem Solarplexus, um das Chakra zu aktivieren und arbeite dich dann von den Füßen nach oben hoch. Zuletzt gut abspülen nicht vergessen.

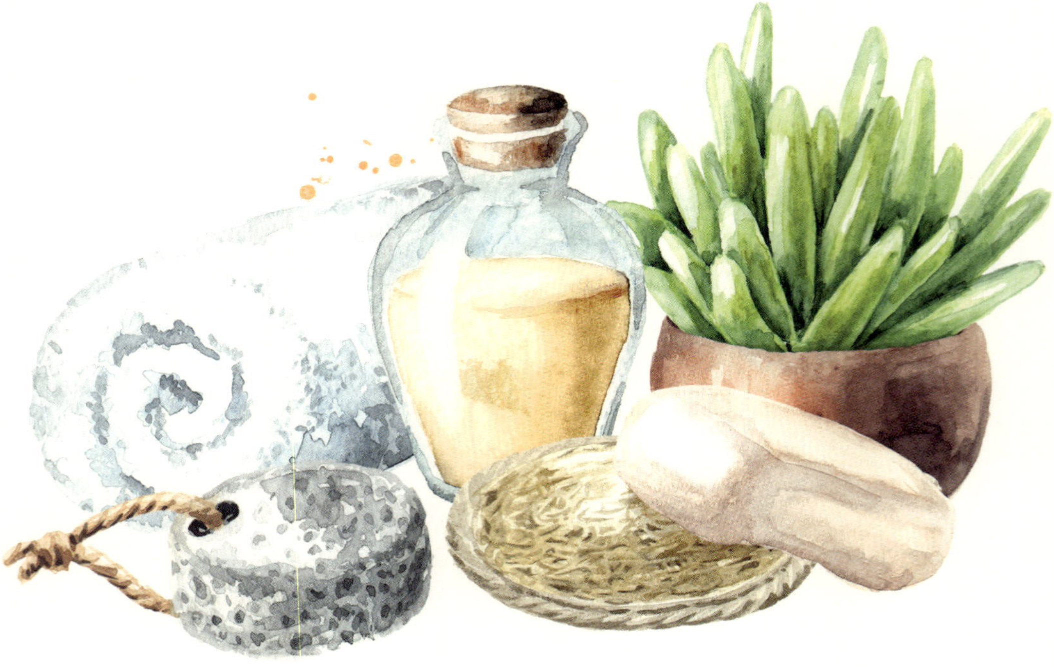

Gepfefferte Citrin-Rosmarin-Handseife

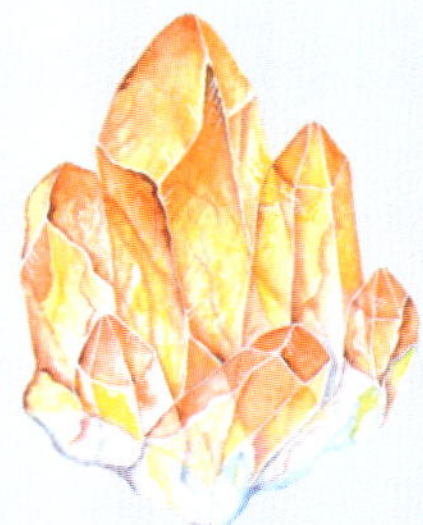

Mit den Händen nimmt man sehr viel Energie auf, was bei näherer Betrachtung auch kein Wunder ist, wenn man sich klar macht, wie viele Türklinken, Dinge beim Einkaufen oder Oberflächen man berührt, die vielleicht schon Hunderte vor einem angefasst haben. Dank des die Lebenskraft erneuernden Citrins eignet sich diese Handseife bestens, um jegliche verirrte Energie zu entfernen. Rosmarin und schwarzer Pfeffer leisten gleichfalls einen Beitrag, um negative Schwingungen zu vertreiben.

- Neutrale Gießseife
- Kleiner Schmortopf, Wasserbadtopf oder Bain-Marie
- 500 g Citrin-Trommelsteine, ca. 12–15 mm groß
- Seifenformen aus Silikon
- 15 ml ätherisches Rosmarinöl
- 30 Tropfen ätherisches Schwarzpfefferöl

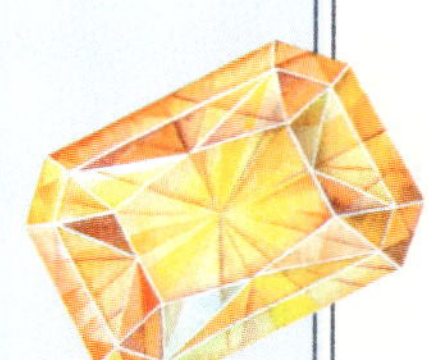

Zerschneide die Seifenbasis in zwei bis drei Zentimeter große Stücke, lege sie in den Schmortopf (der nicht für die Lebensmittel-

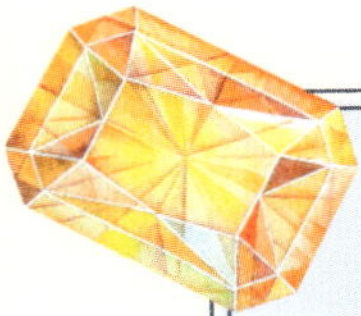

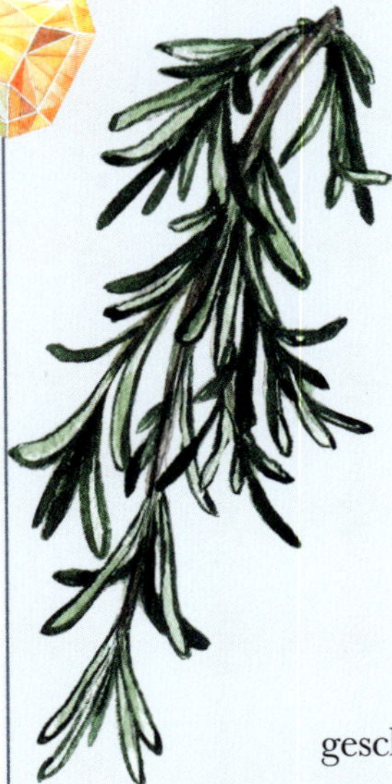

zubereitung verwendet wird) und setze ihn auf die Herdplatte, die du auf kleinster Stufe betreibst. Rühre regelmäßig um, damit die Seife nicht anbrennt.

Inzwischen legst du in jede Seifenform ein paar Citrin-Trommelsteine und achtest dabei darauf, dass sie glatt an der Form anliegen und eine gleichmäßige Schicht bilden. Sobald die Seifenbasis vollständig geschmolzen ist, nimm den Topf vom Herd. Lass sie fünf Minuten abkühlen und rühre dann die ätherischen Öle unter. Verwende eine Kelle, um die Seife vorsichtig in die Formen zu füllen. Gieße langsam, damit die Kristalle nicht in Bewegung geraten und möglicherweise Lücken in der Schicht entstehen lassen.

Sobald alle Formen gefüllt sind, decke sie mit einem Tuch ab und lass sie über Nacht fest werden. Entferne die Seifenstücke aus den Formen und bewahre sie an einem trockenen Ort auf, damit sie noch weiter aushärten können. Je länger sie lagern, umso härter werden sie. Verwende sie wie jede andere Seife auch. Sammle die Citrin-Trommelsteine aus dem Waschbecken oder der Badewanne, bevor sie in den Abfluss gehen. Du kannst die Kristalle in der Meditation, für Rituale oder in anderen Rezepten wiederverwenden.

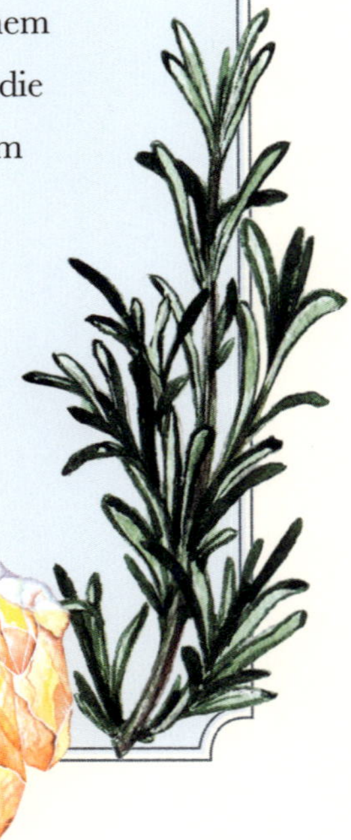

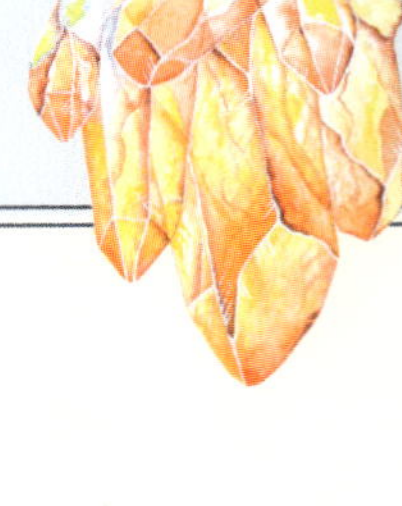

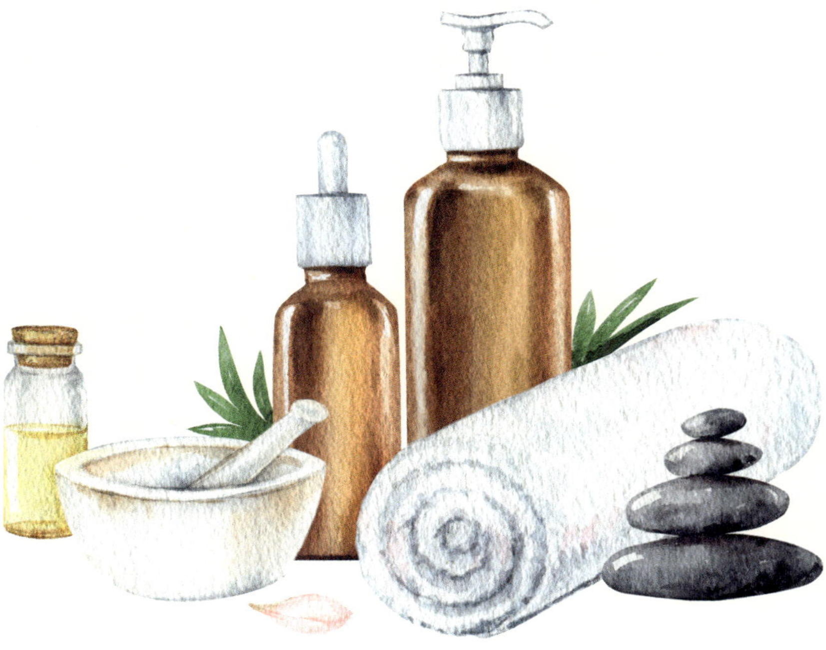

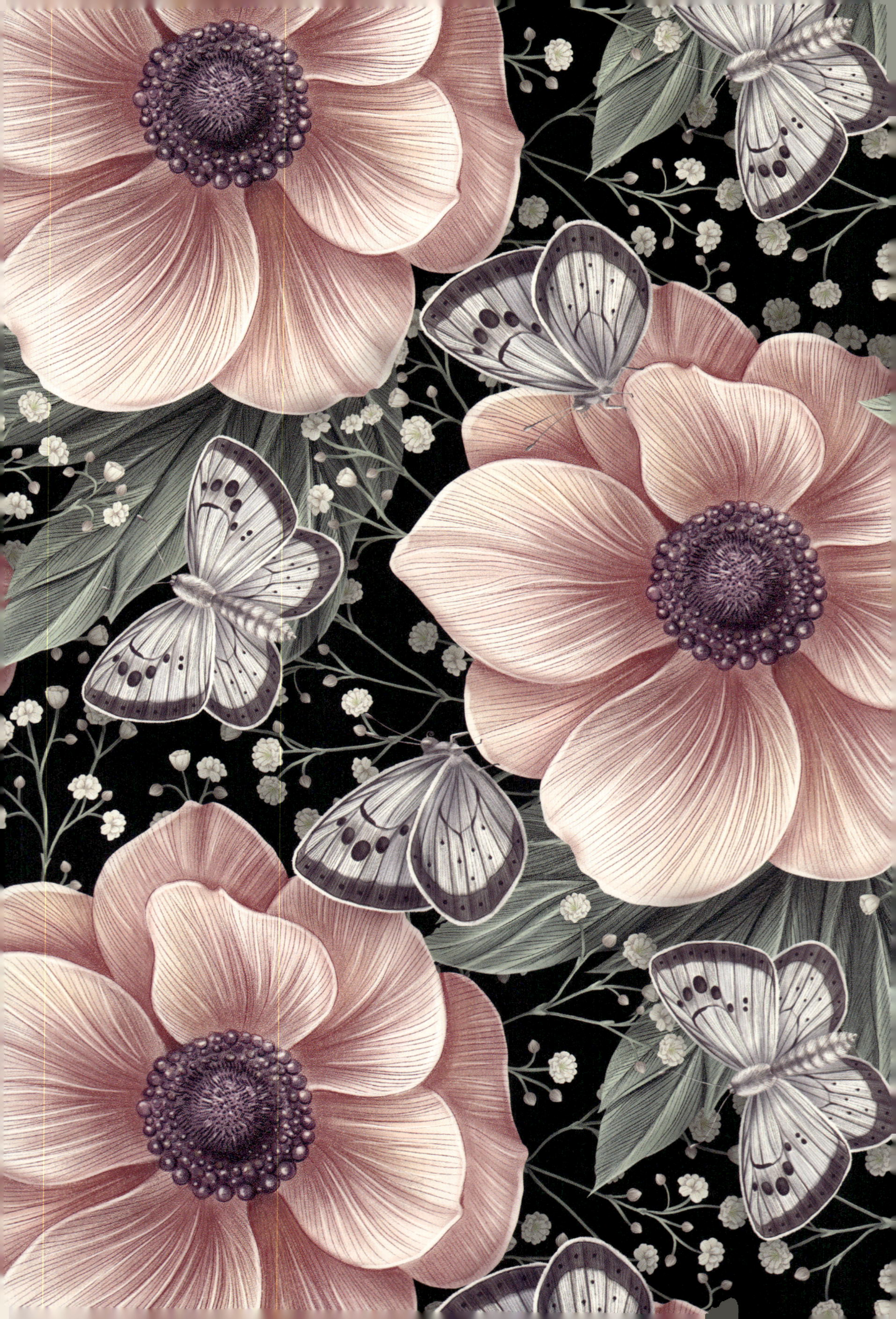

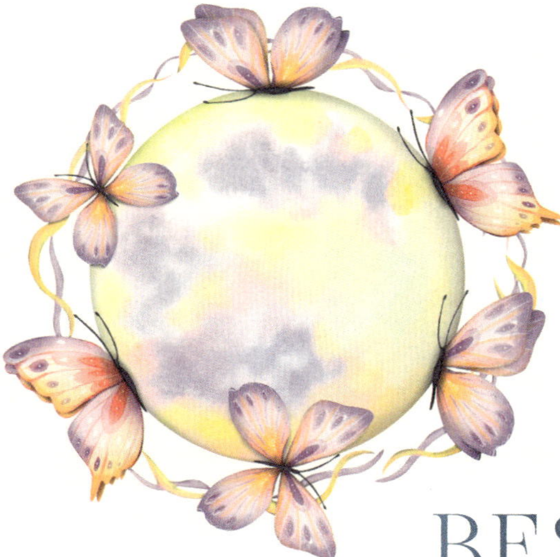

KAPITEL 14:

BESONDERE MONDE

BLUE MOON

Blue Moon ist die Bezeichnung für einen zweiten Vollmond innerhalb eines Kalendermonats. Im Englischen gibt es die Redewendung »Once in a blue moon« (die deutsche Entsprechung lautet »alle Jubeljahre einmal«), die zum Ausdruck bringt, dass etwas selten ist oder nicht sehr oft zur Verfügung steht. In spiritueller Hinsicht ist der Blue Moon die Zeit, um an das Unmögliche zu glauben und ein Risiko für etwas einzugehen, von dem du vielleicht meinst, es sei eine Nummer zu groß für dich, um es erreichen zu können. Auf den nachfolgenden Seiten findest du ein sehr wirkungsvolles Spray zur Überwindung deiner Angst vor dem Erfolg und dazu ein Ritual, das dir hilft, deine Paralyse durch Analyse zu durchbrechen.

BLUE-MOON-KORRESPONDENZEN

Im Anschluss folgt eine Liste von Zutaten, die auf die Energie des Blue Moon ausgerichtet sind und die du als Ausgangspunkt nutzen kannst, wenn du deine eigenen Rezepturen für die Mondapotheke schaffen willst. Jede Zutat hat ihre typischen individuellen Eigenschaften und bereichert deine magische Mischung um ihre Einzigartigkeit. Beschäftige dich auch mit der Korrespondenztabelle in Anhang 1, um die speziellen Eigenschaften der einzelnen Zutaten kennenzulernen.

ÄTHERISCHE ÖLE	PFLANZEN	KRISTALLE
Basilikum	Fingerkraut	Bergkristall
Gewürznelke	Heckenkirsche	blauer Kalzit
Kamille	Ingwer	Moldavit
Muskat	Muskat	weißer oder cremefarbener Mondstein
Pfeffer	Schafgarbe	Obsidian
Rose	schwarzes Pfefferkorn	Selenit
Sandelholz	Weihrauchharz	
Weihrauch	Zedernblatt	
Zimt		
Zitrone		

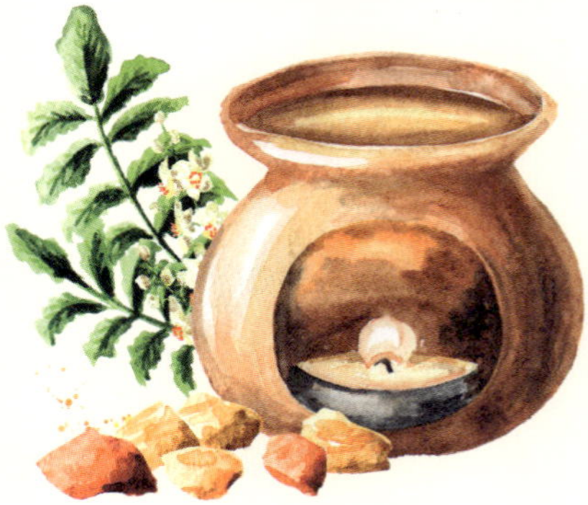

Wenn-dann-jetzt-Ritual

Unentschlossenheit und das Gefühl von Überforderung kommen immer wieder vor, wenn du einem Ziel entgegenstrebst. Gut möglich, dass du sogar weißt, was du willst, aber zu entscheiden, wo du anfangen sollst, kann sehr schwerfallen. Dieses Ritual ist nicht anspruchsvoll, aber es kann dir helfen, den

Ball ohne weitere Grübeleien ins Rollen zu bekommen. Es funktioniert ähnlich wie die Arbeit mit Orakelkarten, bei der man eine Karte nach der Tätigkeit befragt, die zu einem bestimmten Zeitpunkt am notwendigsten ist.

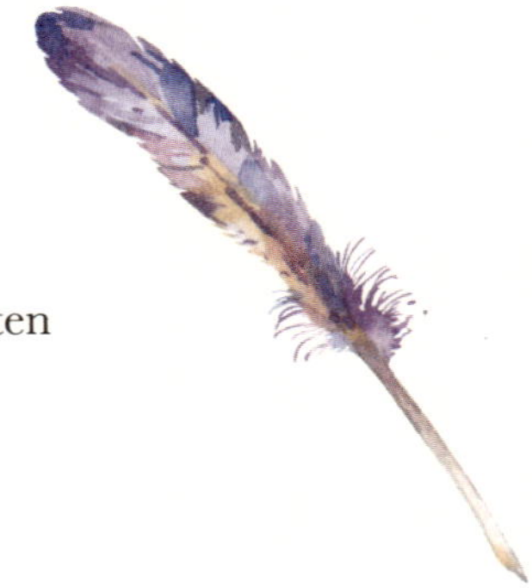

- Stift
- Mehrere Papierstreifen
- Spray der unbegrenzten Möglichkeiten (siehe Seite **234**)
- Schachtel oder Tüte

Suche dir für dieses Ritual einen ruhigen Platz. Rufe dir das Ziel ins Bewusstsein, das du erreichen willst, und erhalte die Vision davon mehrere Augenblicke lang aufrecht, wobei du dich auf die Handlungen konzentrierst, mit denen du jetzt sofort beginnen kannst, um dich deinem Ziel anzunähern.

Wenn du dein Ziel deutlich auf deinem inneren Bildschirm siehst, dann öffne deine Augen und halte jeden Schritt auf je einem Papierstreifen fest. Besprühe jeden der Zettel mit einem Hauch des Sprays; du möchtest natürlich nicht, dass das Papier feucht wird.

Lege alle Papierstreifen in die Schachtel und schüttle sie eine Weile, um sie wirklich gut durchzumischen. Schließe deine Augen und mache tiefe Atemzüge, bis du dich ruhig und entspannt fühlst. Stelle dir die Frage, welches Handeln am dringendsten erforderlich ist, um dein Ziel zu erreichen.

Fasse mit geschlossenen Augen in die Box und ziehe einen einzelnen Papierstreifen heraus. Öffne deine Augen und lies dir laut vor, was jetzt der wichtigste Schritt ist. Setze die Aufforderung in die Tat um, dann wiederhole das Ritual so lange, bis du alle Streifen aus der Box abgearbeitet hast.

Spray der unbegrenzten Möglichkeiten

Hier kommt eine ungewöhnliche Verbindung zum Tragen, da sich Sandelholz traditionell nicht gut mit Pfefferminze oder Eukalyptus kombinieren lässt. Aber in diesem Fall scheint dieser Vorbehalt nicht zu gelten. Ich entwickelte dieses Spray, als ich eine schwierige Phase durchlief und Motivation suchte, was für viele meiner Mischungen zutrifft, aber für diese im Besonderen. Bei diesem Spray dreht sich alles darum, an dich selbst zu glauben.

- 14 Tropfen ätherisches Blue-Mallee-Eukalyptus-Öl
- 12 Tropfen ätherisches Sandelholzöl
- 3 Tropfen ätherisches Pfefferminzöl
- 15 ml Zaubernusswasser oder 15 ml Wodka
- 45 ml destilliertes Wasser
- Optional: Splitter von schwarzem Obsidian

Fülle die ätherischen Öle mit dem Zaubernusswasser oder Wodka in eine Schüssel und vermenge sie gründlich. Gieße die Mischung in eine 60-Milliliter-Sprühflasche, ergänze die Obsidiansplitter und fülle das Gefäß dann mit Wasser auf. Zuletzt gründlich schütteln! Lass das Spray wenigstens für 24 Stunden auf deinem Altar stehen, damit sich alles gut miteinander verbindet. Schüttle erneut sorgfältig vor jeder Anwendung, um die Magie zu verteilen, dann sprühe mehrmals, um deinen Raum mit Duft zu erfüllen.

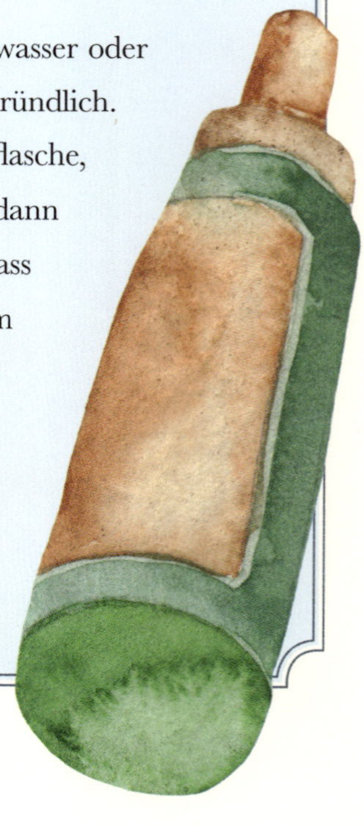

SUPERMOND

Der Supermond ist ein Vollmond oder Neumond, der stattfindet, wenn der Mond in seiner Umlaufbahn der Erde am nächsten ist. Der Fachbegriff für diesen erdnächsten Punkt lautet Perigäum, und der Vollmond sieht, wenn er diesen Punkt erreicht, 14 bis 15 Prozent größer aus. Das heißt auch, dass die Wirkung des Mondes auf uns erheblich höher ist als unter normalen Umständen: größerer Erfolg, aber auch ausgeprägtere Emotionen. In diesem Abschnitt stelle ich die Rezepte für meine allzeit beliebtesten Produkte vor: das Manifestationsspray und das Manifestationsöl.

Außerdem biete ich dir einen einfachen Schutzzauber an, der deine Manifestationen vor energetischem Unheil bewahrt, weil Emotionen in dieser Zeit ausufern können und du nie weißt, ob du nicht jemanden so verärgerst, dass diese Person dich mit einem Fluch belegt. Das ist natürlich nicht ernst gemeint, aber man kann nie wissen …

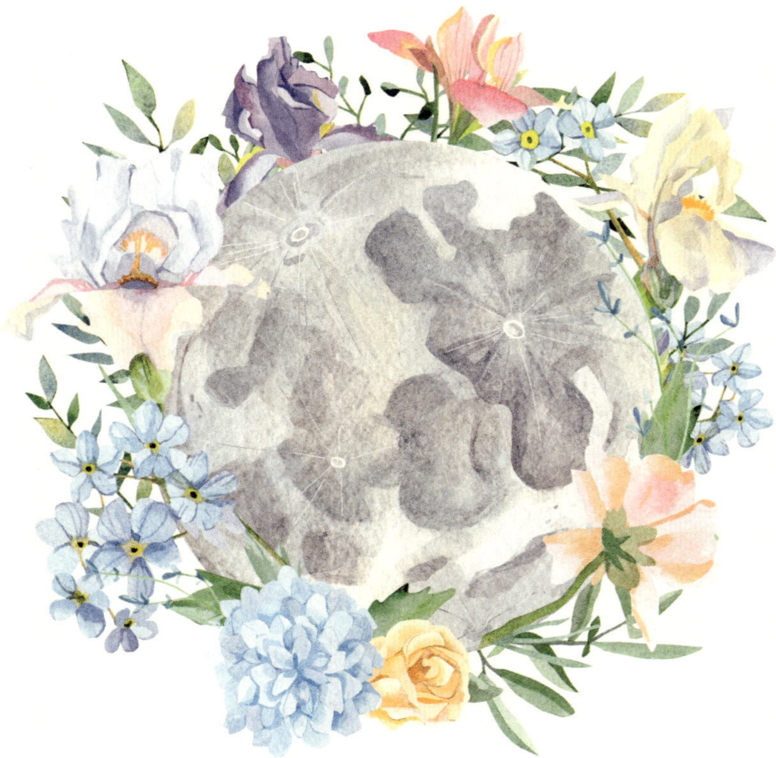

SUPERMOND-KORRESPONDENZEN

Im Anschluss folgt eine Liste von Zutaten, die auf die Energie des Supermonds ausgerichtet sind und die du als Ausgangspunkt nutzen kannst, wenn du deine eigenen Rezepturen für die Mondapotheke schaffen willst. Jede Zutat hat ihre typischen individuellen Eigenschaften und bereichert deine magische Mischung um ihre Einzigartigkeit. Beschäftige dich auch mit der Korrespondenztabelle in Anhang 1, um die speziellen Eigenschaften der einzelnen Zutaten kennenzulernen.

ÄTHERISCHE ÖLE	PFLANZEN	KRISTALLE
Bergamotte	Aloe Vera	Bergkristall
Grapefruit	Basilikum	weißer oder cremefarbener Mondstein
Jasmin	Bienenpollen	Moldavit
Limette	Erdbeere	Selenit
Mandarine	Herzspannkraut	Sonnenschein
Myrrhe	Honig	Citrin
Orange	Kiefernadel	
Patschuli	Pfingstrose	
Sandelholz	Sandelholz	
Wacholder	Veilchenwurzel	
Ylang-Ylang	Weihrauch	
Zitrone		

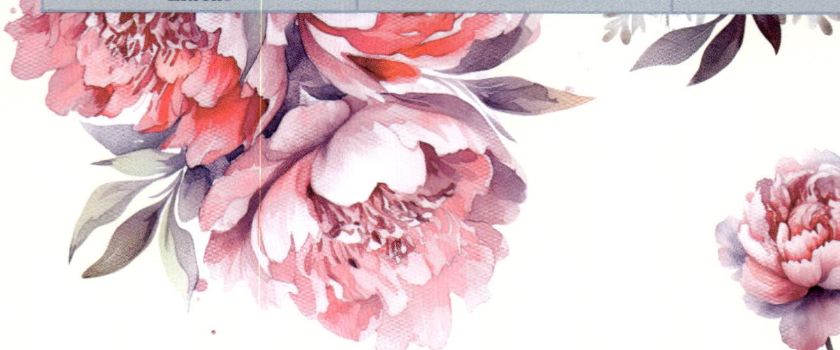

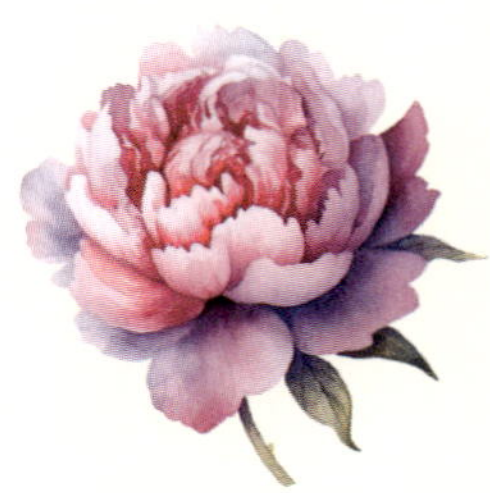

Ultimative Aromamischung zum Manifestieren

Der Duft dieser Aromamischung und die Produkte, in denen ich sie verwende, gehören zu den am besten verkäuflichen meiner Marke Spirit Element. Meine Marke hat sich 2022 so gut entwickelt, dass ich die alten Erzeugnisse nicht mehr anbiete, aber ich erhalte noch immer Anfragen, sie doch neu aufzulegen oder wenigstens die Rezepte zu veröffentlichen. Beim Supermond dreht sich alles um super Ergebnisse, also dachte ich, was könnte treffender sein, als diese Langzeit-Lieblingsmischung hier vorzustellen? Jetzt hast auch du die Gelegenheit, dir dieses Rezept zunutze zu machen, das Tausenden weltweit geholfen hat, ihre größten Wünsche zu manifestieren.

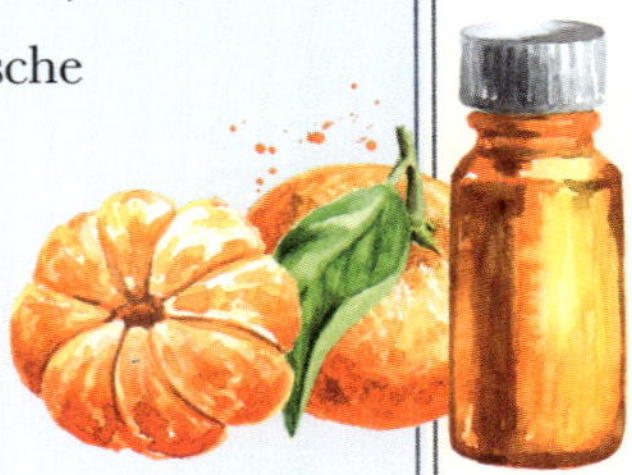

- 18 Tropfen ätherisches Jasminöl
- 9 Tropfen ätherisches Mandarinenöl
- 3 Tropfen ätherisches Kopaivabalsamöl

Fülle die Öle in eine dunkle Tropfflasche und schüttle gründlich. Du kannst die Mischung sofort nutzen, doch ich ziehe es vor, sie mindestens eine Woche lang im Dunkel eines Schranks aufzubewahren, damit sich die Öle gut miteinander verbinden, bevor ich sie zum ersten Mal anwende. Lagere die Mischung an einem Ort ohne direkte Sonneneinstrahlung und gebrauche sie immer, wenn du eine Aromaöl-Mischung für den Diffuser benötigst und deinen Raum mit Manifestationsenergie erfüllen möchtest.

Manifestationsspray

Praktisch jede meiner Rezepturen wurde aus meinem Bedürfnis geboren, meine spirituelle Praxis zu vertiefen, und auch diese ist da keine Ausnahme. Ich habe dieses Manifestationsspray vor vielen Monden entwickelt, als Möglichkeit, meine Neumondintentionen zu verstärken. Ein oder zwei Spritzer davon jeden Morgen zusammen mit einem raschen Gebet leisten einen wichtigen Beitrag, um deine Ziele zum Leben zu erwecken.

- 50 Tropfen Ultimative Aromamischung zum Manifestieren (siehe Seite **237**)
- 15 ml Zaubernusswasser oder 15 ml Wodka
- 45 ml destilliertes Wasser(oder 60 ml, wenn du das Zaubernusswasser und den Alkohol weglassen willst)
- Eine kleine Handvoll Citrinsplitter
- Eine kleine Handvoll Sonnensteinsplitter

Fülle die Ultimative Aromamischung zum Manifestieren zusammen mit dem Zaubernusswasser oder dem Wodka in eine kleine Schüssel und vermenge beides gründlich. Gieße die Mischung in eine 60-Milliliter-Sprühflasche und fülle sie mit Wasser auf. Gib die gewünschte Menge Citrin- und Sonnensteinsplitter hinzu, verschraube das Fläschchen und schüttle es sorgfältig. Stelle es mindestens 24 Stunden auf deinen Altar, damit sich der Inhalt gut verbinden kann. Sprühe danach mehrmals täglich, um deinen Raum zu erfüllen und deine Intentionen zu bekräftigen.

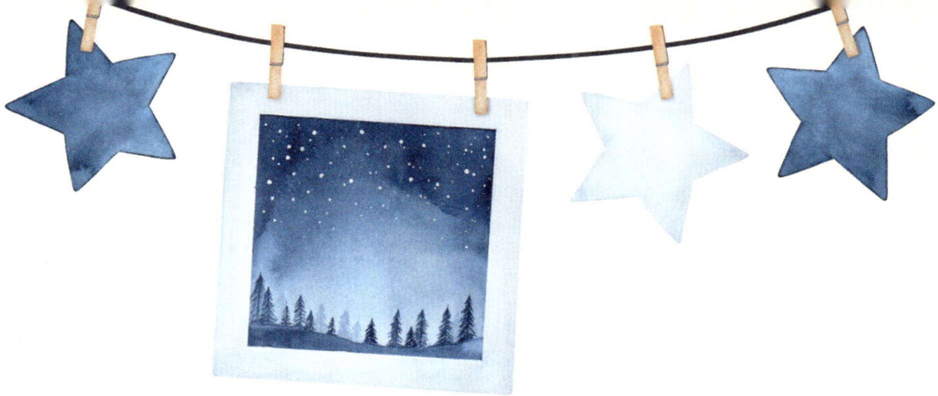

Mein Tipp: Stelle das Fläschchen zur Aufbewahrung auf ein Foto, das zeigt, was du manifestieren möchtest.

Manifestationsöl

Zusammen waren Manifestationsspray und -öl das erste Set, das ich über Spirit Element angeboten habe, und sie waren lange, lange Zeit meine Bestseller. Ich tupfe gerne etwas von dem Öl auf mein Visionboard und auf die Fotos von Dingen, die für meine Intentionen stehen, oder auf Geldscheine, wenn ich mehr Wohlstand zu manifestieren versuche.

- 1 TL goldfarbenes Glimmer
- 50 Tropfen Ultimative Aromamischung zum Manifestieren (siehe Seite **237**)
- 1 Vitamin-E-Kapsel
- 2 EL Mandelöl
- 1 EL Olivenöl
- 1 EL Traubenkernöl

Gieße Glimmer und die Aromamischung zum Manifestieren in ein 60-Milliliter-Fläschchen. Stich die Vitamin-E-Kapsel mit einer Nadel auf und drücke den Inhalt in die Flasche. Gib anschließend die übrigen Öle hinzu, verschließe das Fläschchen sorgfältig und schüttle alles zusammen. Lass den Inhalt sich wenigstens 24 Stunden auf deinem Altar verbinden und verwende ihn dann wie einen traditionellen Badezusatz oder als Körperöl oder zur Weihung von rituellem Werkzeug und Kerzen. Das Glimmer wird mit der Zeit auf den Grund sinken, verbindet sich jedoch mit ein paar Schüttelbewegungen wieder gut.

Schutzbox für Manifestationen

Es dauert möglicherweise Monate oder Jahre, bis sich deine größten Ziele manifestieren, und in dieser Zeit können viele Dinge geschehen, die deine Ergebnisse in Gefahr bringen. Für meine allerwichtigsten Vorhaben fertige ich eine Box an, die meine Ziele vor der negativen Energie anderer – und auch vor meiner eigenen – schützt.

- Manifestierungsspray (siehe Seite **238**)
- Schachtel mit Deckel
- Rauchquarz
- Bergkristall
- Schwarzer Turmalin
- Manifestationsöl (siehe Seite **239**)
- 1 TL schwarzer Pfeffer

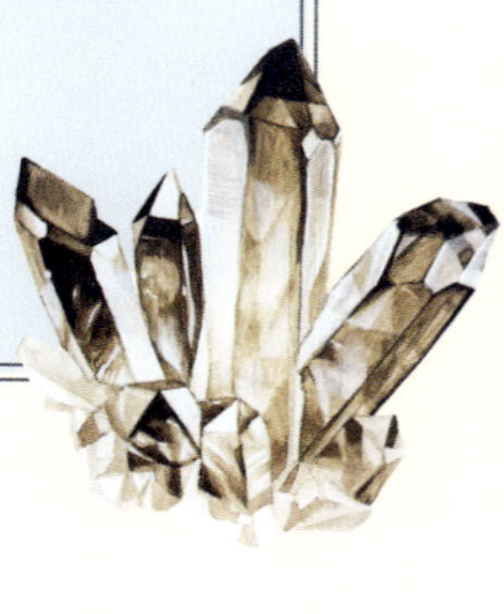

- Schwarzes Band
- Teelicht
- Siegelwachsset mit schwarzem Lackstift

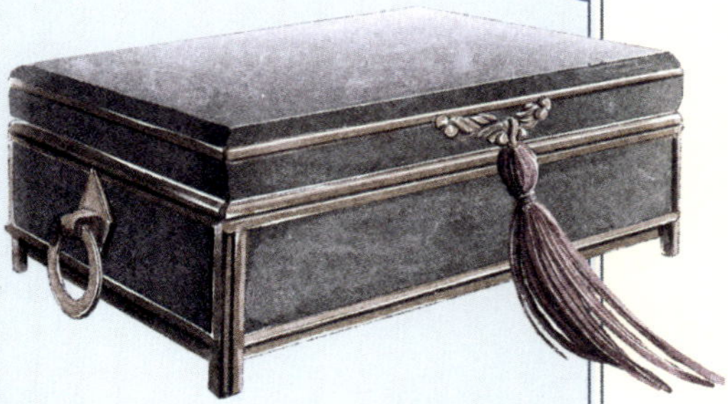

Schreibe dein Vorhaben so detailliert wie möglich auf einen Zettel, besprühe das Papier anschließend leicht mit Manifestationsspray und lege es in die Schachtel. Nimm die Kristalle in die Hand, tropfe ein paar Spritzer des Manifestationsöls darauf und massiere das Öl in die Kristalle ein.

Lege die Kristalle in die Schachtel auf den Zettel und bestreue alles mit gemahlenem Pfeffer. Sitze still mit der Schachtel in den Händen und bitte deine Geistführer, Vorfahren, Gottheiten oder andere kosmische Kräfte, die daran interessiert sind, dein Vorhaben zu schützen und vor schädlichen Einflüssen zu bewahren, um ihre Unterstützung und ihren Schutz. Danke ihnen zum Abschluss, verschließe die Schachtel sorgfältig, wickle das schwarze Band mehrmals darum und verknote es über dem Schachteldeckel.

Zünde das Teelicht an. Folge den Angaben des Siegelwachsherstellers und bringe es auf dem Knoten auf. Drücke den Siegelstempel fest in das Wachs und lass es vollständig auskühlen, bevor du ihn entfernst. Verwahre die Schachtel an einem sicheren Ort und öffne sie nicht, bis sich dein Wunsch manifestiert hat.

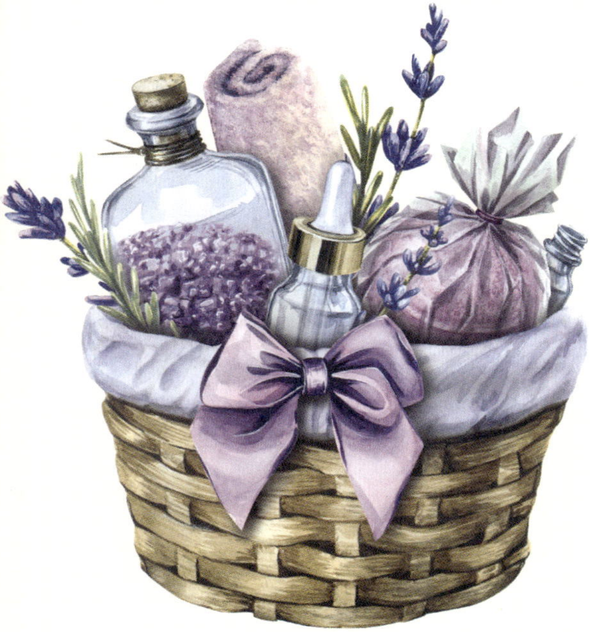

KAPITEL 15:

GRUNDREZEPTE

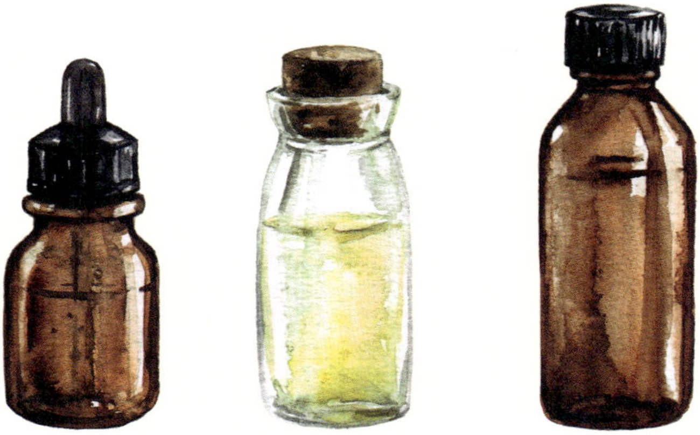

Basispeeling

- 220 g feines rosafarbenes Salz oder Zucker
- 1–2 TL Pflanzen- oder Kräuterpulver
- 60 ml Trägeröl
- ½ TL ätherisches Vitamin-E-Öl
- 30 Tropfen eines ätherischen Öls

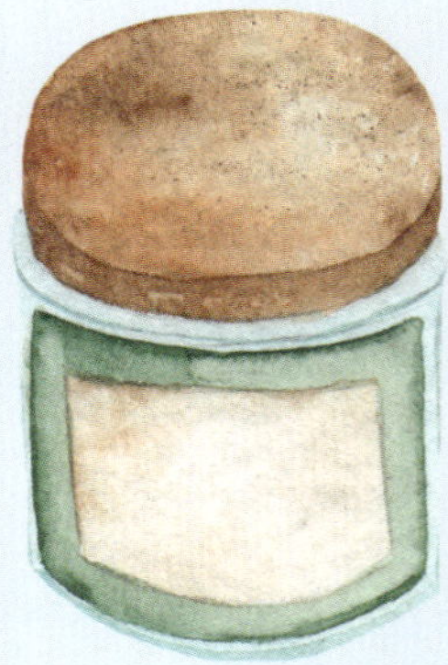

Verquirle Salz beziehungsweise Zucker mit dem Kräuter- oder Pflanzenpulver in einer Schüssel. Vermische unter Zuhilfenahme eines Löffels die trockene Mischung mit dem Trägeröl. Rühre gut um und füge dann die ätherischen Öle einen Tropfen um den anderen hinzu. Lege alle 5 bis 10 Tropfen wieder eine Mischphase ein. Fülle das Produkt in einen gut verschließbaren Behälter. Bei der Anwendung massiere kleine Mengen mit kreisenden Bewegungen gegen den Uhrzeigersinn in die feuchte Haut ein, dann spüle die Mischung ab. Verbrauche das Peeling in sechs bis acht Monaten. Es muss nicht gekühlt werden. Das Rezept ergibt etwas mehr als 240 Milliliter.

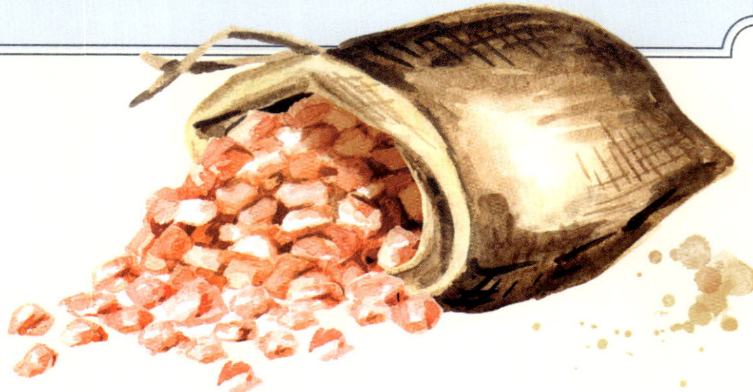

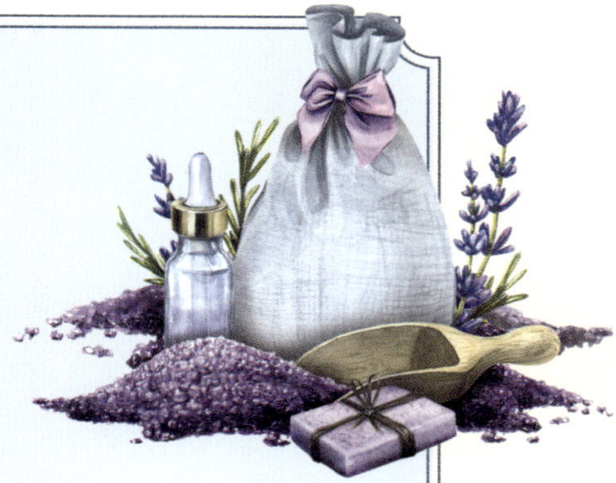

Basisbadesalz

- 220 Salz
- 110 g Bittersalz
- 60 g Backnatron
- 30 g Puder oder Tonerde (diese können eine Mischung von Materialien sein)
- 20 Tropfen eines ätherischen Öls

Vermische die trockenen Zutaten in einer Schüssel, dann ergänze das ätherische Öl und vermenge alles gründlich. Fülle das Badesalz in einen gut verschließbaren Behälter. Zur Anwendung gib die gewünschte Menge in dein Badewasser und fühle dich darin 20 bis 30 Minuten wohl. Verwende die restliche Mischung innerhalb von 12 Monaten. Das Rezept ergibt etwa 480 Gramm.

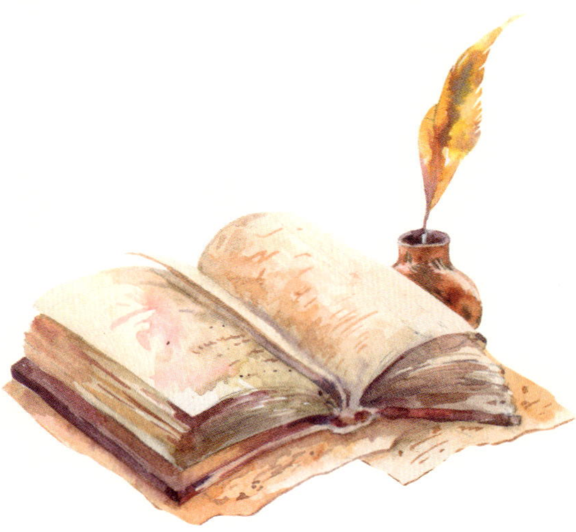

Einfache Creme oder Lotion

- 480 ml duftfreie Lotion oder Creme
- 50 Tropfen eines ätherischen Öls

Verquirle in einer mittelgroßen Schüssel die Lotion beziehungsweise die Creme mit dem ätherischen Öl. Unter Zuhilfenahme eines Trichters bekommst du die Mischung in eine Quetsch- oder Pumpflasche, wenn du dir genug Zeit nimmst, bis die jeweilige Trichterfüllung durchgerutscht ist, bevor du die nächste Portion in den Trichter füllst. Du kannst die Lotion bis zu 12 Monate nach Belieben verwenden. Das Rezept ergibt etwa 500 Milliliter.

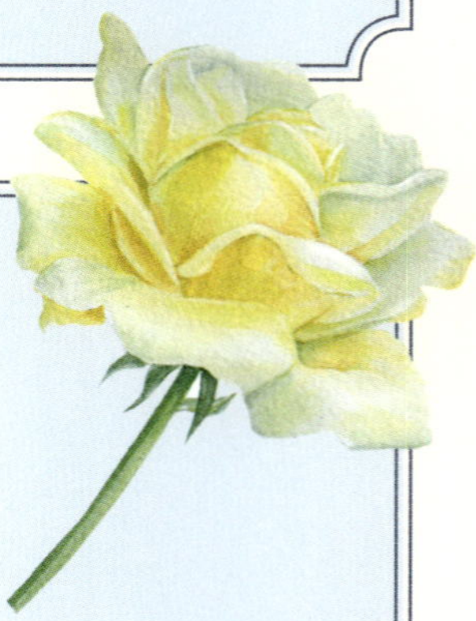

Basisgesichtsmaske

- 1 El Tonerde
- 1–2 Tropfen eines ätherischen Öls

In einer kleinen Schüssel vermengst du die Tonerde mit ausreichend Wasser, um eine glatte Paste herzustellen. Sie sollte flüssig genug sein, damit man sie leicht verstreichen kann, aber nicht so flüssig, dass sie dir aus dem Gesicht läuft. Zuletzt ziehst du das ätherische Öl unter. Trage die Maske mit den Fingern oder einem kosmetischen Pinsel auf die gereinigte Haut deines Gesichts und Halses auf und lass sie vollständig trocknen – du wirst das Gefühl haben, dass deine Haut spannt. Spüle alles ab und setze deine gewohnte Routine etwa mit einer Feuchtigkeitscreme fort. Die Menge reicht aus für eine Anwendung.

Basisspray

- 30–50 Tropfen eines ätherischen Öls
- 480 ml destilliertes Wasser, Hydrolat oder eine Kombination aus beidem
- 1 TL hochprozentiger oder mit Pflanzenmaterial aromatisierter Alkohol

Tropfe das ätherische Öl einen Tropfen nach dem anderen in eine geeignete Flasche. Ergänze die anderen Flüssigkeiten und schraube den Sprühverschluss auf. Gestatte es der Mischung, sich wenigstens einen Tag lang zu verbinden. Schüttele vor jeder Anwendung gründlich. Versprühe das Mittel nach Wunsch. Bewahre das Gefäß geschützt vor Sonneneinstrahlung auf oder nutze ein dunkel gefärbtes Fläschchen. Wenn Alkohol verwendet wird, bleibt die Mischung 12 Monate lang frisch. Das Rezept ergibt etwa 500 ml.

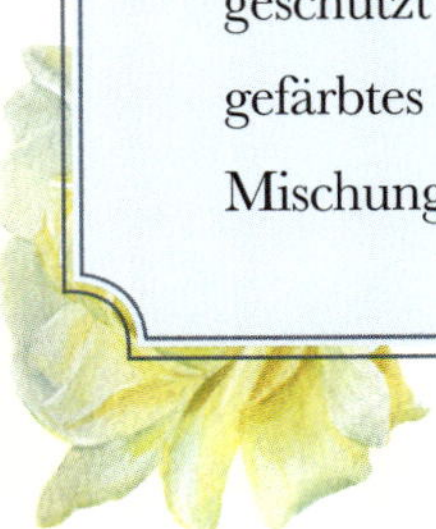

Basisduschgel

- 120 ml destilliertes Wasser
- 120 ml Hydrolat
- Pflanzenmaterial deiner Wahl
- 240 ml Castile-Seife
- 20 Tropfen eines ätherischen Öls
- ½ TL Trägeröl

Koche das Wasser in einem kleinen Topf auf und stelle dann den Herd aus. Gib das Hydrolat hinzu und lass die Mischung wenigstens 30 bis 45 Minuten auskühlen. Füge Kräuter oder Planzenteile deiner Wahl hinzu und lass alles noch einmal 30 bis 45 Minuten ziehen. Gieße die Mischung dann durch ein Sieb in ein anderes Gefäß. Die Kräuter oder Pflanzenteile kannst du entsorgen. Ergänze die Seife, das ätherische und das Trägeröl und sorge für gründliches Durchmischen. Fülle das Produkt in eine sicher verschließbare Flasche. Sie bleibt im Kühlschrank drei bis vier Wochen frisch. Das Rezept ergibt etwa 500 Milliliter.

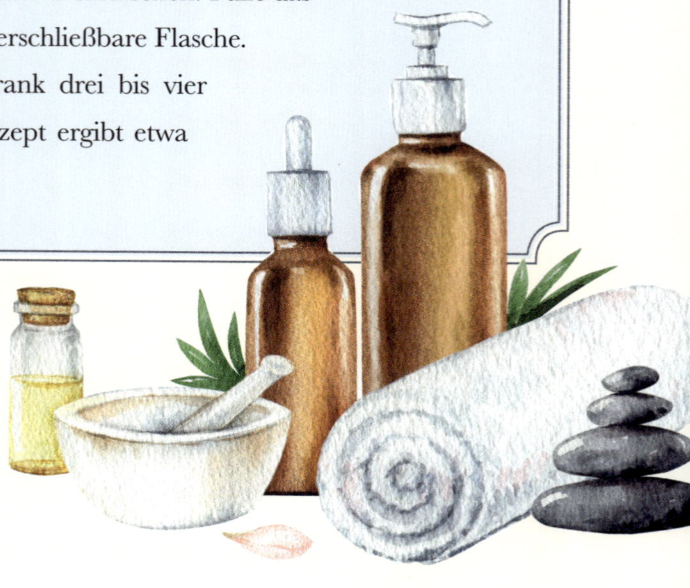

Alkoholische Basistinktur

- Pflanzenmaterial deiner Wahl
- Hochprozentiger Alkohol
- Wachspapier
- Passiertuch oder Kaffeefilter

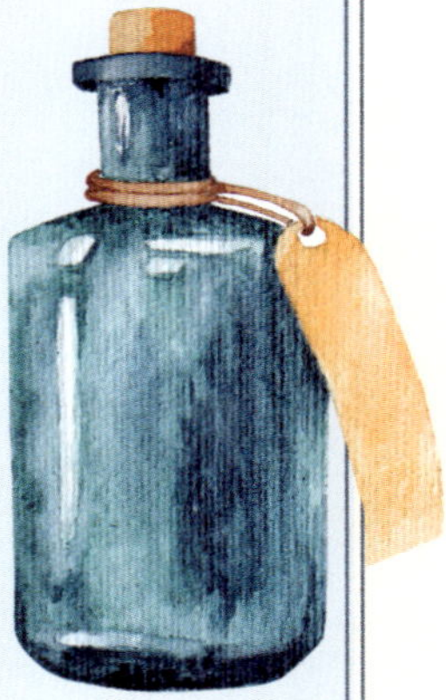

Fülle ein Schraubglas mit Pflanzenmaterial, wobei du etwa 2,5 Zentimeter bis zum Rand frei lässt. Bedecke alles mit dem Alkohol und lass auch hier nach oben noch etwas Platz. Lege das Wachspapier auf die Öffnung und schraube den Deckel darüber fest. Schüttle den Behälter, um alles gleichmäßig zu verteilen, und gieße Alkohol nach, falls das Pflanzenmaterial nicht ganz abgedeckt ist.

Beschrifte das Schraubglas mit Namen und Datum und stelle es an einen dunklen Ort. Schüttle das Glas alle zwei Tage für vier Wochen. Je länger du es lagerst, umso größere Wirkung vermag die Tinktur zu entfalten. Gieße zuletzt den Inhalt durch das Passiertuch oder den Kaffeefilter, wobei du das Pflanzenmaterial sorgfältig ausdrückst und es anschließend entsorgst. Gib die Tinktur in eine dunkle Tropfflasche und etikettiere sie. Verwende einen halben Teelöffel der Tinktur in Rezepturen auf Wasserbasis.

Einfacher Ölaufguss

Wenn man Cremes, Salben und andere Apothekenrezepte, die pflanzliche Öle als Grundsubstanz enthalten, den eigenen Bedürfnissen anpassen möchte, dann ist ein einfacher Ölaufguss ideal geeignet. Er bietet nahezu unendliche Möglichkeiten. Nutze diese Methode, um ein pflanzliches Körperöl herzustellen, oder verwende den Ölaufguss für die Zubereitung pflanzlicher Salben.

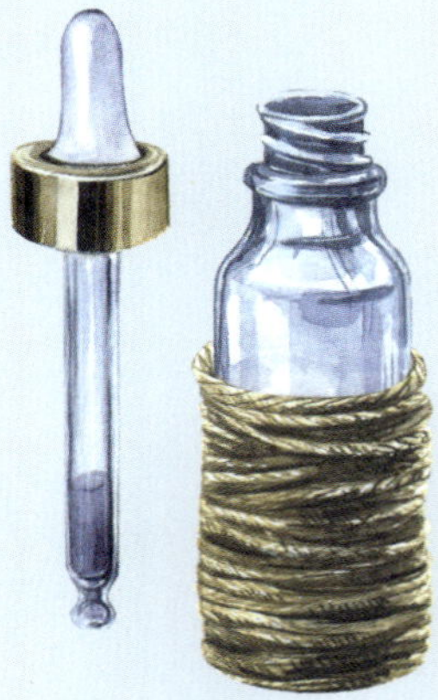

- Getrocknete Kräuter
- Trägeröl oder Ölmischung
- Passiertuch
- Gut verschließbares Schraubglas

Mazerationsverfahren

Fülle ein entsprechendes Schraubglas zu zwei Dritteln mit den gewünschten Kräutern. Gieße anschließend genug Öl in das Glas, um es vollständig zu füllen, decke es mit einem Stück Passiertuch ab und schraube den Deckel sicher fest. Lagere den Behälter für zwei bis vier Wochen an einem sonnigen, warmen Ort und schüttele ihn täglich, insbesondere dann, wenn du ein Passiertuch verwendest. Gieße die Mischung durch das Passiertuch und kompostiere die Pflanzenreste.

In einer sicher verschließbaren Flasche kann man die Mischung bis zu ein Jahr lang aufbewahren. Sobald das Öl ranzig riecht oder

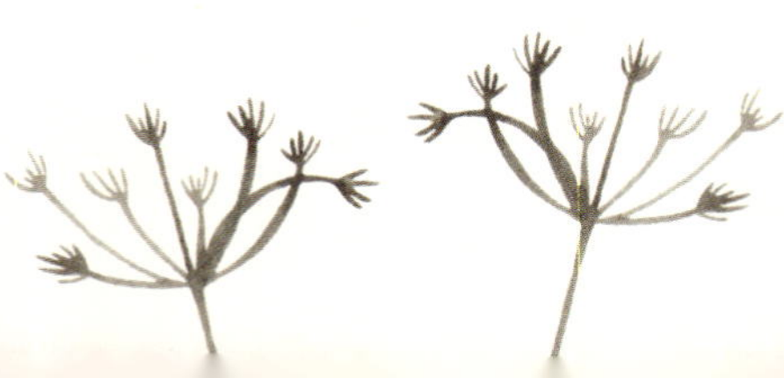

irgendwelche Anzeichen für bakteriellen Befall zeigt, ist es nicht mehr verwendbar.

Schongarverfahren

Fülle die Kräuter in einen kleinen Schongarer oder in einen Wasserbadtopf und bedecke das Pflanzenmaterial mit dem Öl. Erhitze die Mischung zwei bis drei Stunden bei geringer Hitzezufuhr, nimm dann den Topf vom Herd und lass die Mischung abkühlen. Gieße sie durch ein Passiertuch in einen gut verschließbaren Behälter. Die Lagerungsart und -dauer entspricht jener des Mazerationsverfahrens.

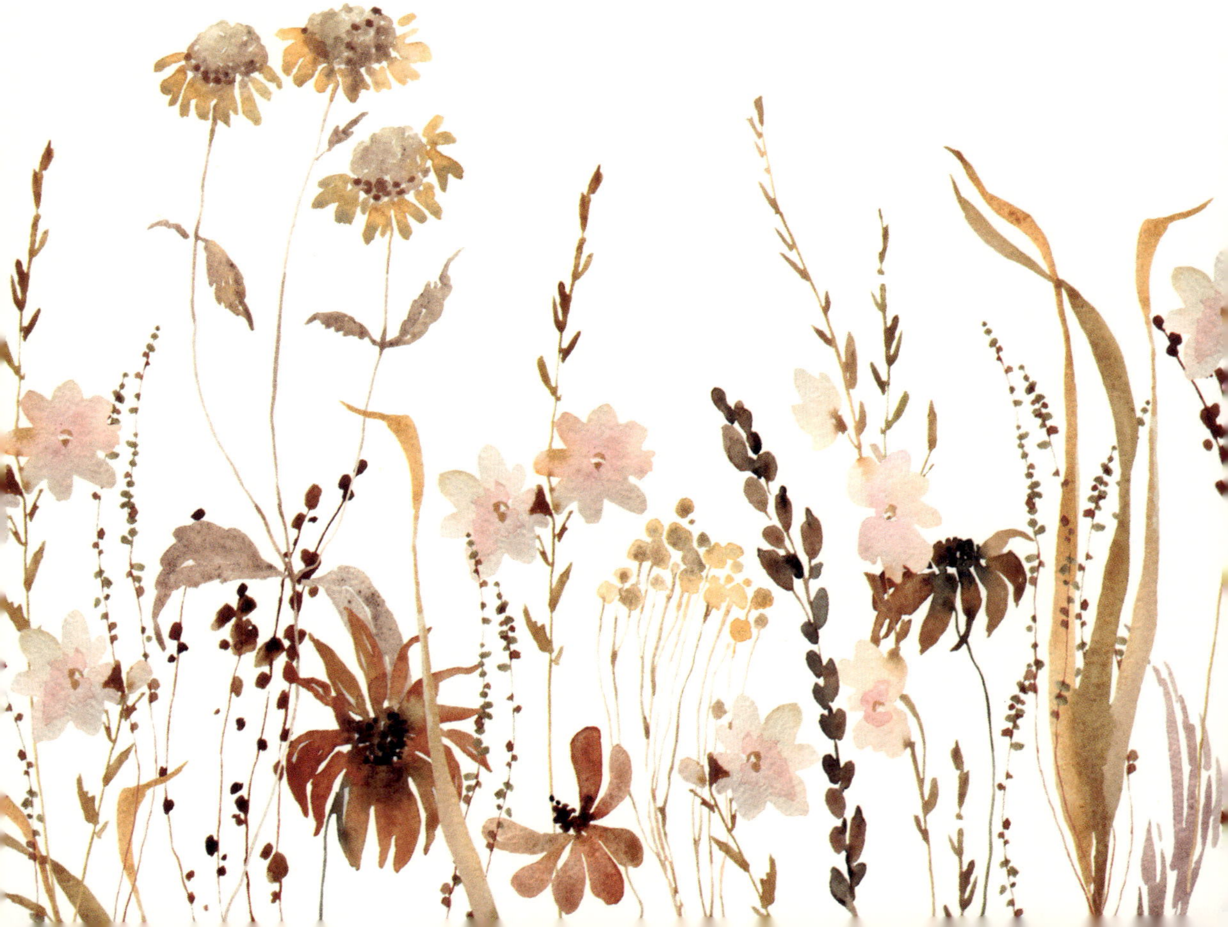

Rezept für Basissalbe

Hier kommt meine sichere Bank für ein einfaches Salbenrezept, das ich meinen eigenen Bedürfnissen anpassen kann: In einem Apothekenschrank ist diese Salbe unverzichtbar. Ich verwende sie in Variationen für alles, angefangen bei trockener Haut bis hin zur Heilung von Verletzungen und Schnitten. Du kannst das Trägeröl verändern, indem du es zuvor mit den von dir gewünschten Zutaten als Ölaufguss präparierst.

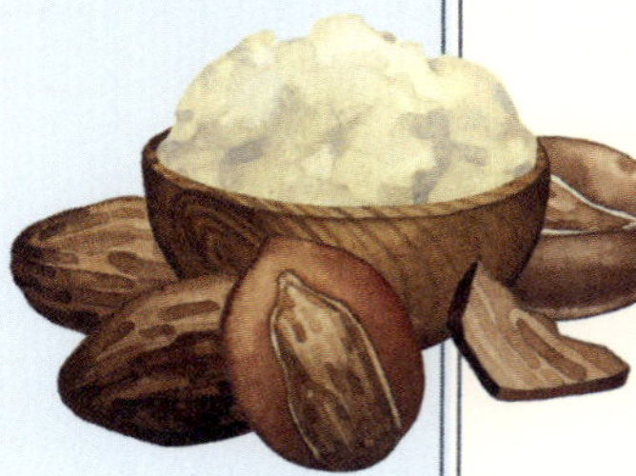

- 30 g Bienenwachs
- 120 ml eines Ölaufgusses oder einer Ölmischung
- 1 EL Sheabutter
- 20 Tropfen eines ätherischen Öls

Gib alle Zutaten in einen Wasserbadtopf und rühre regelmäßig um, damit nichts anbrennt. Sobald die Zutaten geschmolzen sind, nimm den Topf vom Herd, lass die Mischung etwas abkühlen und ergänze dann das gewünschte ätherische Öl.

Gieße oder schöpfe die Mischung in ein hitzefestes Gefäß oder in eine Dose solange sie noch flüssig ist. Lass dein Produkt vollständig abkühlen und fest werden, dann verschließe es luftdicht mit dem dazugehörigen Deckel. Du kannst es ein Jahr lang an einem kühlen Ort lagern. An heißen Tagen ist sie jedoch im Kühlschrank besser aufgehoben, um ein Schmelzen zu vermeiden. Zur Verwendung nimmst du die erforderliche Menge aus dem Gefäß und erwärmst sie zwischen deinen Händen, bevor du sie nach Bedarf verstreichst.

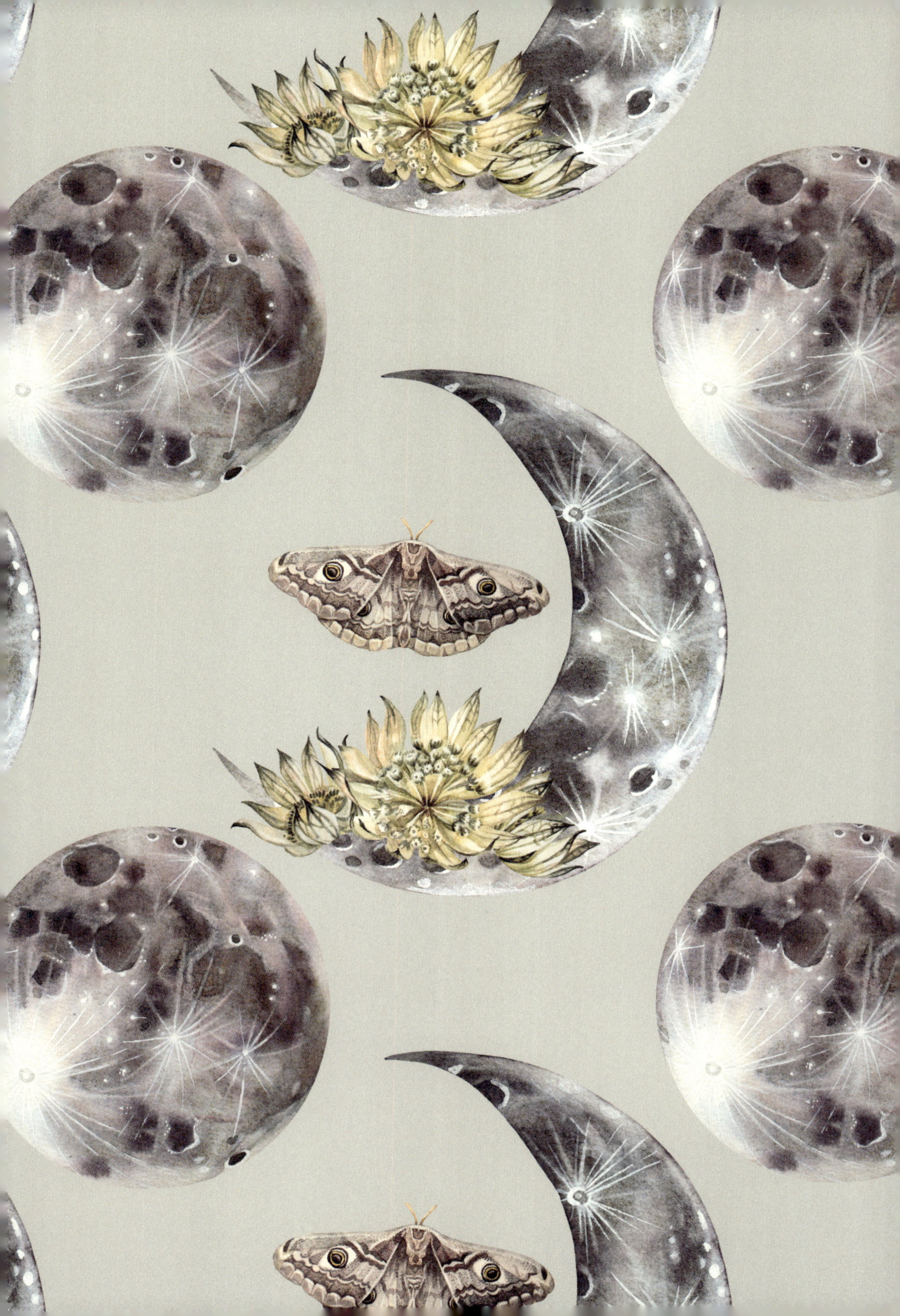

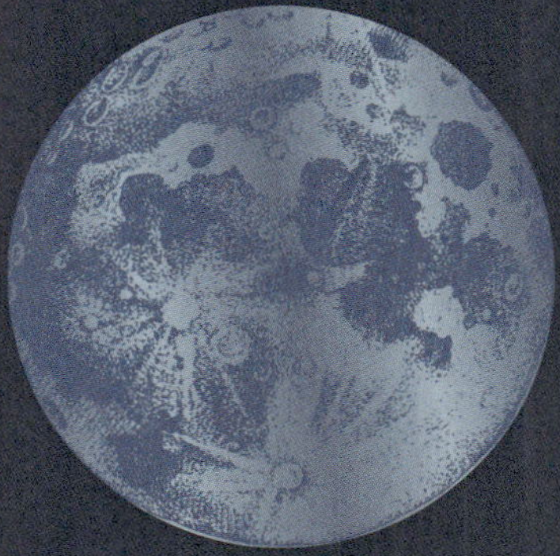

ANHANG I

KORRESPONDENZ TABELLEN

In diesem Anhang findest du eine Liste von Zutaten und ihren Eigenschaften in Relation zum Mond. Viele Stoffe haben weit mehr Eigenschaften als hier aufgeführt, und es gibt natürlich auch zahllose weitere Zutaten, die sich nicht in diesen Listen wiederfinden. Ich habe diejenigen ausgewählt, die ich selbst am liebsten mag, und präsentiere sie so, wie ich sie überwiegend nutze. Fühle dich wie immer frei darin, das auszuwählen, was dir gefällt, und den Rest unbeachtet zu lassen. Falls du dich veranlasst fühlst, eine Zutat anders einzusetzen, als es hier aufgeführt ist, dann folge deinem Instinkt und finde heraus, wohin er dich führt, denn es könnte gut sein, dass dein höheres Selbst dich anleitet, diese Zutat auf eine einzig dir eigene Art einzusetzen.

Fall du dich außerdem aufgefordert fühlst, Zutaten auszuprobieren, die hier nicht aufgeführt sind, dann gib dem gleichfalls unbedingt nach. Selbst Korrespondenzen bei einem Inhaltsstoff herauszufinden, macht den Prozess und sein Ergebnis zu etwas ganz und gar dir Eigenem. Das gilt insbesondere für Zutaten, die es nur in bestimmten Ländern gibt und zu denen andere keinen Zugang haben oder sie vielleicht gar nicht kennen.

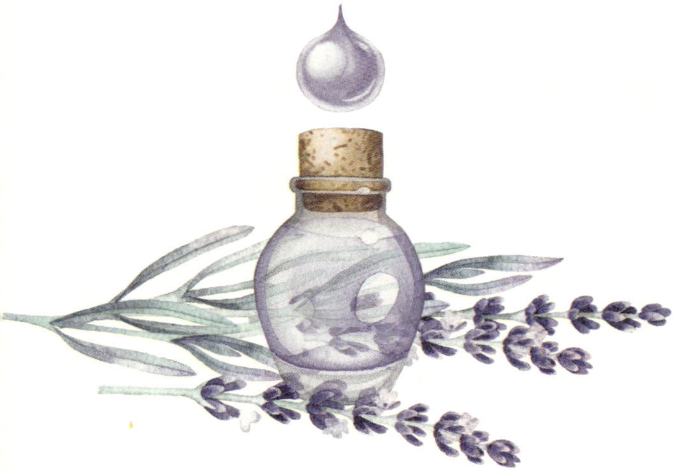

ÄTHERISCHE ÖLE

ZUTAT	MONDPHASE	EIGENSCHAFTEN
Amyris	Abnehmender Dreiviertelmond	Transformation, spirituelle Verbindung, Zyklen, Gleichgewicht, Bestimmung
Angelikawurzel	Vollmond, zunehmender Mond, Sonnenfinsternis	Vertreibung (z. B. negativer Gedanken), Gleichgewicht, Erneuerung, Reinheit, Schönheit
Anis	Zunehmender Mond	Stimulierung, Wachstum, Veränderung, Wohlergehen
Baldrian	Abnehmender Dreiviertelmond	Problemüberwindung, Liebe, Erdung, Wohlergehen, Frieden
Basilikum	Zunehmender Halbmond, Blue Moon, Sonnenfinsternis	Handeln, Mut, Vertrauen, Erfolg, Wachstum, Manifestation

ZUTAT	MONDPHASE	EIGENSCHAFTEN
Beifuß	Zunehmender Mond	Wahrnehmung, Wachstum, Glück, Übersinnlichkeit
Benzoe	Zunehmender Mond, abnehmender Halbmond, Sonnenfinsternis	Erfolg, Fülle, Inspiration, Heilung, Weisheit
Bergamotte	Neumond, zunehmender Halbmond, abnehmender Halbmond, Supermond	Manifestation, Erfolg, Wohlstand, Problemlösung, Selbstvertrauen
Cumin	Mondfinsternis	Frieden, Reinheit, Zyklen, Erneuerung
Eichenmoos	Neumond, zunehmender Mond, abnehmender Mond	Erdung, Fülle, Manifestation, Sinnfindung
Eukalyptus	Abnehmender Dreiviertelmond, Blue Moon	Heilung, Überwindung von Negativität, Bannen, Stärke
Fenchel	Abnehmender Dreiviertelmond, Mondfinsternis	Schutz, Transformation, Gleichgewicht, Heilung, Erneuerung
Geranie	Zunehmender Mond	Wachstum, Selbstbewusstsein, Erfolg, Mut, Anziehung
Gewürznelke	Zunehmender Halbmond, abnehmender Halbmond, Blue Moon, Sonnenfinsternis	Erfolg, Anziehung (insbesondere Geld), persönliches Wachstum, Kreativität, Reinheit, Vertreibung (z. B. negativer Gedanken)
Grapefruit	Supermond	Reinheit, Erneuerung, Manifestation, Vertrauen
Grüne Minze	Abnehmender Halbmond, Blue Moon	Reinheit, Wahrheit, Wahrnehmung, Heilung, Wachstum
Hemlocktanne	Abnehmender Halbmond, Mondfinsternis	Intuition, Wiederherstellung von Hoffnung, Erneuerung, Problemüberwindung, Inspiration, Klarheit
Ingwer	Zunehmender Halbmond, abnehmender Halbmond	Emotionale Heilung, Wohlergehen, Wohlstand

ZUTAT	MONDPHASE	EIGENSCHAFTEN
Jasmin	Alle Mondphasen	Schönheit, Vertrauen, Intuition, Manifestation, klare Kommunikation, Heilung, vielleicht das »lunarste« aller Öle
Kamille	Neumond, Vollmond, Blue Moon	Heilung, Frieden, Kreativität, Manifestation, Erfolg
Kardamom	Zunehmender Halbmond	Kreativität, Vertrauen, Mut
Katzenminze	Mondfinsternis, Sonnenfinsternis	Frieden, Intuition
Kiefer	Zunehmender Halbmond, abnehmender Dreiviertelmond, Sonnenfinsternis	Frieden, Gleichgewicht, Transformation, Vertrauen, Erneuerung, Vertreibung (z. B. negativer Gedanken), Wohlstand
Koriander	Mondfinsternis	Frieden, Schutz, emotionales Gleichgewicht
Kümmel	Abnehmender Halbmond, Mondfinsternis	Zyklen, Vertrauen, Erneuerung
Lavendel	Vollmond, abnehmender Halbmond	Allzwecköl, Frieden, Klarheit, Reinheit, Stärke, Wohlergehen
Limette	Zunehmender Halbmond, Supermond	Wohlstand, Selbstfürsorge, Energie, Vertrauen
Majoran	Vollmond, abnehmender Dreiviertelmond, abnehmender Halbmond	Heilung, Freisetzung, Schutz, Wachstum, Selbstfürsorge, Trauer
Mandarine	Supermond	Fülle, Erfolg, Manifestation, Glück
Muskat	Abnehmender Halbmond, Blue Moon	Klarheit, Wohlstand, Veränderung, Zyklen, Freisetzung
Muskatellersalbei	Zunehmender Mond, Vollmond, Mondfinsternis	Sinnfindung, reiner Geist, Intuition, Frieden, Klarheit, Wohlstand, Veränderung
Myrrhe	Neumond, Supermond, Sonnenfinsternis	Überwindung von Negativität und spirituellen Blockaden, Transformation, Gleichgewicht, Stärke

ZUTAT	MONDPHASE	EIGENSCHAFTEN
Nelkenpfeffer	Zunehmender Halbmond	Wohlstand, Entschlossenheit, Energiesteigerung, Anziehung
Neroli	Neumond, Vollmond	Schönheit, Selbstvertrauen, Bewusstsein, Frieden, Kreativität
Opoponax	Neumond	Reinheit, Wachstum, Erneuerung, Transformation
Orange	Neumond, abnehmender Halbmond, Supermond	Kreativität, Bewusstsein, Glück, Selbstvertrauen, Selbstfürsorge, Stärke
Palmarosa	Zunehmender Mond	Wachstum, Bestimmung, Mut, Handeln
Patschuli	Neumond, abnehmender Halbmond, Supermond, Mondfinsternis, Sonnenfinsternis	Wachstum, Erdung, Fülle, Befriedung, Überwindung von Negativität und Problemen
Petersilie	Mondfinsternis	Reinheit, Erneuerung, Zeitenwende
Petitgrain	Zunehmender Halbmond, abnehmender Halbmond	Wachstum, Wahrnehmung, Vertrauen, Selbstreflexion
Pfeffer	Zunehmender Halbmond, Blue Moon, Sonnenfinsternis	Problemüberwindung, Mut, Erfolg, Wohlstand, Stärke
Pfefferminze	Zunehmender Mond	Wohlstand, Klarheit, Überwindung von Negativität, Selbstwert, Wohlergehen
Rose	Vollmond, Blue Moon	Liebe, Weisheit, Segnungen, Stärke, Selbstliebe, Mut, Leid
Rosmarin	Zunehmender Halbmond, abnehmender Halbmond, abnehmender Dreiviertelmond, Sonnenfinsternis	Trauer, Klärung, Genesung, Heilung, Vertreibung (z. B. negativer Gedanken), Klarheit
Salbei	Zunehmender Halbmond, abnehmender Dreiviertelmond, abnehmender Halbmond, Blue Moon, Mondfinsternis	Klärung, Frieden, Erdung, Wohlstand, Weisheit, Wohlergehen

ZUTAT	MONDPHASE	EIGENSCHAFTEN
Sandelholz	Neumond, Vollmond, abnehmender Halbmond, Blue Moon, Supermond	Befriedung, Erneuerung, Überwindung der Vergangenheit, Meditation, emotionale Heilung, Kreativität
Tannennadel	Abnehmender Dreiviertelmond, abnehmender Halbmond, Mondfinsternis	Wachstum, Ausdruck, Zyklen, Erneuerung, Stärke, Wiederherstellung von Hoffnung
Teebaum	Zunehmender Mond, abnehmender Halbmond, Mondfinsternis	Vertrauen, Reinheit, Wachstum, emotionale und physische Heilung
Thymian	Zunehmender Mond, Vollmond, abnehmender Dreiviertelmond, abnehmender Halbmond	Klärung, Reinigung, Wohlergehen, Erneuerung, Wachstum, Stärke, Mut
Vetiver	Zunehmender Halbmond, Sonnenfinsternis	Erdung, Wohlstand, Trauerüberwindung, Langlebigkeit
Wacholder	Zunehmender Mond, abnehmender Dreiviertelmond, Supermond, Sonnenfinsternis	Reinheit, Vertreibung (z. B. negativer Gedanken), Übersinnlichkeit, Erdung, Fülle, Wachstum, Transformation
Weihrauch	Vollmond, abnehmender Halbmond, Blue Moon	Meditation, Klarheit, Mut, Erneuerung, Transformation, Klärung
Ylang-Ylang	Vollmond, Supermond, Mondfinsternis	Frieden, Selbstreflexion, Übergänge
Ysop	Vollmond, abnehmender Dreiviertelmond, Mondfinsternis	Anziehung, Klarheit, Reinheit
Zedernholz	Vollmond, abnehmender Halbmond	Erdung, Wachstum, Erneuerung, Wohlergehen, Fülle, Reinheit, Vertrauen, Erfolg
Zimt	Neumond, zunehmender Halbmond, Blue Moon	Hohe Schwingungen, Glück, Geld, Gleichgewicht, Erfolg, Spiritualität

ZUTAT	MONDPHASE	EIGENSCHAFTEN
Zitrone	Neumond, zunehmender Halbmond, Vollmond, Supermond	Klarheit, Erfolg, Schwingungssteigerung, Glück, Reinigung, spirituelle Anbindung
Zitronenmelisse	Zunehmender Mond, Vollmond, abnehmender Halbmond	Frieden, emotionale Heilung, Sinnfindung, Klarheit, Wohlergehen, Erfolg
Zypresse	Abnehmender Halbmond, Mondfinsternis	Erdung, Vertreibung (z. B. negativer Gedanken), Fokus, Stärke, Weisheit, Transformation, Selbstreflexion

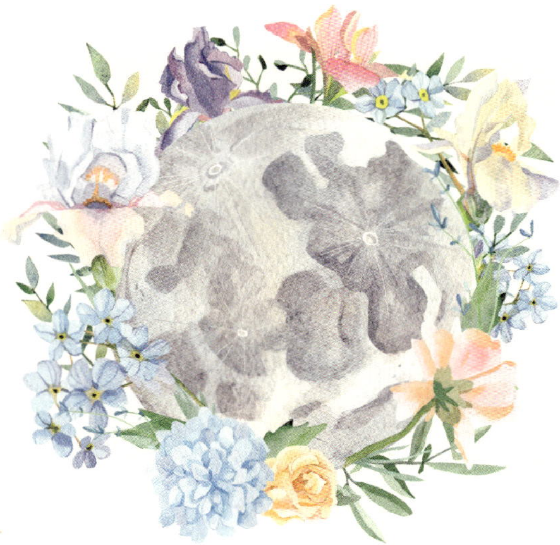

PFLANZEN

ZUTAT	MONDPHASE	EIGENSCHAFTEN
Aloe Vera	Vollmond, Supermond	Schutz, Frieden, neue Liebe
Angelikawurzel	Vollmond, abnehmender Halbmond	Schutz, Reinheit, Geduld, Freisetzung
Balsamtanne	Neumond, zunehmender Halbmond	Fortschritt, Veränderung, Klarheit
Bambus	Neumond	Schutz, Glück
Basilikum	Zunehmender Halbmond, Blue Moon, Supermond	Schutz, Wohlstand, Erfolg
Drachenblut (Harz)	Sonnenfinsternis	Schutz, Bannen, Überwindung schlechter Gewohnheiten, Erfolg

ZUTAT	MONDPHASE	EIGENSCHAFTEN
Eiche	Zunehmender Mond	Weisheit, Stärke
Eisenkraut	Zunehmender Halbmond	Wohlstand, Kreativität, Frieden, Heilung
Erdbeere	Supermond	Erfolg
Estragon	Abnehmender Halbmond	Emotionale Heilung
Eukalyptus	Blue Moon	Heilung, Schutz, Reinheit
Fünffingergras	Alle Mondphasen	Allzweckkraut
Gerste	Abnehmender Halbmond	Schutz, Heilung
Gewürznelke	Neumond, Sonnenfinsternis	Schutz, Wohlstand
Heckenkirsche	Neumond, zunehmender Halbmond, Blue Moon	Wohlstand, Mut, Anziehung, Vertrauen
Herzspannkraut	Zunehmender Halbmond, Supermond	Vertrauen, Erfolg
Holunderblüten	Zunehmender Mond	Schutz
Honig/Bienenpollen	Supermond	Liebe, Anziehung, Glück
Ingwer	Zunehmender Halbmond, Blue Moon	Wohlstand, Erfolg, Wohlergehen, Energie
Jalape	Zunehmender Halbmond	Vertrauen, Erfolg Wohlstand, Schutz
Jasmin	Vollmond	Intuition, Wohlstand, Liebe, Schönheit, Kreativität
Johanniskraut	Sonnenfinsternis	Vertreibung (z. B. negativer Gedanken), Schutz, Erhellung
Kaffee	Zunehmender Dreiviertelmond	Erdung, Frieden
Kamille	Neumond	Meditation, Zuwachs, Frieden, Glück
Kiefernadel	Abnehmender Halbmond, Supermond	Wohlstand, Erdung, Erfolg, Reinigung
Königskerze	Sonnenfinsternis	Schutz, Mut, Vertreibung (z. B. negativer Gedanken)
Lavendel	Zunehmender Dreiviertelmond, abnehmender Halbmond	Frieden, Reinheit, Harmonie

ZUTAT	MONDPHASE	EIGENSCHAFTEN
Lilie	Abnehmender Halbmond	Erneuerung
Majoran	Mondfinsternis	Klärung, Trauer
Meersalz	Abnehmender Halbmond	Reinigung, Erdung, Klärung, Vertreibung (z. B. negativer Gedanken), Schutz
Milchdistel	Zunehmender Mond	Weisheit, Stärke
Mohnsamen	Abnehmender Dreiviertelmond	Wahrnehmung
Moos	Abnehmender Dreiviertelmond	Stärke, Schutz
Muskat	Blue Moon	Wohlstand, Schutz
Nelke	Zunehmender Dreiviertelmond, abnehmender Halbmond	Stärke, Gleichgewicht
Nelkenpfeffer	Zunehmender Halbmond	Heilung, Wohlstand
Olivenblatt	Zunehmender Dreiviertelmond, abnehmender Halbmond	Heilung, Frieden
Orange	Vollmond, abnehmender Halbmond	Wohlstand, Glück, Liebe, Anziehung
Patschuli	Abnehmender Halbmond	Wohlstand, Erdung, Wahrnehmung
Pfefferminze	Vollmond, zunehmender Dreiviertelmond, abnehmender Dreiviertelmond, Mondfinsternis	Heilung, Frieden, Reinheit, Wohlstand
Pfingstrose	Supermond	Wohlstand, Erfolg
Pfirsich	Zunehmender Mond	Liebe, Wohlergehen, Weisheit
Ringelblume	Abnehmender Halbmond	Energetisierung, Schutz, Intuition
Safran	Abnehmender Dreiviertelmond	Liebe, Wiederherstellung von Glück
Salbei	Zunehmender Mond, abnehmender Halbmond, Mondfinsternis	Weisheit, Reinheit, Wohlergehen, Heilung, Klarheit
Sandelholz	Supermond	Heilung, Meditation, Manifestation

ZUTAT	MONDPHASE	EIGENSCHAFTEN
Schafgarbe	Zunehmender Halbmond, Blue Moon	Mut, Vertrauen, Heilung, Liebe, Intuition
Schwarzer Pfeffer	Blue Moon, Sonnenfinsternis	Vertreibung (z. B. negativer Gedanken), Schutz
Schwarznessel	Abnehmender Halbmond	Schutz, Klarheit, Kreativität
Silberweidenrinde	Vollmond	Heilung, Überwindung von Negativität
Sonnenblume	Zunehmender Mond	Macht, Energie
Sternanis	Abnehmender Dreiviertelmond	Wahrnehmung
Thymian	Abnehmender Halbmond, Mondfinsternis, Sonnenfinsternis	Trauer, Klärung, Heilung, Mut, Frieden
Tonkabohne	Neumond	Wohlstand, Mut, Erfolg, Handeln
Veilchen	Mondfinsternis	Kreativität, Frieden
Veilchenwurzel	Abnehmender Dreiviertelmond, Supermond	Kommunikation, Erfolg
Wacholderblätter/-beeren	Sonnenfinsternis	Gesundheit, Wohlstand, Liebe
Weihrauchharz	Neumond, Blue Moon, Supermond	Manifestation, Erfolg, Klärung, Meditation
Weinraute	Sonnenfinsternis	Heilung, Schutz, Vertreibung (z. B. negativer Gedanken)
Zaubernuss	Mondfinsternis	Trauer, Schutz
Zedernblatt	Zunehmender Halbmond, Vollmond, Blue Moon	Stärke, Erdung, Wohlstand, Vertrauen
Zimt	Neumond	Erfolg, Schutz, Macht, Wohlstand, Energiesteigerung
Zitrone	Vollmond	Energiezuwachs, Reinigung, Klärung

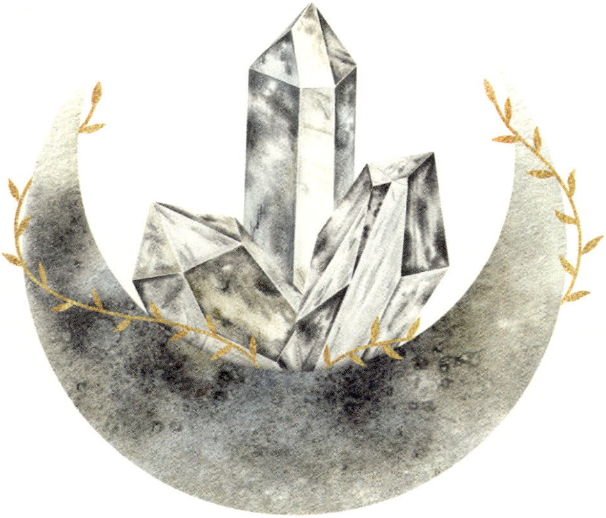

KRISTALLE

ZUTAT	MONDPHASE	EIGENSCHAFTEN
Amethyst	Alle Mondphasen	Kreativität, Intuition, Heilung, Schutz, Unterwerfung, Meditation
Anhydrit	Zunehmender Dreiviertelmond, Vollmond, abnehmender Mond	Fürsorge, Wahrnehmung, Frieden, Reinigung
Bergkristall	Neumond, Vollmond	Manifestation, Vorsätze fassen, Klären, Schwingungssteigerung, Klarheit
Citrin	Neumond, zunehmender Mond	Manifestation, Reichtum, Erfolg

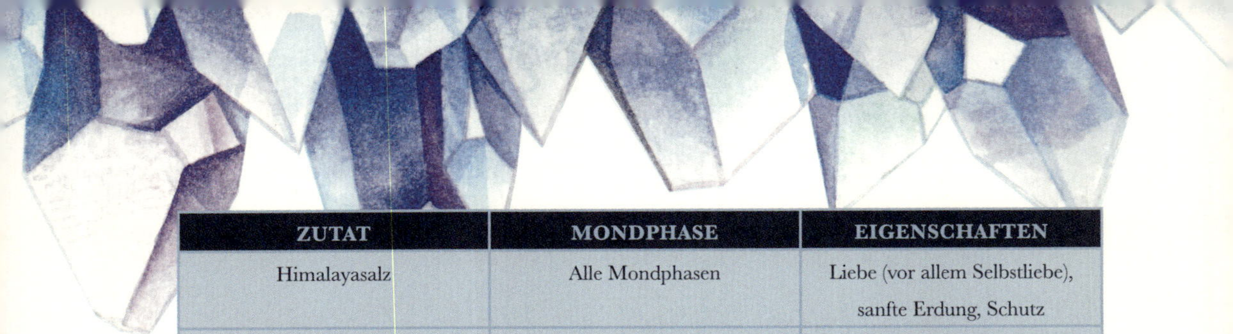

ZUTAT	MONDPHASE	EIGENSCHAFTEN
Himalayasalz	Alle Mondphasen	Liebe (vor allem Selbstliebe), sanfte Erdung, Schutz
Labradorit	Neumond	Manifestation, Intuition, Schutz, Ausdruck
Lepidolith	Abnehmender Mond	Frieden, Blockaden, Klärung, Bewältigung von Übergängen
Moldavit	Zunehmender Mond, Vollmond	Selbstreflexion, Erwachen, Transformation
Mondstein	Alle Mondphasen	Schutz, Liebe, Unterstützung, Akzeptanz, Heilung
Schwarzer Mondstein	Neumond	Erfolg, Inspiration, Schattenarbeit
Selenit	Vollmond	Klärung, Licht, Wahrnehmung, Meditation
Sodalith	Abnehmender Halbmond, Neumond	Weisheit, Intuition, Wahrheit, Inspiration
Howlith	Zunehmender Dreiviertelmond, abnehmender Halbmond	Geduld, Beruhigung, Kontemplation, Selbstfürsorge

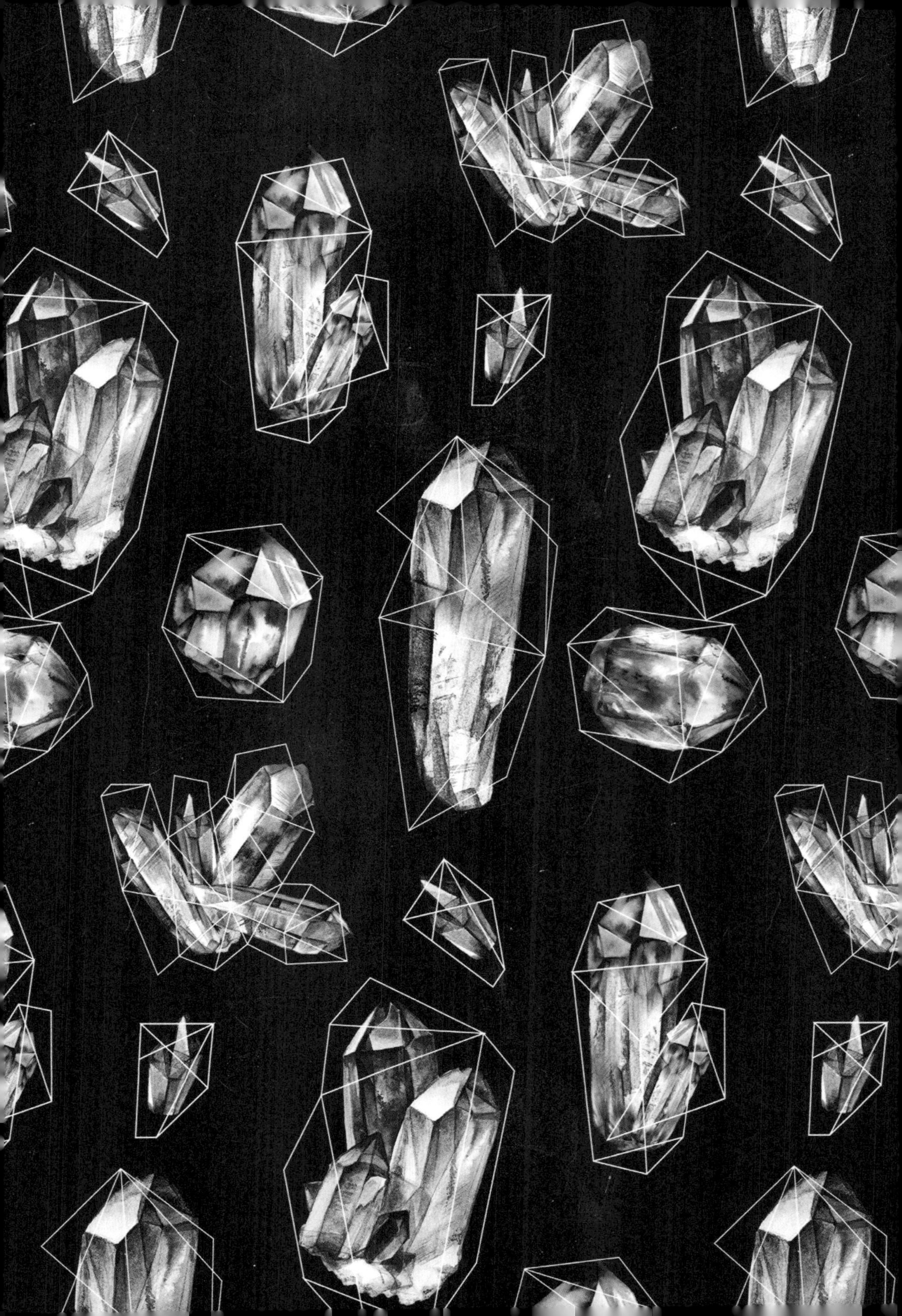

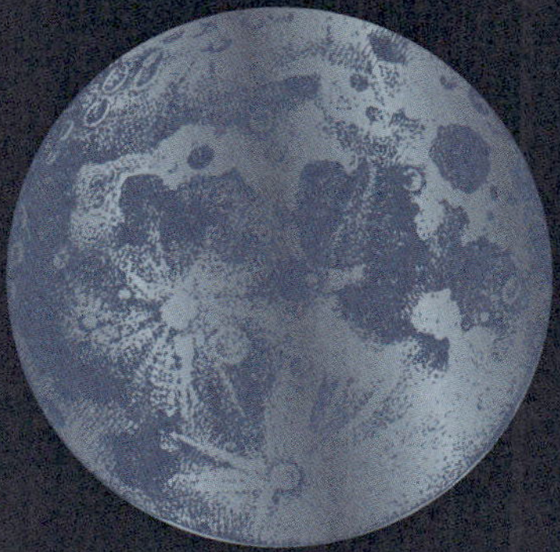

ANHANG 2:

DER MOND IN DEN TIERKREIS-ZEICHEN

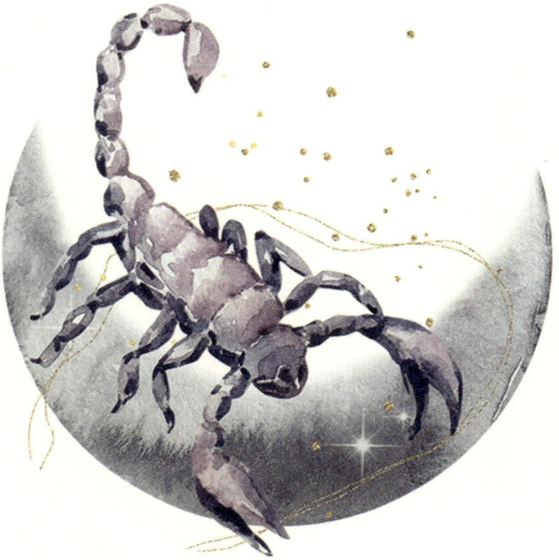

MONDENERGIE IN DER ASTROLOGIE

Dieses Buch handelt von der Schaffung mondinspirierter Schönheit und ritueller Zaubermittel, aber da es sich um einen Himmelskörper handelt, wäre es nachlässig, wenn ich nicht wenigstens einige der astrologischen Zusammenhänge aufzeigen würde. Du musst keine astrologischen Kenntnisse haben oder wissen, in welchem Zeichen dein Mond steht, um mit den Mondphasen arbeiten zu können, aber du erhältst einen zusätzlichen Einblick, den du vielleicht nutzen kannst, wenn du deine nächste Mondmischung zusammenstellst.

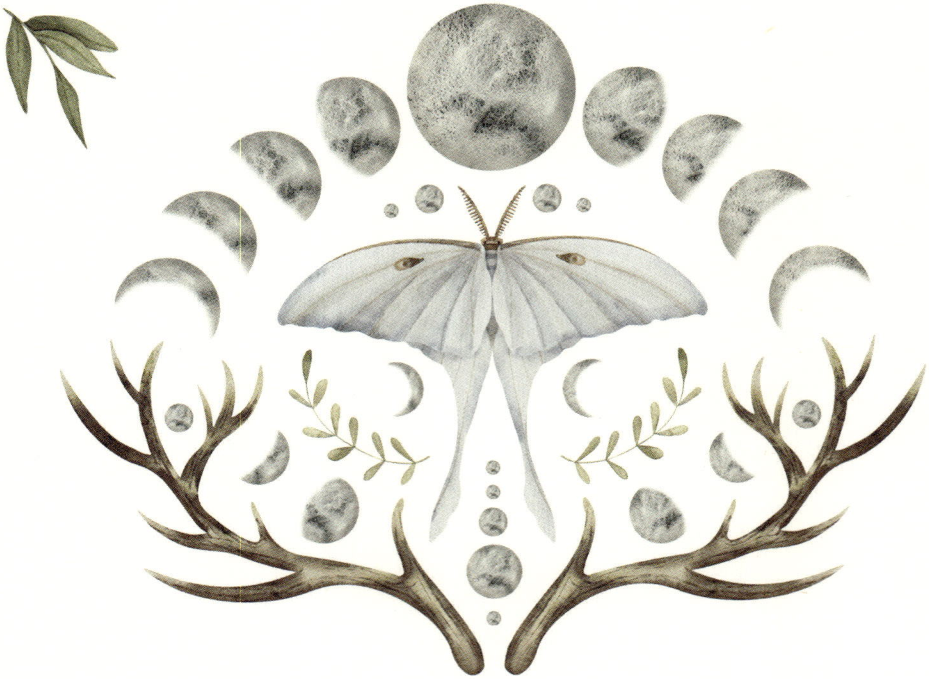

In der Astrologie symbolisiert der Mond die innere Landschaft oder das Selbstzentrum, in dem man im besten Fall zentriert ist. Dein Mondzeichen gibt dir Auskunft über deine internen Zyklen, wie etwa der Veränderung deiner Stimmung oder deines Energiepegels. Der Mond ist der schnellste Himmelskörper im Tierkreis und der einzige, der mehr Einfluss hat als die Sonne.

Ich bin sogar der Meinung, dass die Bedeutung des Mondes entscheidender ist. Die Sonne steht für deinen Persönlichkeitskern und deine Lebensaufgabe, doch der Mond zeigt, wie du dich selbst siehst und wie du im Alltag mit deinen Emotionen umgehst. Dein Selbstbild kann deine natürliche Persönlichkeit entweder unterdrücken oder fördern. Wenn du gut vor Publikum sprichst, aber unter geringem Selbstwert leidest, dann wird es dir schwerfallen, vor vielen

Menschen die Stimme zu erheben, obwohl du eine entsprechende Stimme und Präsenz hast. Die Sonne sagt dir zwar, als wer du gedacht bist, doch der Mond ist für die Entwicklung deines Selbstwerts verantwortlich und hilft dir, deine Mission zu erfüllen. Und wenn es dir an Selbstwert mangelt, wird es dir viel schwerer fallen, dein Schicksal zu verwirklichen.

Deshalb kommt in der astrologischen Abfolge der Krebs vor dem Löwen. Der Löwe wird von der Sonne beherrscht und ist das Zeichen, das unser Licht zeigt. Doch, die eigene Bestimmung zu kennen, aber nicht selbstbewusst zu sein, um sie in der Welt zu leben, ist fast so, als habe man gar keine. Deshalb verleiht uns das Universum die Energie des Mondes zuerst, damit wir zunächst uns selbst und unserer Intuition vertrauen lernen und Selbstvertrauen entwickeln können. Sobald wir dann zur Sonne gelangen, sind wir vorbereitet, um die Verwirklichung unserer größten Träume anzugehen.

WIE STARK IST DEINE MONDENERGIE?

Es ist ideal, wenn du weißt, in welchem Zeichen dein Mond steht, aber du kannst auch ohne diese Kenntnis eine starke oder schwache Mondmanifestation identifizieren. Eine Person mit einer starken Mondenergie wird viele der folgenden Eigenschaften haben:

- Emotionale Intelligenz
- Die Bereitwilligkeit, die Unterstützung anderer anzunehmen, auch Komplimente, Hilfe und konstruktive Kritik
- Erkennt Selbstentwicklung als Priorität und verbringt deshalb regelmäßig Zeit damit, sich selbst zu reflektieren

- Hat ein ausgeprägtes Selbstgefühl und ist durch äußere Kräfte nicht leicht zu beeinflussen
- Verfügt über die stark entwickelte Fähigkeit, zwischen Wahrheit und Legende zu unterscheiden und dem eigenen »Bauchgefühl« zu vertrauen
- Kann gut zuhören: Nimmt die Umgebung aufmerksam wahr, wertet nicht nur verbale Äußerungen aus, sondern auch die Körpersprache; erkennt die allgemeine Stimmung in einem Raum
- Ist in engem Kontakt mit dem eigenen Körper: nimmt eigene Stimmungs- und Energieveränderungen deutlich wahr und setzt diese Wahrnehmung in eine vielseitige Selbstfürsorge um

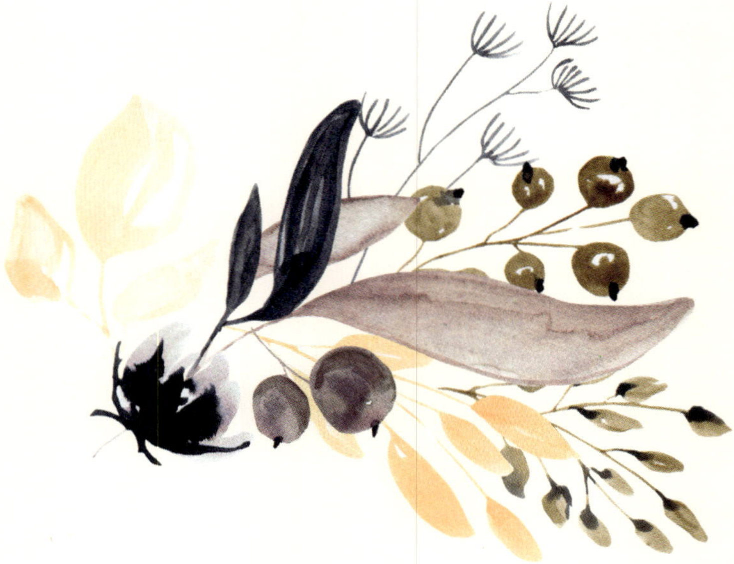

Eine Person mit schwach ausgeprägter Mondenergie weist eher die folgenden Eigenschaften auf:

- Unterdrückte Emotionen; findet es schwierig, mit anderen über Gefühle zu reden, oder gestattet es sich selbst nicht, sie zu fühlen
- Mangel an emotionaler Bindung zu anderen
- Intensive Stimmungsschwankungen und wenig bis keinen inneren Frieden
- Stark introvertiert, zaghaft, schüchtern und ängstlich
- Emotional reagierend und unfähig, Hilfe oder Kritik anzunehmen
- Hat die Tendenz, die Opferrolle zu übernehmen und die eigenen Gefühle auf andere zu projizieren
- Extrem aggressiv und energisch
- Mit sich selbst beschäftigt und unfähig, anderen Platz einzuräumen
- Leichtgläubig
- Hat geringe Selbstachtung und wenig Selbstwert und ist unfähig, ins Handeln zu kommen

DER MOND IN DEN 12 TIERKREISZEICHEN

Der Zyklus des Mondes besteht aus acht Abschnitten, und jeder von ihnen findet einmal im Jahr in einem der Zeichen statt. Zu wissen, in welchem Zeichen der Mond steht, wenn du deine Mondmischungen herstellst, kann dir zu einem besseren Verständnis dazu verhelfen, wie der Mond deine Persönlichkeit beeinflusst. Es ist nicht zwingend erforderlich, sich für das Herstellen von Mondmischungen mit Astrologie zu befassen, doch wenn du dich dafür interessierst, kann es hilfreich sein, dein persönliches Mondzeichen zu kennen und die Auswirkungen der Monde in den 12 Zeichen zu verstehen.

Stelle fest, wo sich der Mond in deinem Geburtshoroskop befindet. Dann suche dir weiter unten den dazugehörigen Text und lerne die positiven und negativen Formen kennen, in denen sich der Mond in diesem Zeichen ausdrückt. Die so erworbene Kenntnis ist der Ausgangspunkt, um zu erfahren, wie du deine Mondenergie zu deinem eigenen Nutzen einsetzen kannst, statt dich von ihr beherrschen zu lassen. Falls du dein Geburtshoroskop nicht vorliegen hast, kannst du dir online Unterstützung suchen. Hierzu musst du wissen, wo, an welchem Tag und zu welcher Stunde du geboren wurdest.

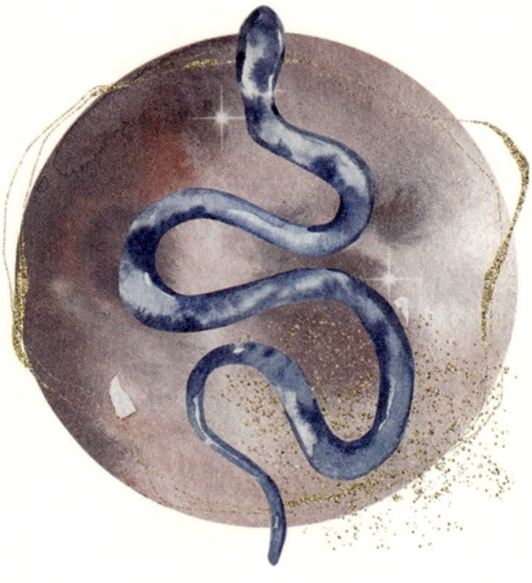

MOND IM WIDDER

Mit dem Mond in Widder gelingt es dir leicht, Begehren, Bedürfnisse und Träume zum Ausdruck zu bringen. Doch betrachtest du emotionalen Ausdruck als Schwäche und fühlst dich durch emotionale Ausbrüche anderer abgestoßen. Du neigst zu emotionalem Egoismus und empfindest Kompromisse als

Herausforderung. Verletzlichkeit zu zeigen, fällt dir schwer.

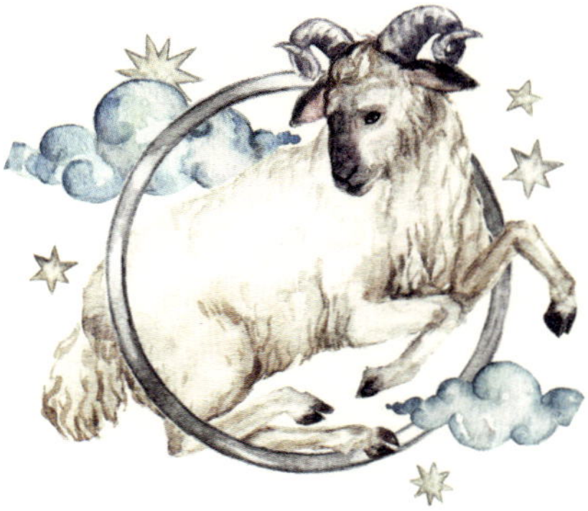

Weil der Mond für Begehren und Widder für Handlung steht, sorgt diese Konstellation dafür, dass du deine Träume kennst und verwirklichst. Deine Instinkte sind gut entwickelt, und du vertraust dir selbst absolut, was dir bei all deinen innovativen Ideen zugutekommt. Du verwirklichst deine Intentionen mit Leichtigkeit.

Hast du diese Konstellation, musst du lernen, dich emotional zu öffnen. Du liebst die Herausforderung, eine Beziehung anzubahnen, langweilst dich dann aber leicht, wenn sie erst besteht. Am besten bleibst du in Balance, indem du neue Hobbys und Aktivitäten findest oder neue Projekte beginnst.

MOND IM STIER

Als Person mit dieser Konstellation bist du wahrscheinlich dickköpfig und änderst deine Meinung nur ungerne. Du kennst deine Emotionen gut und neigst nicht zu Stimmungsschwankungen. Wenn du eine Veränderung in deinem emotionalen Zustand wahrnimmst, dann nimmst du dir die Zeit, dich mit deinen Emotionen zu beschäftigen. In der Folge hältst du womöglich länger an einem Gefühl fest, als es tatsächlich förderlich ist. Möglicherweise arbeitest du Tage, Wochen oder noch länger an einer Emotion nach der anderen.

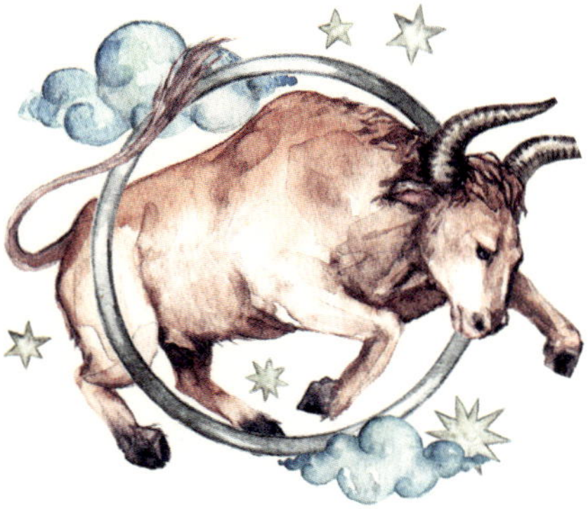

Als günstig erweist sich, dass deine dickköpfige Art dir große emotionale Stabilität ermöglicht. Du neigst nicht zu Ärger, sondern bleibst cool, insbesondere in der Öffentlichkeit. Doch rasch eintretende Veränderungen bringen dich aus dem Tritt und verursachen ein emotionales Ungleichgewicht. Am ausgeglichensten bist du, wenn du dich in vorhersehbaren Situationen befindest.

Dein Zuhause ist dir als Person mit dieser Konstellation äußerst wichtig. Weil Stierenergie Luxus zu schätzen weiß, und der Mond in der Häuslichkeit herrscht, tust du gut daran, ausreichend Zeit zu investieren, um dein Heim so bequem, luxuriös und geerdet wie möglich zu gestalten. Möglicherweise hast du auch Freude am Gärtnern, Stricken oder an allen Aktivitäten mit klar definierter, leicht wiederholbarer Abfolge.

MOND IN DEN ZWILLINGEN

Steht dein Mond in den Zwillingen, ziehst du Intellekt Emotionen vor, kannst aber trotzdem sehr gut emotional kommunizieren. Dir fällt es leicht, nicht nur die eigenen Emotionen, sondern auch die anderer Menschen zu verstehen. Du weißt, was andere motiviert und hast Freude daran, ihren Gemütszustand zu analysieren. Du nimmst die Stimmung in einem Raum möglicherweise besser wahr als irgendein anderes Sternzeichen.

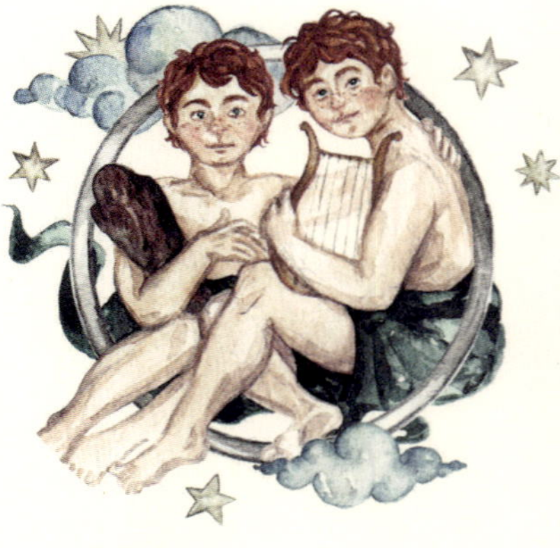

Probleme treten dann auf, wenn du Emotionen lieber analysierst, als sie zu fühlen. Du zerlegst dann jeden Teil deiner emotionalen Landschaft so, als seist du daran nicht beteiligt. Es ist wichtig, dass du dich in solchen Zeiten daran erinnerst, deine Emotionen zu fühlen, statt einen genauen Plan zu entwickeln, diese hinter dir zu lassen. Außerdem befindest sich die Person im

Irrtum, wenn sie meint, Gefühle rasch überwinden zu können. Besser wäre es, wenn sie sich zwischen ihren Stimmungswechseln mehr Zeit nähme.

Stimulierende Gespräche können dein Selbstwertgefühl stärken. Du magst Situationen, in denen du deine Intelligenz zum Ausdruck bringen kannst. Für dich ist es wichtig, in einer Partnerschaft oder einem sozialen Umfeld zu sein, wo Neckereien möglich sind und deine ausgeprägte Eloquenz zum Ausdruck kommen kann. Schreiben, Debattieren und öffentliches Reden sind hervorragend geeignet, um deine Energien im Gleichgewicht zu halten.

MOND IM KREBS

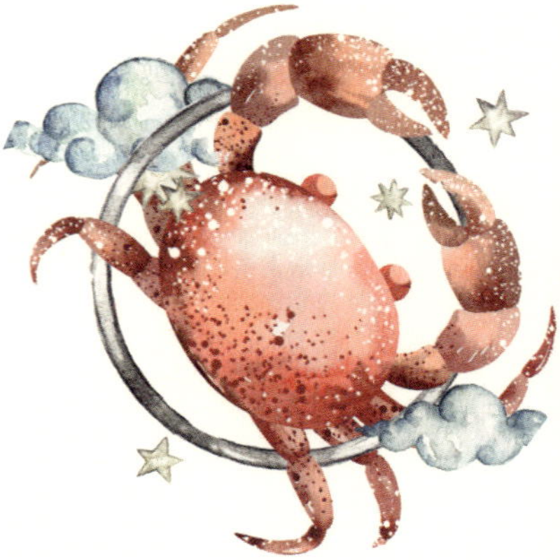

Im Krebs hat der Mond seine Heimat und dort fühlt sich seine Energie am wohlsten. Beide, Krebs und Mond, herrschen im Zuhause und in der Familie. Deshalb sind diese zwei Bereiche für dich als Person mit dieser Konstellation von größter Wichtigkeit. Das Heim muss sicher, warm und gemütlich sein, damit das Gleichgewicht und die emotionale Stabilität aufrechterhalten werden können.

Doch neigst du sogar in einer idealen häuslichen Umgebung zur Launenhaftigkeit. Dein Sinn für Übersinnlichkeit ist ständig überreizt, und du nimmst oftmals in anderen Personen Emotionen wahr, bevor diese selbst es tun. Dabei fällt es dir äußerst schwer, deine eigenen Gefühle von denen der anderen zu unterscheiden. Doch genau das ist die Voraussetzung, um dich nicht emotional zu überfordern und dich nicht noch weiter in dich selbst zurückzuziehen.

Der Mond ist auch der Herrscher des Bauches, über den du genährt und versorgt wirst. Deshalb helfen dir Kochen, Gärtnern und jede Form der

Selbstfürsorge, um in Balance zu bleiben. In Beziehungen benötigst du einen emotional stabilen Menschen an deiner Seite. So kannst du dir die erforderliche Zeit nehmen, um deine eigenen Emotionen ohne Einfluss von außen zu verstehen. Weil du ein häuslicher Mensch bist, eignet sich insbesondere ein Partner, der ebenfalls gerne Zeit zu Hause verbringt.

MOND IM LÖWEN

Mit dem Mond im Löwen hast du eine Begabung für jegliche Darstellung. Der Löwe ist kreativ und ein Performer und braucht deshalb ein Publikum, um im Gleichgewicht zu sein. Du hast Freude am Unterhalten und an dem Lob, das du für das Ausrichten einer ausgefeilten Abendgesellschaft oder ein an einem Mittwochabend gekochtes Fünf-Gänge-Menü erhältst.
Doch wirst du auch leicht übellaunig und manipulativ, wenn man deine Bemühungen nicht genügend wertschätzt. Du genießt es es, Menschen in deinem Umfeld zu verwöhnen, musst aber lernen, es um deiner selbst willen zu tun und nicht für die Anerkennung durch andere.

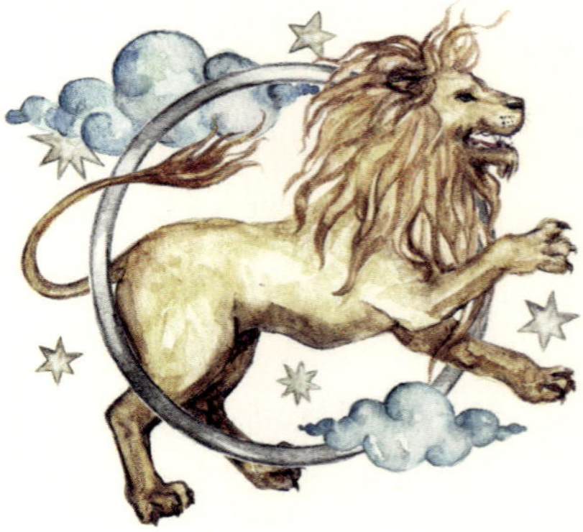

Diese Konstellation kann sich recht verspielt äußern und vielleicht steht dir dafür auch mehr als genug Energie zur Verfügung. Dein Partner sollte gleichfalls über einen hohen Energiepegel verfügen und sich gerne spontanen spielerischen Stimmungen überlassen. Sei achtsam, wenn es um dein Ego geht: Du genießt Lob, kannst aber rasch in Ichbezogenheit und Arroganz abgleiten. Um deine Energie zurück ins Gleichgewicht zu führen, solltest du dich auf kreative Vorhaben konzentrieren.

MOND IN DER JUNGFRAU

Die Jungfrau ist das Zeichen der Selbstentwicklung und der Mond der Herrscher über den Selbstwert. Wenn diese beiden in deinem Geburtshoroskop zusammenkommen, dann bist du vor allem auf emotionale Gesundheit aus, könntest aber in deinen diesbezüglichen Versuchen zu selbstkritisch sein. Selbstkritik ist für dich mit dieser Konstellation eine Herausforderung. Du solltest dich davon abhalten, dich selbst dafür fertig zu machen, dass du nicht perfekt bist – etwas wie perfekte Emotionen gibt es nicht.

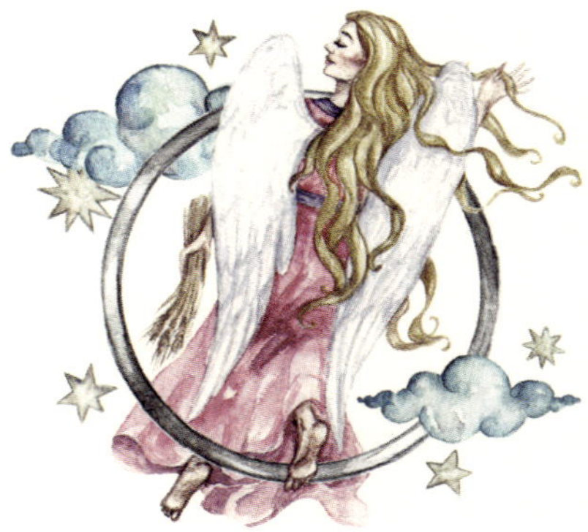

Du hast ein freigebiges Herz und fühlst dich am besten im Gleichgewicht, wenn du anderen hilfst, doch solltest du aufpassen, damit du deine eigenen Bedürfnisse über die der anderen nicht vergisst. Schlechte Laune ist angesagt, wenn deine Bedürfnisse unerfüllt bleiben, aber auch, wenn du nichts für andere tust. Deine Aufgabe ist es, ein gesundes Maß für beides entwickeln. Abzuwechseln zwischen Selbstfürsorge und Diensten in Form von ehrenamtlicher Tätigkeit oder der Entlastung deiner Lieben ist der Schlüssel für die Aufrechterhaltung deines emotionalen Gleichgewichts.

MOND IN DER WAAGE

Das Schlüsselwort für diese Konstellation lautet Schönheit. Steht dein Mond im Sternzeichen Waage, ist ästhetisches Design zwingend notwendig für dein emotionales Wohlergehen. Dies gilt insbesondere für dein Zuhause und deine persönlichen Hobbys. Dir hilft die Beschäftigung mit Innendekoration,

Malerei, Dichtkunst und sogar mit Performance-Kunst, um im Gleichgewicht zu bleiben.

Als Person mit einem Waagemond bist du die loyalste Freundin, der treueste Partner, doch verlierst du dich leicht, wenn du jede Konfrontation mit deinen Mitmenschen meidest. Du solltest ein starkes Selbstgefühl entwickeln, sonst wirst du von deinem Umfeld als manipulativ und unglaubwürdig wahrgenommen. Wirklich herausragend ist deine herzliche Großzügigkeit: Große romantische Gesten sind dir nicht fremd, und für Menschen, die du zu deinen Vertrauten zählst, rollst du gerne den roten Teppich aus.

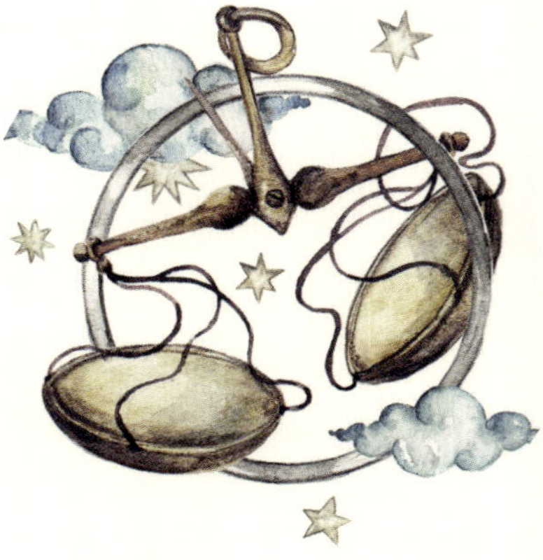

Deine bedeutendste Begabung besteht in deiner Fähigkeit, andere bei deren emotionaler Heilung zu unterstützen. Du hast einen ausgeprägten Sinn dafür, das Gleichgewicht aufrechtzuerhalten, auch wenn du deine natürliche Weisheit nicht immer bei dir selbst anwendest. Schwerer fällt es dir, deine eigenen Sehnsüchte zu kennen. Vergiss nicht, dir Zeit zu nehmen, um zu entdecken, was dich glücklich macht.

MOND IM SKORPION

Nicht ohne Grund wird Skorpion in Verbindung mit dem Mond von vielen für das komplizierteste Zeichen gehalten. Der Mond fühlt sich hier nicht wohl. Er neigt zu Passivität und Sanftmut, während der Skorpion sich eher intensiv und energisch zeigt. Wenigstens können beide im Hinblick auf eine Gemeinsamkeit gut zusammenarbeiten: Beide haben die Fähigkeit, mit Leichtigkeit durch die Zyklen des Lebens zu fließen. Der Skorpion ist Heiler, Schamane und

Wandler. Hast du den Mond im Skorpion, bist du vermutlich ein psychologisches Genie. Du durchschaust die Motivationen und Schwächen deiner Mitmenschen mit solcher Leichtigkeit, dass es an Manipulation grenzt. Natürlich ist das nicht dein Ziel; lerne also, dieses Verhalten rechtzeitig zu erkennen.

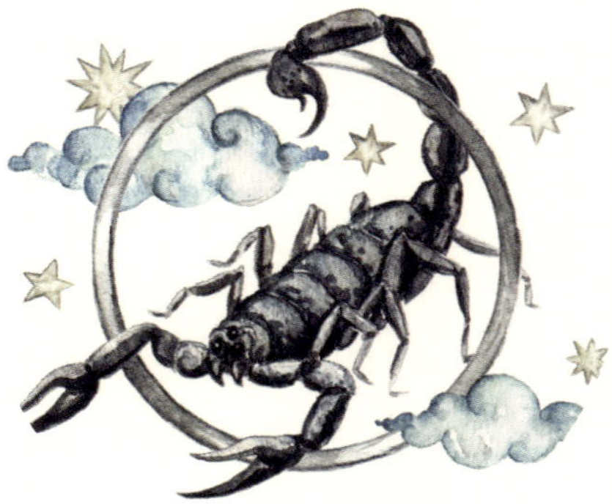

Am besten geht dir, wenn du deinen Emotionen direkt gegenübertrittst. Du verfügst über ein großes Potenzial, deine emotionale Instabilität zu heilen. Als problematisch könnte sich lediglich die hohe Intensität deiner Emotionen erweisen, in denen du leicht zu ertrinken drohst. Es geht für dich also darum, dich mit deinen Ängsten zu konfrontieren und sie als Freunde zu akzeptieren. Letztendlich musst du lernen, deine Ängste so zu verändern, dass sie Erfolg ermöglichen können. Tust du das nicht, dann läufst du Gefahr, in Depression oder Suchtverhalten abzugleiten.

MOND IM SCHÜTZEN

Am glücklichsten bist du mit dieser Konstellation, wenn du dich frei fühlst. Dazulernen ist dir ein Bedürfnis und du willst immer alles zu einem bestimmten Thema erfahren. Du nimmst jeden Weg in Kauf, wenn er bedeutet, eine Sache zu meistern. Das Stillsitzen liegt dir gar nicht, deshalb ist es für dich wichtig, tätig zu bleiben, um dein Gleichgewicht aufrechtzuerhalten. In Beziehungen kann deine Ruhelosigkeit eine Herausforderung sein, da du immerfort neue Ideen hast oder den Drang, irgendwo hinzugehen, und eine Beruhigung mag sich erst später im Leben einstellen. Du musst lernen, deine Energie zu erden, oder einen in gleicher Weise abenteuerlustigen Partner finden.

Der Schütze ist das Zeichen des genialen Denkers, und mit dem Mond in diesem Zeichen kannst du manchmal unhöflich und grob wirken. Wegen deiner natürlichen Neugier, die andere gerne als Interesse an den Mitmenschen interpretieren, schließt du leicht Freundschaften. Doch kann dein Freiheitsdrang als Oberflächlichkeit und mangelnde Verlässlichkeit wahrgenommen werden. Andere könnten sich von dir ausgenutzt fühlen oder den Eindruck haben, dass du dich nur flüchtig für sie interessierst.

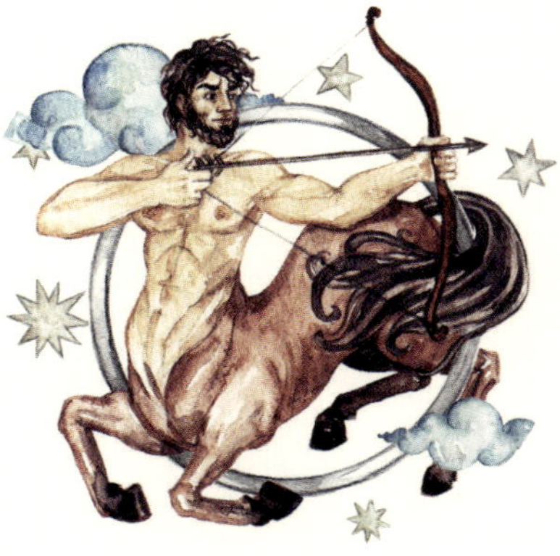

Mit einem Schütze-Mond bist du sprachbegabt und kannst du Inhalte vermitteln, doch bist du so aufrichtig, dass du mitunter herzlos wirkst. Nichts könnte jedoch weiter von der Wahrheit entfernt sein, denn tatsächlich bist du eher herzlich und freundlich. Du musst lernen, vor dem Reden nachzudenken und die Gefühle der Mitmenschen in Betracht zu ziehen. Außerdem solltest du an der Entwicklung von innigen Beziehungen mit anderen arbeiten. Nutze dazu deine natürliche Neugier, um am Ball zu bleiben.

MOND IM STEINBOCK

Im Steinbock ist der Mond am schwächsten platziert. Für den Mond dreht sich alles um emotionalen Ausdruck, was der Steinbock meidet wie die Pest, denn er hält nichts von der öffentlichen Zurschaustellung von Zuneigung. Er gründet seine Herrschaft lieber auf Angst als auf seinem Herzen. Trotzdem kannst du mit einem Steinbock-Mond in engen Beziehungen recht herzlich sein. Die Schwierigkeit besteht darin, irgendjemanden so nahe heranzulassen, dass er dich überhaupt auf dieser Ebenen kennenlernen kann.

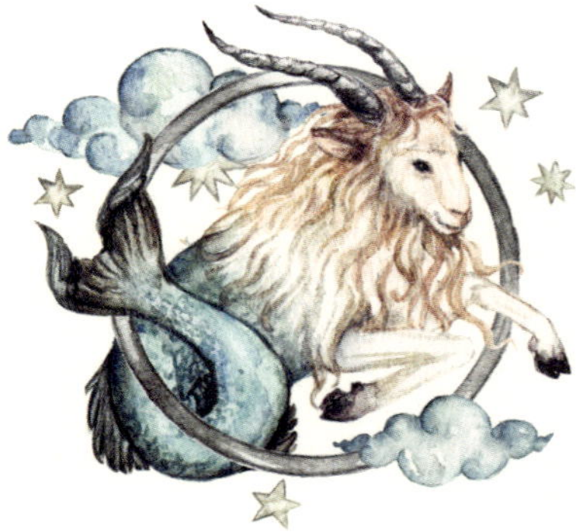

Hast du diese Konstellation, bist du ehrgeizig und tust gut daran, diese Tatsache zu akzeptieren. Dein emotionales Wohlergehen ist eng mit deinem Erfolg verbunden. Deine größte Herausforderung besteht darin, ohne Verlust deiner Moral in der Geschäftswelt oder im Beruf zu überleben. Je maßgeblicher dein Erfolg, umso härter musst du am Ausdruck deiner Emotionen arbeiten und sie als etwas Wertvolles statt als Bedrohung erkennen. Wenn dir dies gelingt, dann kannst du andere einfühlsam führen und sie dazu inspirieren, über sich hinauszuwachsen.

MOND IM WASSERMANN

Mit dem Wassermann-Mond überwindest du Kummer schnell und leicht. Du konzentrierst deine Emotionen auf einen bestimmten Punkt und bewirkst so einen Blitz, der zielsicher und wirkungsvoll einschlägt. Du magst explosiv sein, aber dann ziehst du weiter. Damit in Verbindung steht deine ungewöhnliche Begabung zur Vergebung.

In der Rebellion fühlst du dich im Gleichgewicht, und dein Selbstwertgefühl hat seinen Ursprung in dem Wissen, dass du zum Schlag deiner eigenen Trommel tanzt. Du musst dem Drang, gegen den Strom zu schwimmen, nachgeben, denn deinem emotionalen Wohlergehen schadet es, wenn du versucht, dich anzupassen. Wichtig sind für dich Aktivitäten, bei denen du Dinge erfinden, dich auf die Weiterentwicklung der Menschheit konzentrieren oder innovative Technik nutzen kannst.

Steht dein Mond im Wassermann, kannst du dich von deinen Beziehungen und Gefühlen recht abgeschnitten fühlen. Du überwindest Emotionen so

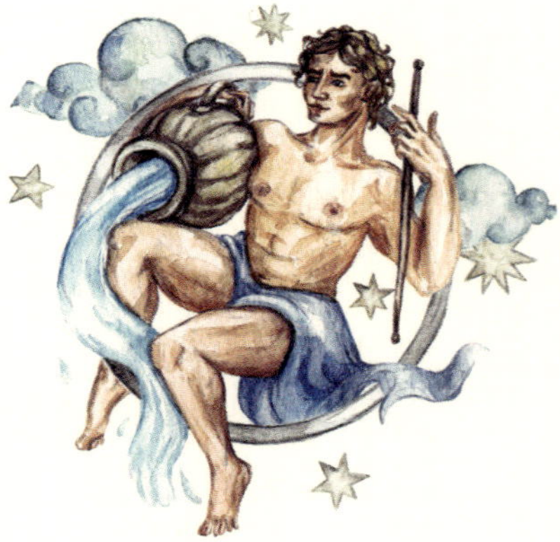

rasch, dass es dir zur zweiten Natur geworden ist, Dinge schnell zu verschmerzen. Das erwartest du auch von anderen, doch den meisten Menschen gelingt es nicht, mit solcher Leichtigkeit loszulassen. Lass deshalb denjenigen Raum, die länger brauchen, um ihre Gefühle zu verarbeiten. Dies mag dir als Schwäche vorkommen, doch wenn es dir gelingt, dieses Vorurteil zu überwinden, dann kannst du einen großartigen Therapeuten abgeben und anderen helfen, auf kreative und wirkungsvolle Weise mit ihrem Schmerz umzugehen.

MOND IN DEN FISCHEN

Am wohlsten mag sich der Mond im Krebs fühlen, doch seine beste Platzierung ist im emotional sensibelsten aller Zeichen, in den Fischen. Als Mensch mit dieser Kombination bist du unglaublich intuitiv: Fast spürst du alle Emotionen der ganzen Welt auf einmal. Du verstehst deine Mitmenschen auf eine Art, die den meisten nicht offensteht, und hast Mitgefühl für alle, ganz egal, welche Fehler sie haben. Ohne Mühe erkennst du den Weg zum Weltfrieden und weißt in deinem Herzen, dass es deine Aufgabe ist, eine derartige, utopische Welt zu ermöglichen.

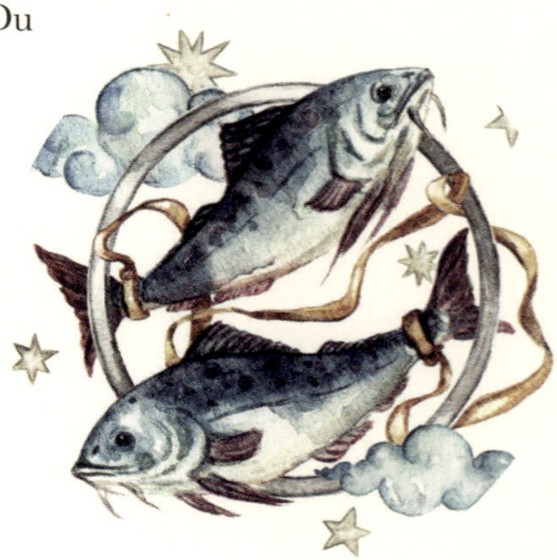

Leider neigst du dazu, dich in Fantasien zu verlieren. Die reale Welt kann für dich ein zu brutaler Ort sein, denn du hasst es mitanzusehen, wenn anderen geschadet wird, und da ziehst du dich vor solchen Wirklichkeiten lieber in eine Fantasiewelt zurück. Ideal geeignet sind Aktivitäten, die es dir gestatten, deine Vorstellungskraft anzuzapfen. Alles, was mit Kunst und Fluss zu tun hat, wie Fotografie, Schreiben, Tanzen, Keramik, Filmemachen und Ähnliches sind geeignete Hobbys oder Berufswege für dich.

In Beziehungen suchst du mit einem Fische-Mond nach Menschen, die die Wirklichkeit fest im Griff haben. Wenn möglich solltest du andere finden, die deine Alltagsaufgaben übernehmen, während du selbst kreativ tätig ist. Von dir können sich deine Mitmenschen die Wertschätzung des Nicht-Materiellen abschauen, doch du selbst musst lernen, mehr in der Gegenwart zu sein. Dein Gleichgewicht findest du, indem du die einzigartigen Kreationen deines Geistes in die physische Welt trägst.

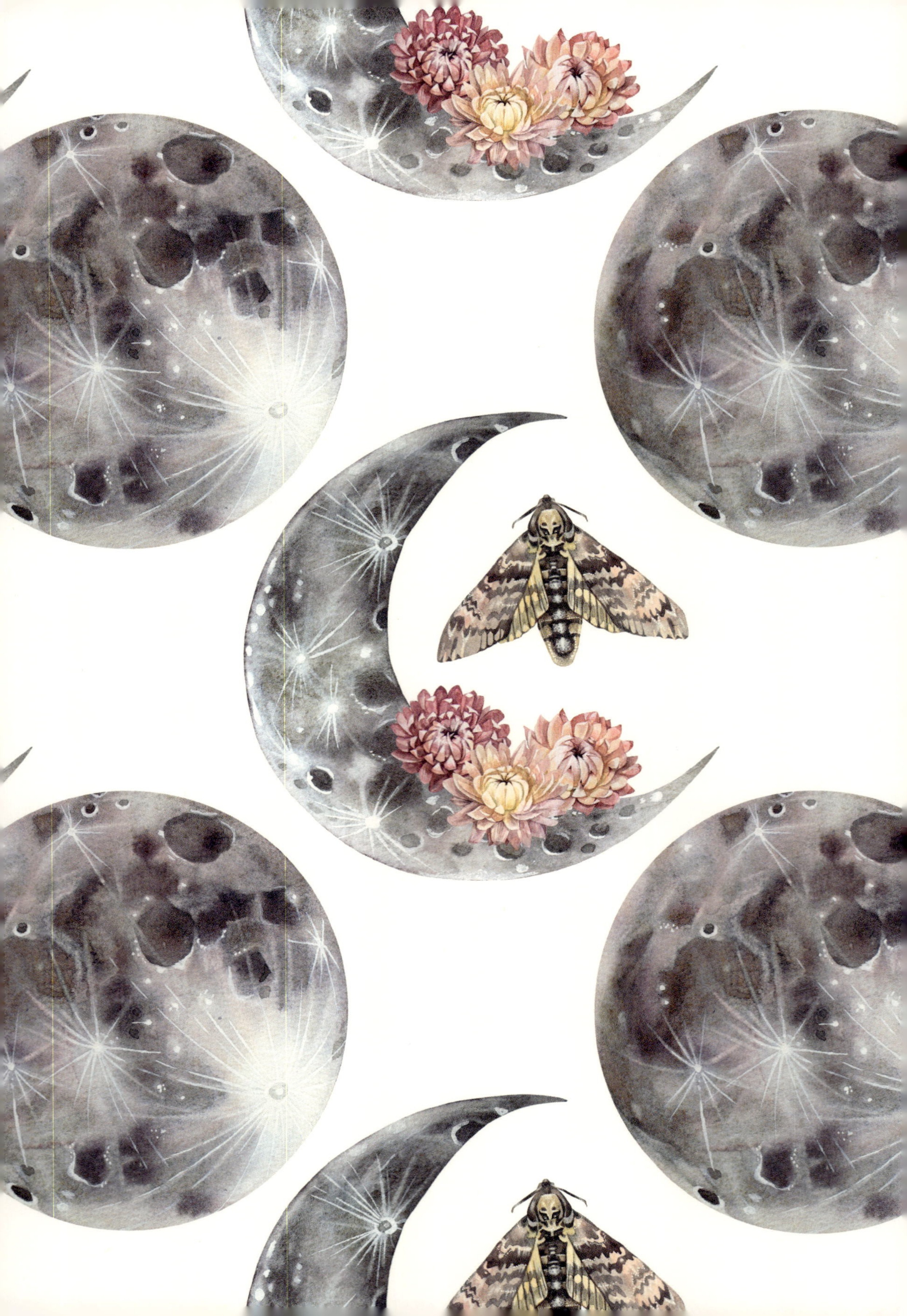

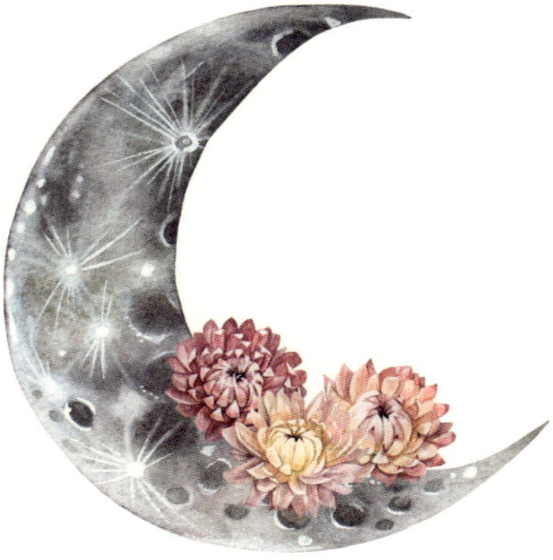

QUELLEN

Alexander, Skye, *Die Magie der Sterne (Altes Wissen um magische Kräfte): Handbuch der Astrologie*. München: Anakonda, 2020.

Binney, Ruth, *Plant Lore and Legend: The Wisdom and Wonder of Plants and Flowers Revealed*. West Sussex, UK: Dover Publications, 2019.

Blankenship, Jana, *Wild Beauty: Wisdom & Recipes for Natural Self-care*. New York, USA: Ten Speed Press, 2019.

Buhner, Stephen Harrod, *Sacred Plant Medicine: Explorations in the Practice of Indigenous Herbalism*. Vermont, USA: Bear & Company, 1996, 2001, 2006.

Buhner, Stephen Harrod, *Die heilende Seele der Pflanzen: Was wir von Pflanzen lernen können, wenn wir ihnen zuhören, und warum Biophilia für das Leben auf Erden so*

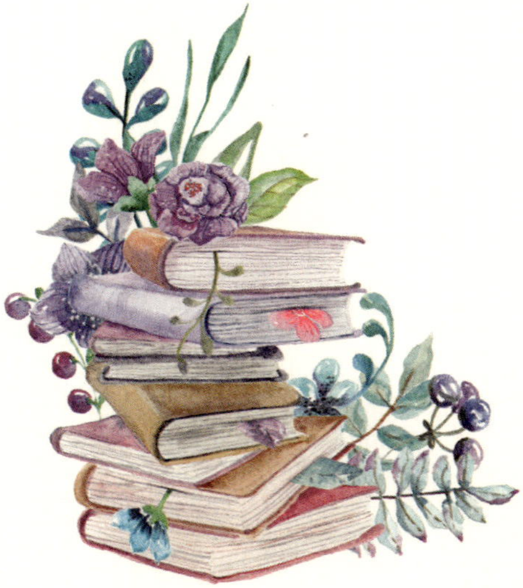

wichtig ist. Aschaffenburg: Herba Press, 2017.

Chang, T. Susan, *Tarot Correspondences: Ancient Secrets for Everyday Readers*. Minnesota, USA: Llewellyn Publications, 2018.

Cunningham, Scott, *Magical Herbalism: The Secret Craft of the Wise*. Minnesota, USA: Llewellyn Publications, 1982, 1983.

Cunningham, Scott, *Enzyklopädie der magischen Kräuter*. Hamburg: Nikol, 2023.

Harrison, Karen, *The Herbal Alchemist's Handbook: A Complete Guide to Magickal Herbs and How to Use Them*. Massachusetts, USA: Weiser Books, 2020.

Illes, Judika, *Encyclopedia of Witchcraft: The Complete A–Z for the Entire Magical World*. New York, USA: Harper One, 2005.

Illes, Judika, *The Big Book of Practical Spells: Everyday Magic That Works*. Massachusetts, USA: Weiser Books, 2016.

Kipfer, Barbara Ann, *Breath Perception: A Daily Guide to Stress Relief, Mindfulness, and Inner Peace*. New York, USA: Helios Press, 2014.

Kynes, Sandra, *Llewellyn's Complete Book of Correspondences: A Comprehensive & Cross-Referenced Resource for Pagans & Wiccans*. Minnesota, USA: Llewellyn Publications, 2013.

Kynes, Sandra, *Mixing Essential Oils for Magic: Aromatic Alchemy for Personal*

Blends. Minnesota, USA: Llewellyn Publications, 2013.

Kynes, Sandra, *Plant Magic: A Year of Green Wisdom for Pagans & Wiccans*. Minnesota, USA: Llewellyn Publication, 2017.

Kynes, Sandra, *Llewellyn's Complete Book of Essential Oils: How to Blend, Diffuse, Create Remedies, and Use in Everyday Life*. Minnesota, USA: Llewellyn Publications, 2019.

Moura, Ann, *Grimoire for the Green Witch: A Book of Shadows*. Minnesota, USA: Llewellyn Publications, 2003.

Moura, Ann, *Mansions of the Moon for the Green Witch: A Complete Book of Lunar Magic*. Minnesota, USA: Llewellyn Publications, 2010.

Murphy-Hiscock, Arin, *Spellcrafting: Strengthen the Power of Your Craft by Creating and Casting Your Own Unique Spells*. Massachusetts, USA: Adams Media, 2020.

Popham, Sajah, *Evolutionary Herbalism: Science, Spirituality, and Medicine from the Heart of Nature. California*. USA: North Atlantic Books, 2019.

Purchon, Nerys, *The Natural Health Bible: The Complete Guide to Herbs & Oils, Natural Remedies & Nutrition*. Sydney, Australien: Millennium House Pty Ltd, 2006.

Shoman, Leah, *Crystal Rituals by the Moon: Raising Your Vibration Through Every Lunar Cycle*. Sydney, Australien: Rockpool Publishing, 2022.

Vadhera, Shalini, *Passport to Beauty: Secrets and Tips From Around the World for Becoming a Global Goddess*. New York, USA: St. Martin's Griffin, 2006.

Whitehurst, Tess, *Magical Housekeeping: Simple Charms & Practical Tips for Creating a Harmonious Home*. Minnesota, USA: Llewellyn Publications, 2010.

Worwood, Valerie Ann, *The Complete Book of Essential Oils and Aromatherapy*. California, USA: New World Library, 1991.

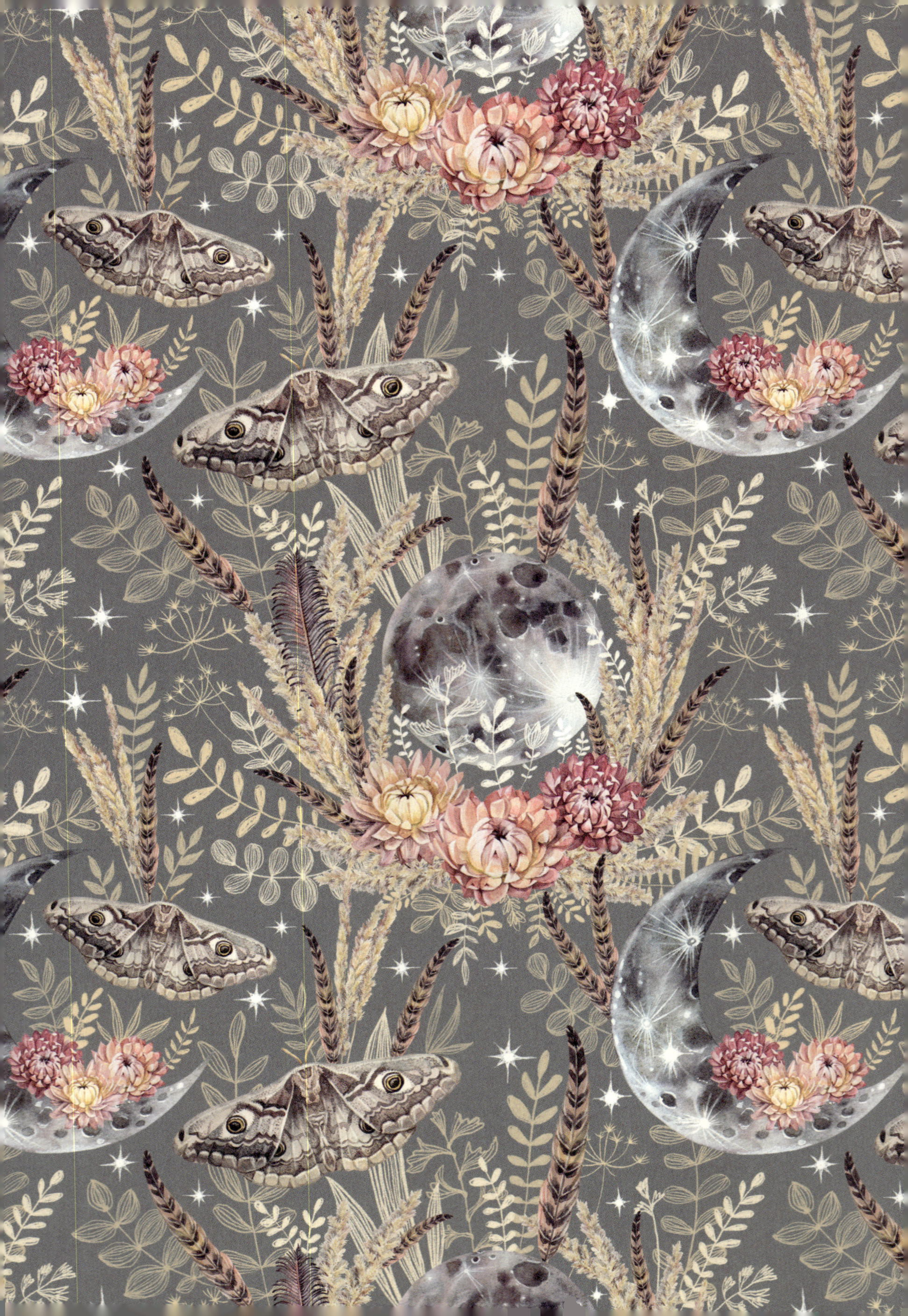

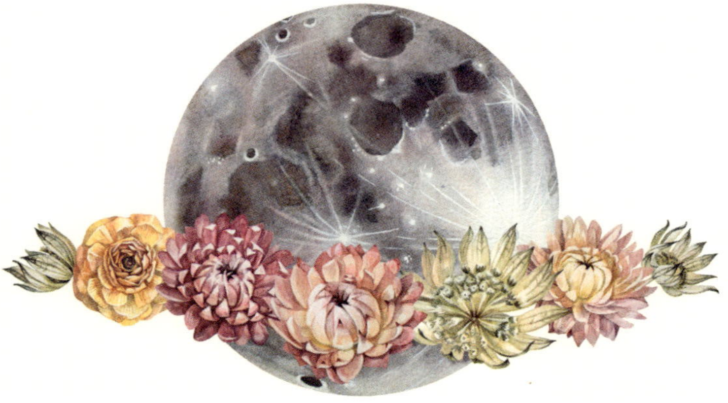

DANK

Mein Dank geht an die Jahre 2022 und 2023 und für die vielerlei Arten, mit denen ihr alles entfernt habt, was mir in meinem Leben nicht mehr gedient hat. Für die Gemeinschaft, die ihr für mich überall auf der Welt geschaffen und mir damit gezeigt habt, was ich am meisten wertschätze. Ich weiß, dass ich an meinen Herausforderungen wachse.

Und all jenen, die diese Zeilen lesen, möchte ich sagen, ich würdige die Kraft in euch. Ich widme dieses Buch eurer blühenden Herrlichkeit. Ihr habt der Welt so viel Licht zu schenken. Zwar kenne ich eure Namen und Gesichter nicht, doch im Geiste sind wir miteinander verbunden, und ich feuere euch an, immer.

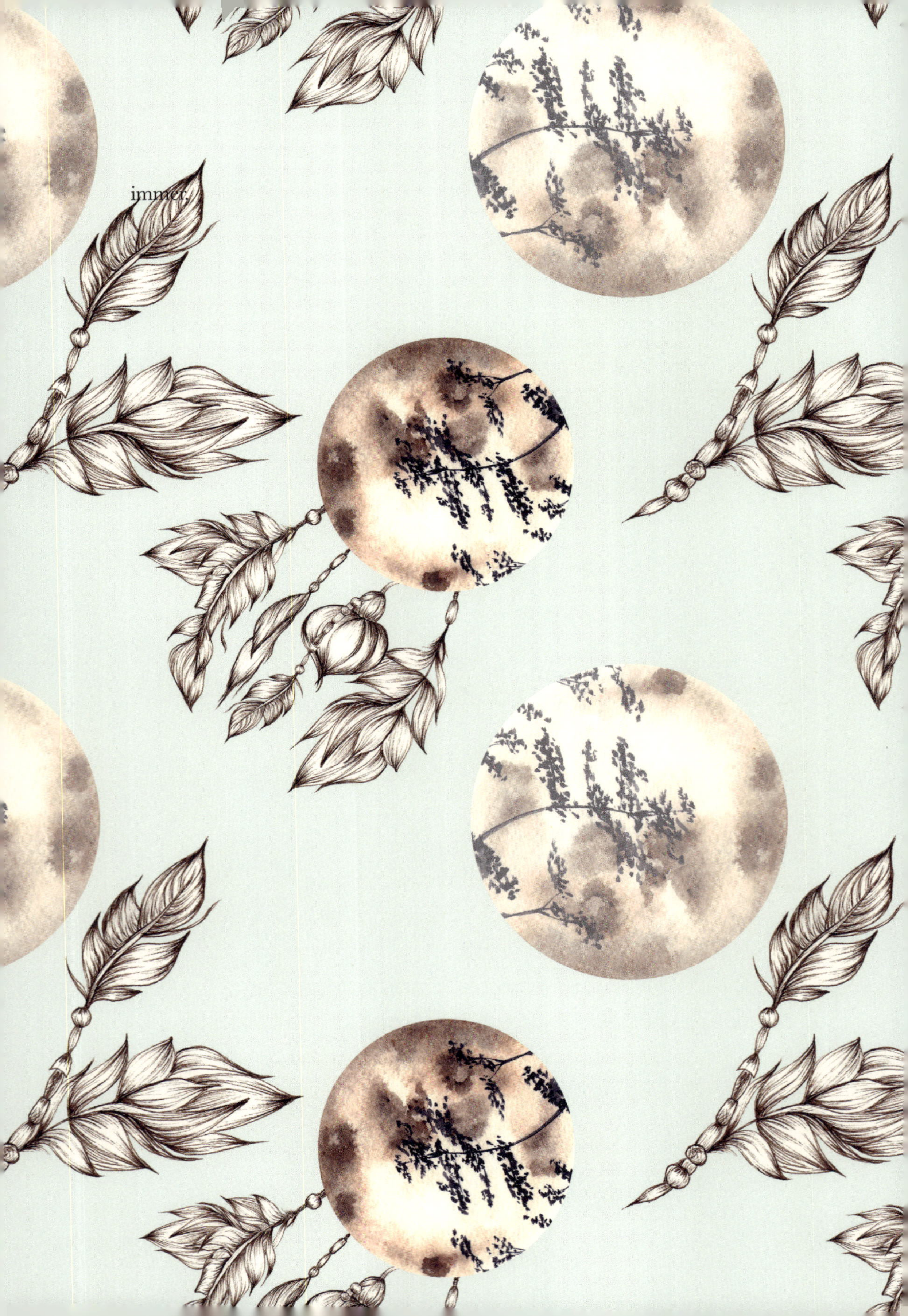

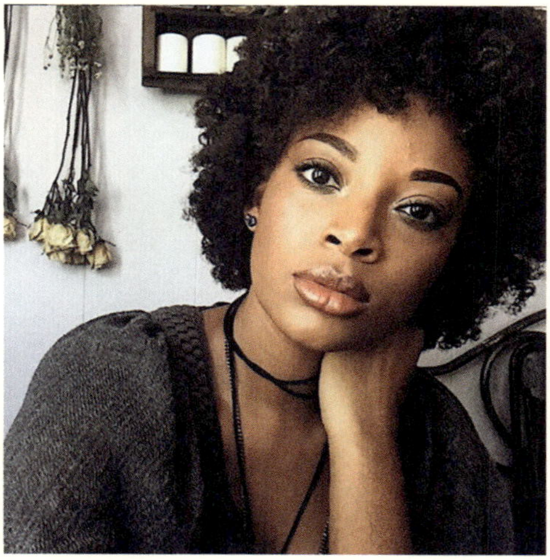

ÜBER DIE AUTORIN

Lorriane Anderson ist eine fachübergreifende spirituelle Lehrerin, Schriftstellerin und beseelte Unternehmerin, deren Arbeit auf bewusstem und kraftvollem Leben beruht wie auch auf der Nutzung spiritueller Praktiken als Weg zu tiefgreifender Heilung, zu Wachstum und Transformation. Sie unter anderem in *The Daily Star*, *The Spruce*, *Reader's Digest*, *Kindred Spirit* und *Oprah Daily* veröffentlicht. Sie ist die Autorin von *The Witch's Apothecary* wie auch von mehreren anderen Titeln im spirituellen Bereich. Außerdem ist sie gemeinsam mit Juliet Diaz Autorin von *Seasons of the Witch*.

SPIRITELEMENT.CO | @ SPIRITELEMENT

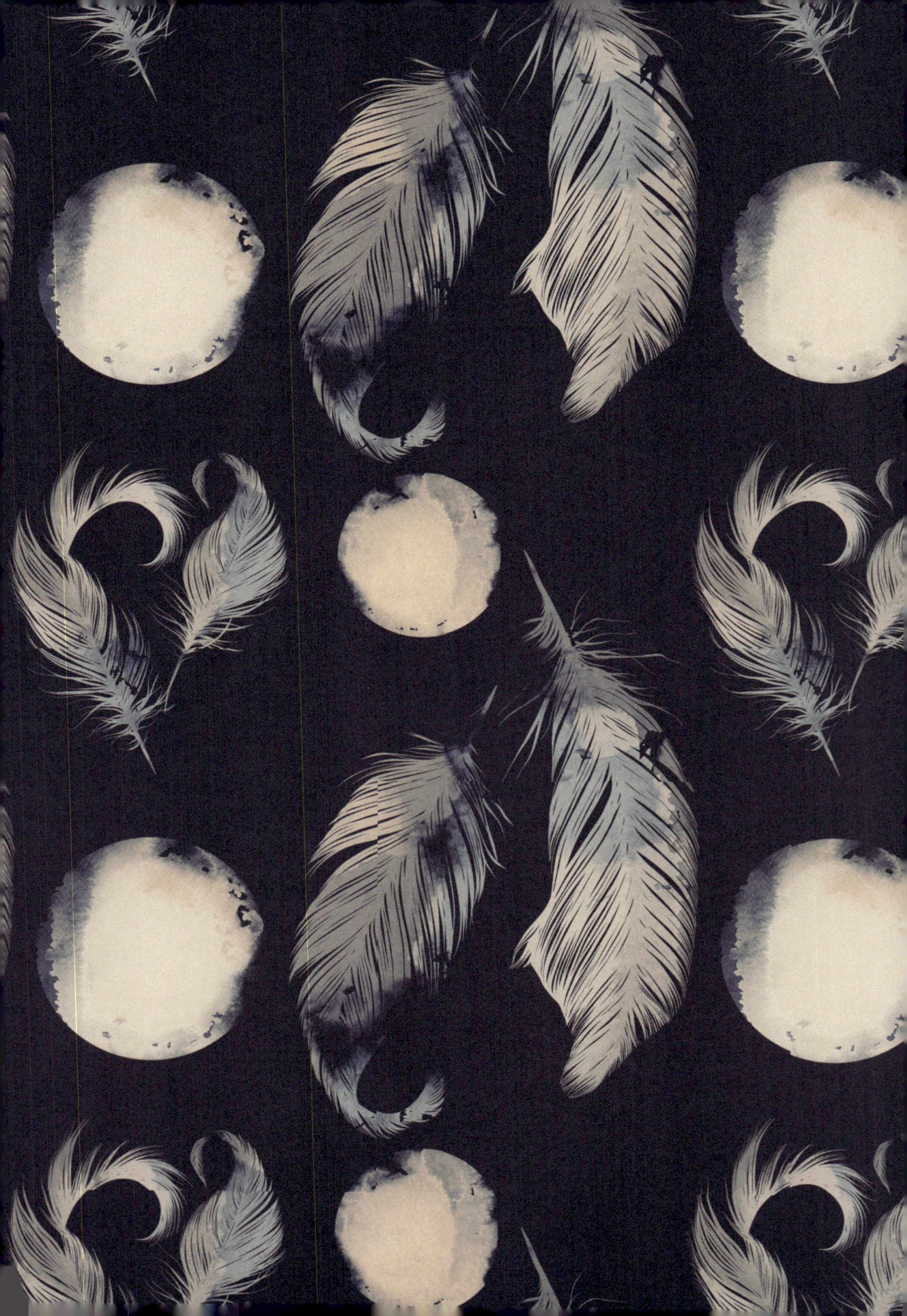

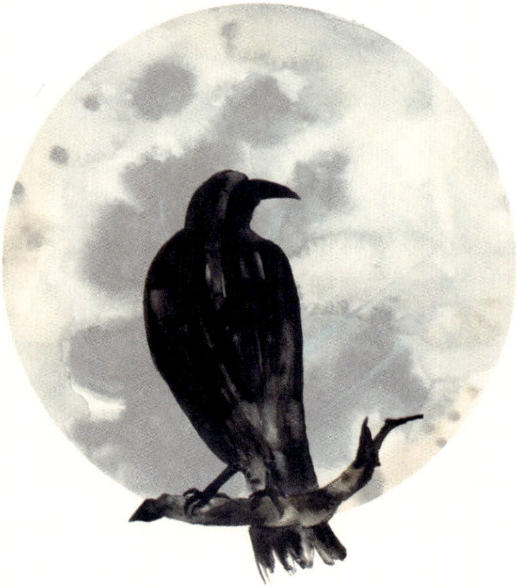

BONUSMATERIAL

Um Zugang zum exklusiven Material (in englischer Sprache) der Autorin für die Leser von *Die Mondapotheke* zu erhalten, registriere dich bei spiritelement.co/themoonapothecarybonuscontent

– NOTIZEN –

– NOTIZEN –

– NOTIZEN –

– NOTIZEN –

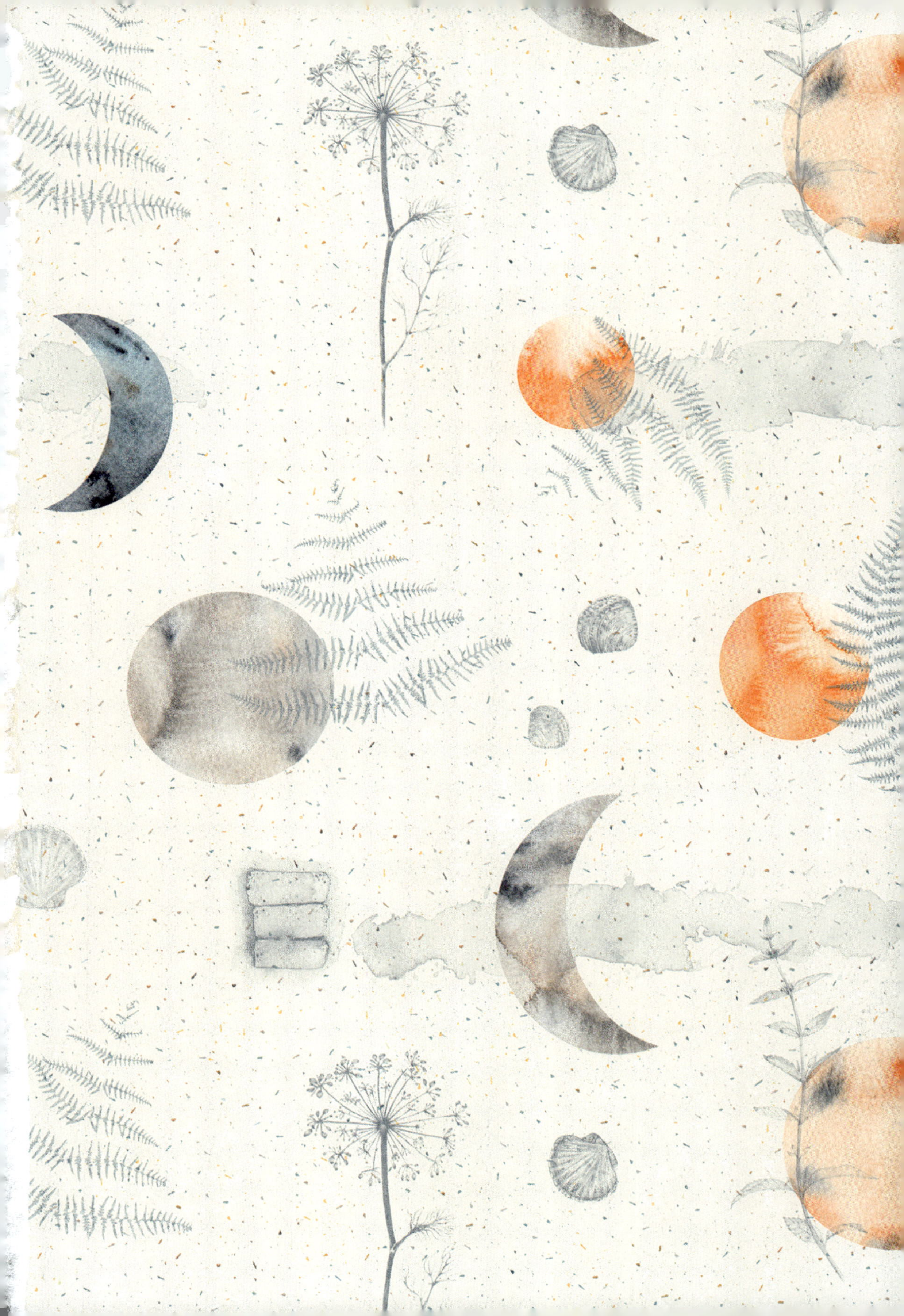

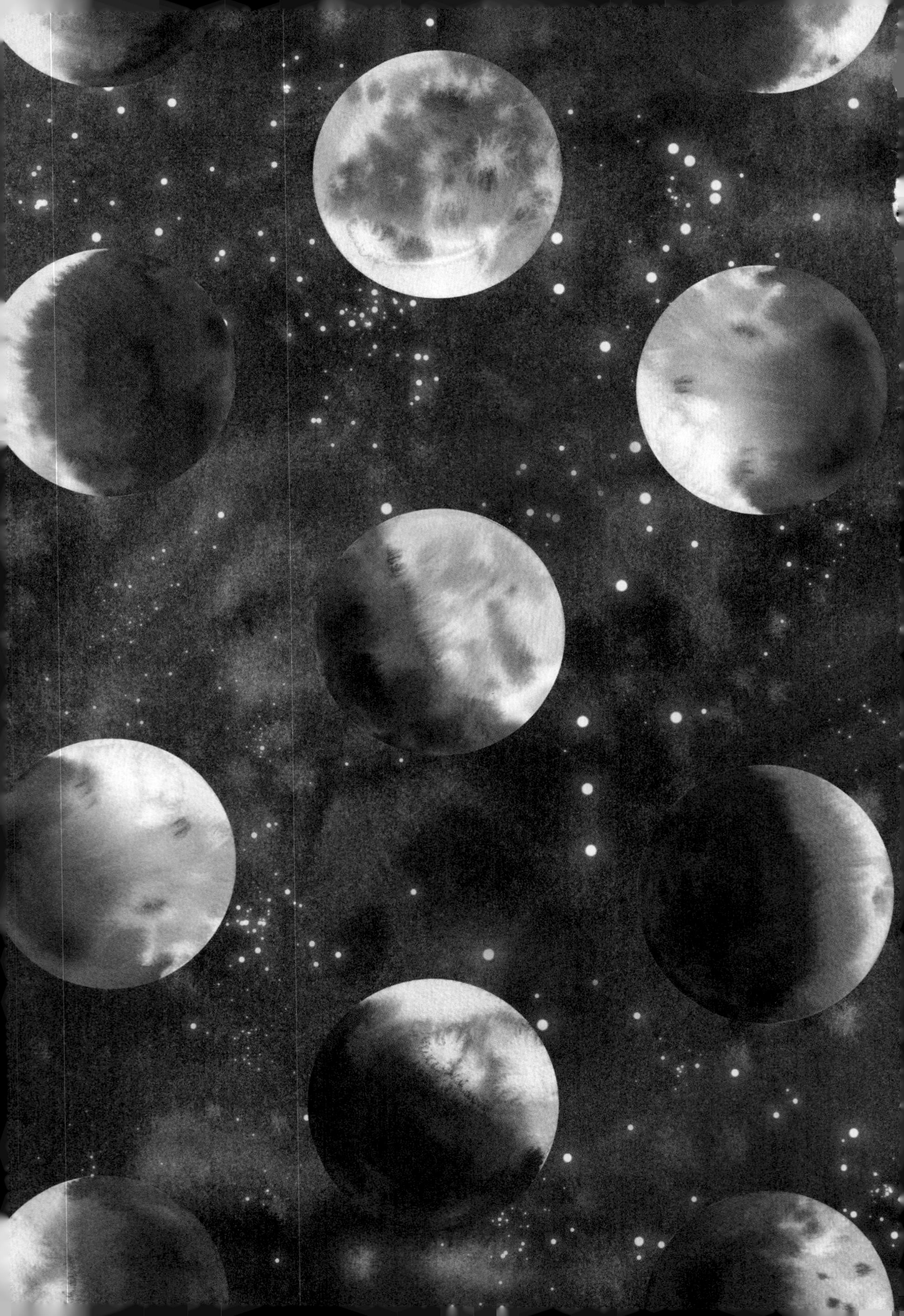